LA BIBLE DES VITAMINES
et des suppléments nutritionnels

Docteur Dominique Rueff

LA BIBLE DES VITAMINES

et des suppléments nutritionnels

Albin Michel

Collection « Les chemins de la santé »
dirigée par Pierre Crépon

22, rue Huyghens - 75014 Paris

ISBN : 2-226-06635-7

A Francine, mon épouse, qui a donné
le temps au temps de l'écriture.

En 1986, à l'âge de 85 ans, Linus Pauling concluait son dernier livre *(Comment vivre plus longtemps et se sentir mieux)* par cette phrase : « Ne laissez jamais les autorités médicales ou les politiciens vous tromper. Constatez les faits et décidez vous-mêmes comment vivre une vie heureuse et comment édifier un monde meilleur. »

Linus Pauling avait obtenu le prix Nobel de chimie en 1954 et le prix Nobel de la Paix en 1962.

Je dédie cet ouvrage à tous les patients, amis et compagnons que j'ai vu vivre, souffrir et parfois mourir en restant fidèles à leur éthique et à cette recherche permanente de liberté, de connaissance personnelle et universelle.

Je le dédie particulièrement à Thérèse et à Helmut qui maintenant se sont rejoints. Que leur courage et leur amour de la vie nous aident tous « à édifier ce monde meilleur ».

Sommaire

Introduction

Cet ouvrage n'a pas d'équivalent dans la littérature médicale spécialisée ou grand public.

Alors qu'il existe de nombreuses documentations sur les vitamines ainsi que sur les autres suppléments nutritionnels (minéraux, enzymes, acides aminés, acides gras), c'est à notre connaissance la première fois que l'on tente d'en intégrer l'usage dans un ensemble aussi complet de situations préventives, de symptômes et de maladies courantes.

Les nutriments sont à notre corps ce que les briques et le ciment sont à nos édifices. Fractions et parties élémentaires de nos tissus, de notre forme et de notre vie, nous ne pouvons vivre sans leur apport et leur continuel renouvellement. La médecine et la nutrition étudient de plus en plus précisément et scientifiquement les règles de ces apports et renouvellements.

Les nutriments proviennent de notre « assiette » et donc de notre alimentation alors que les suppléments nutritionnels représentent, sous forme de comprimés, gélules, solutions liquides ou poudres..., la « valeur ajoutée et conseillée » par le nutritionniste et/ou le médecin.

La supplémentation nutritionnelle orthomoléculaire ajoute un critère supplémentaire : celui de l'optimisation de la santé et de la forme individuelles.

Cette « bible » se veut donc un « guide » qui doit permettre tant aux professionnels de la nutrition et de la médecine qu'à un public qui se sent de plus en plus responsable de sa santé de mettre immédiatement en pratique des conseils de supplémentation vitaminique et nutritionnelle.

Ces conseils sont le fruit de l'expérience de multiples courants médicaux et publications dont nous dressons une liste en fin d'ouvrage.

1.

Les nutriments et leur utilisation

Les nutriments

Selon le Larousse, les nutriments sont les « substances indispensables à la croissance de notre organisme ».

La plus grande part des nutriments nous sont apportés par l'*alimentation*. Une autre fraction est synthétisée par notre métabolisme, c'est-à-dire notre « biochimie », à l'intérieur même de notre corps.

L'étude des nutriments n'est donc pas sans rapports avec l'étude de l'alimentation, de la nutrition ou de la diététique qui, toujours selon le Larousse, est « l'emploi raisonné des aliments en vue d'un résultat hygiénique et thérapeutique ».

Aliments et nutriments sont donc des termes très voisins mais nutriment a, en général, un sens plus large, plus scientifique qu'alimentation qui nous ramène « le nez dans notre assiette »...

On dit bien, couramment : l'alimentation quotidienne, un magasin d'alimentation... et non : la nutrition quotidienne, un magasin de nutrition.

On trouve par contre l'enseigne : « Magasin de diététique », ce qui supposerait que derrière cette enseigne se cache un « nutritionniste » puisque le Larousse (encore lui !) nous confie que « le nutritionniste est un savant qui étudie l'alimentation, la diététique et la nutrition ». Cela devrait être vrai, ainsi que de toutes officines (pharmacies) proposant des « produits diététiques », bien qu'en France la terminologie de l'Ordre des médecins réserve le terme « nutritionniste » aux seuls médecins spécialistes en nutrition et endocrinologie...

Il faudrait en fait bien distinguer le « médecin nutritionniste » qui, dans l'exercice de ce que l'on peut considérer alors comme une véritable « spécialité médicale », doit légalement remplir les conditions ci-dessus, du « nutritionniste non médecin » ou tout simplement « nutritionniste ».

Ce « nutritionniste »-là n'a, à notre connaissance, aucune autre contrainte que celle de satisfaire à la définition que le dictionnaire nous a soufflée et qui sous-entend un savoir, donc une formation et des connaissances constamment remises à jour.

Connaissances dont ce livre dresse une liste non exhaustive.

Les suppléments nutritionnels

Si les aliments ou nutriments nous parviennent par l'intermédiaire de « notre assiette », des « suppléments nutritionnels » peuvent y être ajoutés par d'autres voies.

C'est aussi la tâche du nutritionniste de définir si un tel besoin de « suppléments » existe, d'en préciser la nature, la forme et les quantités.

En général, les suppléments nutritionnels sont :

— des **vitamines** : c'est-à-dire des substances chimiques appelées « amines » qui sont « nécessaires à la vie ». Leur absence totale dans la ration alimentaire provoque des maladies graves et finalement mortelles (scorbut, béri-béri...). Leur déficience ou subcarence provoque d'autres troubles, souvent moins graves, surtout lorsqu'elle est répétée ou chronique :

• *vitamines hydrosolubles* qui se dissolvent dans l'eau : ce sont la vitamine C et toutes les vitamines B : B1 (thiamine), B2 (riboflavine), B3 (niacine), B5 (acide pantothénique), B6 (pyridoxine), B8 (biotine), B9 (acide folique), B12 (pyridoscorbine), B15 (acide pangamique). D'autres substances comme la choline, l'inositol ou le paba (acide para-aminobenzoïque) sont apparentées aux vitamines du groupe B. Les vitamines hydrosolubles sont les plus fragiles et leur apport doit être constamment renouvelé puisque, non stockées dans l'organisme, elles sont éliminées ;

• *vitamines liposolubles* que l'organisme stocke dans les tissus, le foie et la graisse : ce sont les vitamines A, E, D et K. Il existe deux sortes de vitamine A. La première, le rétinol, est apportée par le règne animal (viande, beurre, poissons...), la seconde, le carotène, provient du règne végétal (légumes et fruits rouges et orangés : carottes, abricots...). Ces carotènes et caroténoïdes représentent un groupe de vitamines aux formules chimiques et propriétés très voisines qui, dans l'organisme, ont des propriétés bien particulières (anti-oxydants) et sont transformées en rétinol. Du fait de leur stockage, les vraies carences en vitamines liposolubles sont plus rares. Mais leur métabolisme peut être affecté par celui des organes de réserve (foie) ou de leurs « protéines porteuses ». Le stockage peut conduire à des risques de surdosage en cas d'apports excessifs et non contrôlés. C'est essentiellement le cas des vitamines A et D ;

— des **minéraux** ou **oligo-éléments** ou **éléments traces** qui sont tout aussi importants pour notre santé que les vitamines. Certains d'entre eux sont présents en quantités importantes, ce sont les macro-éléments (en quantités décroissantes : calcium, phosphore, potassium, soufre, sodium, chlore, magnésium et en quantités moindres le fer...) d'autres, tels le fluor, l'iode, le zinc, le cuivre, le sélénium, le manganèse... mais aussi le rubidium, le lithium sont présents à l'état de quantités microscopiques ou de traces. Quelle que soit leur quantité présente dans l'organisme, certains n'en sont pas moins essentiels : ce sont les micro-nutriments encore appelés (moins scientifiquement) oligo-éléments ;

— des **acides gras** : ce sont les constituants élémentaires des graisses ou lipides :

• les *acides gras saturés* proviennent du règne animal et nous sont principalement apportés par les viandes, le beurre, les fromages, les produits laitiers... ;

• les *acides gras mono-insaturés* proviennent de l'huile d'olive. Cet acide oléique est indispensable à notre bonne santé ;

• les *acides gras poly-insaturés* proviennent soit du règne végétal, soit de la chair des poissons. On en distingue plusieurs sortes : acide linoléique, acide linolénique...

La ration lipidique doit assurer la variété des apports en acide gras. Le médecin et le nutritionniste doivent pouvoir régler la ration alimentaire et la supplémentation en certains acides gras selon les besoins spécifiques de l'individu ou sa pathologie ;

— des **acides aminés** : les constituants élémentaires des protéines qui représentent véritablement les « briques » de nos tissus et organes. On en dénombre vingt-cinq. Leur carence globale conduit à une véritable dénutrition. Certains dits « essentiels » ne peuvent être remplacés par d'autres et doivent absolument être apportés par l'alimentation, ce sont : la valine, la leucine, l'isoleucine, la tryptophane, la lysine, la méthionine, la phénylalanine, la thréonine et la cystéine.

Suppléments nutritionnels ou médicaments

Le nutriment et le supplément nutritionnel nourrissent, le médicament soigne.

Le médicament possède des « indications », il permet de traiter des symptômes, des maladies, des malades... et en retour il a souvent des « effets secondaires ou indésirables », des « posologies » (doses prescrites) et des voies d'administration bien précises, des « contre-indications » bien définies...

Si chaque nutriment peut devenir médicament, le contraire n'existe pas.

En fonction de la distinction légale et de principe entre « médecin-nutrionniste » et « nutritionniste », il existe donc une « supplémentation nutritionnelle médicale » et une « supplémentation non médicale »...

Il est finalement plus facile de débattre du cadre légal de la prescription ou du conseil que de la nature des suppléments ou des doses utilisées.

Car très peu de nutriments, même à des doses très supérieures aux apports alimentaires habituels, répondent à la définition du médicament.

Le bon sens, l'usage courant, l'information, mais aussi le volume, le nombre de prises quotidiennes et... le coût limitent considérablement, dans la pratique, les risques de danger et de toxicité.

Sur l'essentiel de la « palette » nutritionnelle qui comporte des dizaines de substances, seuls deux ou trois vitamines, minéraux, acides gras ou acides aminés présentent de réels dangers et contre-indications (voir « Précautions pour prendre certains nutriments ») et sont donc par principe, au-delà d'une dose qui doit être légalement et scientifiquement définie, réservés à la prescription médicale (ainsi que bien entendu tous les usages, conseils et prescriptions autres que par voie buccale).

Pour tous les « autres » (qui sont l'immense majorité), il faut tout en observant une certaine prudence, se garder de tous débats corporatistes ou pseudo-scientifiques qui ne servent pas que la santé du plus grand nombre d'entre nous.

Nutrition et médecine orthomoléculaires

C'est en 1968 que le mathématicien, physicien et biochimiste américain Linus Pauling prononça pour la première fois l'adjectif *orthomoléculaire*, à l'occasion d'un article qu'il publiait alors dans la revue *Science* sous le titre : « Orthomolecular Psychiatry ». Cet article faisait référence aux travaux d'Hoffer qui avait amélioré l'état de malades psychiatriques gravement atteints (de délires, hallucinations, psychoses...) en leur conseillant :

— des apports et supplémentations protéiques importantes ;
— de fortes doses de vitamine C ou acide ascorbique ;
— de fortes doses de vitamine B3 ou niacine.

Bien que considérée « marginale » par certains médecins, cette médecine orthomoléculaire n'a cessé de se développer aux États-Unis, au Canada et en Angleterre et maintenant en France. Les termes de nutrithérapie (en France) ou médecine nutritionnelle (nutritional medecine, en Angleterre) sont synonymes.

Du grec : *ortho*, c'est-à-dire « juste », la médecine orthomoléculaire cherche à réaliser « le réglage biologique optimum de l'organisme » en utilisant des éléments « naturellement » compris dans l'organisme mais en les associant et en les dosant afin d'obtenir l'effet de complémentarité dynamique le plus efficace possible.

La médecine et la nutrition orthomoléculaires obéissent à des règles et des lois (diagnostiques et thérapeutiques) dont les premières furent définies par leurs précurseurs : Hoffer et Osmond (Canada, *Lancet*, 10 février 1962), Linus Pauling (prix Nobel de Chimie en 1954 et Prix Nobel de la Paix en 1962), Carl Pfeiffer (Brain Bio-Center, Princeton), Michael Lesser (qui créa en 1975 la Société de médecine orthomoléculaire de Californie) et plus près de nous le docteur Roy Walford dont deux ouvrages (*La Vie la plus longue* et *Un régime de longue vie*) ont été traduits en France aux éditions Laffont, le docteur Patrick Quillin (USA, coéditeur du *Nutrition Times*), le docteur Denham Harman, inventeur de la théorie du vieillissement radicalaire, le docteur Davis qui enseigne à Londres...

Notre ouvrage, publié en novembre 1992 aux éditions du Rocher (Forme et santé, médecine orthomoléculaire) expose les grands chapitres de cette approche particulière de la supplémentation nutritionnelle et plus généralement de la médecine contemporaine.

Place de la médecine nutritionnelle dans la recherche contemporaine

De la nutrition à la supplémentation

La vérité et l'équilibre nutritionnel représentent une condition nécessaire et fondamentale de la forme et de la santé qu'ignorent encore une grande partie du public et du monde médical. Les bases élémentaires et fondamentales d'une diététique de la santé devraient être enseignées à tous, et en particulier aux enfants et mères de famille.

Les variations de la qualité nutritionnelle des aliments (culture, fabrication, conditionnement, conservation, préparations...) et les variations des besoins individuels justifient très souvent une supplémentation nutritionnelle adaptée le plus exactement possible aux besoins spécifiques de l'individu.

Les besoins individuels varient en fonction :

— de la spécificité génétique (terrain) ;
— des âges de la vie ;
— de la qualité de l'environnement ;
— de l'activité physique et psychique ;
— du stress ;
— de l'évolution des maladies ;
— de l'effet de certains médicaments.

La nutrition et la médecine orthomoléculaires s'attachent à réaliser, et à maintenir, dans notre organisme les équilibres moléculaires optimum entre nos éléments internes et naturels :

— équilibres nutritionnels (protéines, lipides, glucides, vitamines, minéraux, acides gras, acides aminés) ;
— équilibres enzymatiques ;
— équilibres endocrinologiques ;
— équilibres fonctionnels et organiques, dont le substratum est bien évidemment biochimique avant tout.

L'étude et la pratique raisonnée de la nutrition et de la supplémentation nutritionnelle passent par l'apprentissage même succinct des grands chapitres de la biochimie humaine.

Les grands précurseurs en ce domaine, Pauling, Passwater, Walford..., sont tous des scientifiques (chimistes, biochimistes, biophysiciens...). Cette passionnante biochimie appliquée à l'étude de la santé qui, malheureusement, est encore inconnue d'une grande majorité des nutritionnistes et médecins français, permet de découvrir :

— que l'ensemble des régulations de l'organisme, quels que soient leur nature ou leurs sites, est assuré et maintenu par ces éléments relativement simples et limités que l'on nomme nutriments ;
— que ces nutriments sont parfaitement identifiables soit par leur présence (dosages, mais nous n'en sommes là qu'au début) soit par leurs fonctions cliniques ou paracliniques qui nous sont de mieux en mieux connues ;
— que ces nutriments interviennent en tant que cofacteurs indispensables et souvent essentiels de ces métabolismes biochimiques fondamentaux qui sont le substrat de toutes nos régulations internes ;
— que ces métabolismes biochimiques fondamentaux se retrouvent à tous les niveaux et les parties de notre organisme ;
— que donc l'étude et l'analyse de ces métabolismes, puis leur réglage par un apport nutritionnel scientifiquement établi sont susceptibles d'intervenir dans tous les secteurs et organes et de générer ou d'aider d'autres thérapeutiques à produire de véritables états d'équilibre et de santé.

Ainsi la nutrition et surtout la supplémentation nutritionnelle concernent toutes les spécialités médicales tout en n'ayant aucune vocation à former une spécialité de plus.

Les Américains disent qu'« elle ouvre la voie aux autres thérapeutiques »...

Devons-nous prendre des suppléments nutritionnels ?

Les Anglo-Saxons en prennent depuis des dizaines d'années. Ces derniers sont accessibles à tous publics et sont autorisés, en vente libre, aux USA par la très sévère FDA (Food and Drug Administration).

En France, il existe deux courants :

— le premier considère qu'une *alimentation équilibrée et variée* permet d'éviter les grands risques de carences. Il se réfère à des tableaux d'AQR (Apports quotidiens recommandés) qui seraient, en principe, largement couverts par l'alimentation. Les tenants de cette position nuancent d'ailleurs leur opinion en précisant que certaines situations (grossesse, maladies, consommation habituelle de certains médicaments ou de tabac) nécessitent un recours juste et raisonné aux suppléments nutritionnels ;

— le second considère que, sous certaines réserves que nous développerons plus bas, *il y aurait plus de risques pour la santé à manquer de nutriments* qu'à en prendre en excès car :

• les subcarences existent et sont reconnaissables cliniquement et biologiquement ;

• la notion même d'AQR est une notion épidémiologique et statistique qui ne la rend pas scientifiquement extraposable à l'étude de la santé individuelle humaine ;

• la probabilité d'existence de ces subcarences expliquerait bon nombre d'états prépathologiques (asthénies, méformes, nervosité, allergies, pseudo-dépressions...) qui ne devraient pas nécessiter, dans ce cas, de recours à des thérapeutiques plus lourdes et plus médicamenteuses ;

• la plupart des nutriments sont sans danger : exception faite de la vitamine A d'origine animale (rétinol) et la vitamine D (voir le chapitre traitant de cette question).

Si le problème était définitivement résolu, pourquoi lancerait-on de grandes études épidémiologiques ?

L'étude SU.VI.MAX, dirigée par le professeur Serge Hercberg (CNAM, INSERM), est un modèle du genre. Elle a démarré début 1993 et a sélectionné un groupe de 100 000 sujets à partir duquel une population de 15 000 sujets sera suivie pendant huit années afin d'étudier les effets de diverses supplémentations sur l'évolution de la santé et l'apparition de certaines maladies.

Beaucoup d'autres études sont en cours : dans tous les cas, les conclusions de ces études ne seront pas connues avant au plus tôt une dizaine d'années et donc une question se pose immédiatement : *que pouvons-nous et devons-nous faire en attendant ?*

Définir une *qualité nutritionnelle minima* (ou « densité nutritionnelle », ce mot est employé par Roy Walford dans ses différents ouvrages traduits en français) qui :

— nous mette à l'abri des subcarences ou déficiences et ce quels que soient nos âges, conditions de vie, maladies ou traitements médicamenteux... ;

— soit susceptible encore et toujours d'optimiser nos métabolismes et de nous aider à une véritable prévention active de toutes les grandes maladies et affections de notre temps.

Apports quotidiens recommandés et supplémentations nutritionnelles

Le tableau ci-dessous donne une idée de la différence entre divers apports recommandés et ceux préconisés par Pauling. Il présente un exemple de comparaison entre les apports quotidiens recommandés (RDA, DQR, AQR, DJR [1]) et les doses issues de la recherche fondamentale et appliquée en médecine et nutrition orthomoléculaires selon deux chercheurs américains, Pauling et Williams.

Les AQR, définis par tous les individus, en tenant compte toutefois de certaines situations particulières comme l'enfance, la grossesse, la sénescence..., déterminent tout juste *la quantité minimum de nutriments qui permet de ne pas tomber malade*. C'est ainsi que l'on sait aujourd'hui qu'une absorption journalière de vitamine C (acide ascorbique) inférieure à 100 milligrammes nous conduit inexorablement vers une maladie bien connue : le scorbut.

Pauling n'est d'ailleurs pas le seul à critiquer cette notion d'AQR ou de RDA. En 1974, dans la revue *Let's Live*, William Proxmire, sénateur du Wisconsin, écrivait : « Les rations quotidiennes définies par la RDA ne constituent au mieux qu'une ration "recommandée" sur la base de normes antédiluviennes destinées à la prévention de terribles maladies. Au pire, elles sont le produit de conflits d'intérêts et des points de vue égoïstes de certains secteurs de l'industrie alimentaire. Elles ne sont jamais fixées à des doses qui assureraient une santé et une nutrition optimales. »

De plus, selon Pauling, ces AQR n'ont aucune raison d'être les mêmes pour chaque sujet dont la spécificité génétique a bien évidemment pour conséquence immédiate une individualité biochimique, biologique, physiologique, psychologique...

Dès lors, on introduit un des principaux concepts de la médecine orthomoléculaire : le concept de l'**individualité biochimique** :

1. RDA : Recommended Daily Allowances ; DQR : dose quotidienne recommandée ; AQR : apports quotidiens recommandés ; DJR : doses journalières recommandées. Tous ces sigles sont équivalents.

	AQR	Williams	Pauling
Vitamine C	60 mg	2 500 mg	1 000 à 18 000 mg
Vitamine E	10 UI	400 UI	800 UI
Vitamine A*	5 000 UI	15 000 UI	20 000 à 40 000 UI
Vitamine D	400 UI	400 UI	800 UI
Thiamine, B1	1,5 mg	20 mg	50 - 100 mg
Riboflavine B2	1,7 mg	20 mg	50 - 100 mg
Niacinamide B3	18 mg	200 mg	300 - 600 mg
Pyridoxine B6	2,2 mg	30 mg	50 - 100 mg
Cobalamine B12	3 mg	90 mg	10 - 200 mg
Acide folique	400 μg	400 μg	400 - 800 μg
Acide pantothénique	10 - 20 mg	150 mg	100 - 200 mg

* Des doses de vitamines A (rétinol) supérieures à 5 000 UI/jour ne doivent pas être prises sans contrôle médical.

— personne, pour de multiples raisons (génétique, environnement, mode de vie, âges de la vie...), n'a les mêmes besoins en nutriments. Selon Pauling, les « besoins » peuvent, entre individus, varier de un à dix. Les « fourchettes statistiques » ne sont pas utiles à l'étude de la santé individuelle ;
— les besoins varient chez un même individu en fonction de l'âge, des circonstances, et des pathologies surajoutées ;
— le « Besoin individuel optimum » (BIO) doit prendre la place de la notion dépassée et imprécise d'AQR. Ce besoin ne peut provenir que de l'étude clinique et biologique du métabolisme individuel ;
— ce BIO doit être défini par un praticien (nutritionniste ou médecin) au courant des recherches et travaux internationaux en médecine nutritionnelle ou nutrition et médecine orthomoléculaires.

Suppléments nutritionnels : naturels ou synthétiques ?

Les doses habituellement conseillées en supplémentation nutritionnelle (orthomoléculaire) sont souvent très supérieures aux doses dites « physiologiques » et donc aux « apports quotidiens recommandés ». Si elles devaient être apportées par des seuls extraits naturels, il faudrait alors des kilos d'oranges, d'acérola, d'argousier, de levure, d'algues ou de germes de blé...

Ces extraits, jus, gélules ou poudres... existent sur le marché diététique et pharmaceutique et sont destinées à des apports modestes et à des corrections de carence d'apport qui dans certains cas (enfants qui n'aiment pas les fruits ou les légumes) peuvent être suffisants pour améliorer une situation pathologique ou certains états relatifs de fragilité immunitaire ou de méforme.

Mais dans une majorité de cas les doses préconisées et expérimentalement efficaces en supplémentation nutritionnelle orthomoléculaire (voir le tableau page 28) sont de l'ordre d'un facteur (x) 100 ou plus.

Il faut donc faire appel à la synthèse, c'est-à-dire à l'obtention de formes concentrées de nutriments compatibles avec la faisabilité et l'efficacité du traitement.

Si le médecin se tourne vers le nutriment de synthèse, c'est donc par nécessité.

Quelle différence entre naturel et synthèse ?

Au plan thérapeutique les molécules d'acide ascorbique, quelles que soient leurs origines, ont les mêmes fonctions biochimiques et donc les mêmes vertus. Il en est de même pour les molécules dites de synthèse dans la mesure où les biochimistes sont en mesure de copier les formes naturelles et en particulier les formes structurales D ou L ou les isomères DL.

La différence ne réside pas, en fait, dans la molécule, mais dans la composition toujours complexe d'un extrait naturel par comparaison à celle d'un ensemble de molécules de synthèse.

De fait, il existe souvent une complémentarité « naturelle » entre les divers composants d'un extrait végétal. Ces composants se renforcent au niveau de l'activité thérapeutique : l'exemple classique est fourni par le citron où le zeste (vitamine P, bioflavonoïdes) protège la pulpe (vitamine C, acide ascorbique)...

Mais le chimiste n'est pas désarmé devant ce fait : il est parfaitement capable de copier et reproduire une telle association équilibrée et synergique dont la nature nous fournit le modèle.

De telles « compositions » existent dans la pharmacopée orthomoléculaire traditionnelle, mais en termes de dosage... un comprimé représente l'équivalent de plusieurs kilos d'extraits de fruits, de feuilles ou de légumes.

Le naturel : mythe, symbole ou réalité ?

Dans ce monde et cette époque qui s'industrialisent toujours plus vite, le naturel est sans contexte chargé de valeur mythique : Jean-Jacques Rousseau et son « bon sauvage » ne sont pas si loin de nous... Ce mythe est plus chargé d'émotions ou de symboles que de réalités médicales ou scientifiques : on s'empoisonne très violemment avec des champignons et des baies naturelles, ou certaines tisanes (germandrée) que des études toxicologiques ont retirées du marché.

Certains « extrémistes » qui, à notre avis personnel, confondent écologie passéiste et nécessité écologique du respect maximum de l'environnement intérieur et extérieur de nos cellules voudraient nous faire croire qu'il existe une sorte de pérennité de la nature :

Mais de quelle nature parle-t-on ? Celle de nos parents et grands-parents qui ne respiraient pas le même air, ne mangeaient pas les mêmes aliments, n'avaient pas les mêmes rythmes de travail, de chauffage, d'agression, de stress... cette nature où l'on mourait « naturellement » de maladies infectieuses dans la prime enfance, où l'espérance de vie était très inférieure à la nôtre, où la famine existait encore...

Chaque époque n'aurait-elle pas son « bon sauvage » bien spécifique et bien utile à certains obscurantismes ?

Supplémentation nutritionnelle et « nourriture bio »

Ce débat est lui aussi chargé de symboles : le bio, le bon, le « vivant » contre l'industriel, le « mort », surgelé ou « sous azote », parfois irradié (la bombe...). La réalité n'est pas forcément aussi simple. Le « bio » peut être chargé de bactéries ou de parasites, la qualité du produit peut être altérée par de multiples facteurs allant du mode de production au mode de conservation ou de distribution. Quant à l'irradié et industrialisé, s'il est souvent exempt de contaminations bactériologiques ou parasitaires, il n'échappe pas aux défauts du produit de culture intensive qui manque parfois de fibres et de nutriments. Finalement, le temps de conservation au domicile, le mode de cuisson et de préparation mettront tout le monde d'accord.

La supplémentation nutritionnelle apportant à nos organismes des substances naturelles, c'est-à-dire naturellement comprises dans nos cellules et nos métabolismes, s'imposera au plus grand nombre d'entre nous. Le débat à propos du mode de fabrication de ces suppléments ne sera qu'un débat secondaire : qu'il s'agisse d'extraits naturels ou de nutriments partiellement synthétisés en laboratoire, ce sera beaucoup plus le choix et le dosage du juste nutriment capable de nous donner et d'entretenir notre optimum de santé qui constituent le débat principal.

De la synthèse au synthétique

Si la supplémentation nutritionnelle et la médecine orthomoléculaire revendiquent sans rougir, dans un bon nombre de situations, l'appellation d'ailleurs très bien contrôlée et contrôlable dite «de synthèse», elles obéissent à une volonté qui consiste à faire reculer au maximum l'intervention, en prévention comme en thérapeutique, de la médecine dite «synthétique» c'est-à-dire de la médecine (ou nutrition) qui introduit dans l'organisme des molécules ou des combinaisons moléculaires étrangères à son état naturel.

Et c'est ici que la confusion se produit entre nutriment ou *médicament de synthèse* et *médicament synthétique*.

Au cours des vingt dernières années de recherche médicale cette dernière classe de médicaments fut privilégiée par les laboratoires : une molécule, un médicament, une cible, un effet analysable, contrôlable et parfaitement quantifiable. Si les succès de cette stratégie furent indéniables dans des domaines aussi différents et importants que la cardiologie, la psychiatrie ou la cancérologie..., ils ne sont pas dénués d'inconvénients : les effets secondaires à court terme, loin d'être négligeables, ne permettent pas de prédire des toxicités cumulatives à plus long terme que l'expérimentation animale ne permet pas non plus toujours de suspecter.

Il est donc tout à fait logique et conforme au «serment d'Hippocrate» (*Primum non nocere* : «D'abord ne pas nuire») de privilégier, chaque fois que cela est possible et conforme à une réalité qui se voudra toujours aussi objective que scientifique, la recherche d'une intervention thérapeutique la moins agressive possible.

C'est en ce sens que la tentative d'équilibrer, voire d'optimiser les grandes fonctions naturelles de l'organisme par l'approche nutritionnelle ou médicale orthomoléculaire nous semble légitimement devoir s'imposer soit comme un préalable soit comme un adjuvant à toutes les autres thérapeutiques existantes.

Les carences et les AQR : un faux problème ?

Laissons les scientifiques et les épidémiologistes à leurs travaux et en attendant leurs conclusions revenons à nous-même, à notre santé au quotidien.

Revenons à la recherche appliquée qui, aux États-Unis comme en Angleterre (*The Journal of Nutritional Biochemistry*, *The Lancet*, *American Journal of Clinical Nutrition*, *Journal of Nutritional Medicine*...), ne laisse pas passer une journée sans publier un article sur l'intérêt de la supplémentation nutritionnelle. Référons-nous, si vous le permettez, à l'expérience de cliniciens qui tentent d'apprécier, depuis plus d'une dizaine d'années, sur eux-mêmes, leurs proches et leurs clientèles les effets d'une telle supplémentation.

Dans ce type d'exercice médical, on rencontre deux types de demandes.

La première est une demande thérapeutique qui provient d'une pathologie antérieurement définie, diagnostiquée et évaluable dans son évolution clinique et biologique. C'est bien ici que la supplémentation nutritionnelle est en mesure d'« ouvrir la porte » ou plus modestement de se placer en position adjuvante vis-à-vis des autres thérapeutiques. Voyons quelques exemples :

— un patient traité pour hypertension peut diminuer ces « médicaments antihypertenseurs » aux effets secondaires désagréables, en prenant du magnésium, de la vitamine C, des acides gras polyinsaturés d'origine marine (omega 3)... ;
— un autre traité pour état dépressif va diminuer ses prises d'anxiolytiques et antidépresseurs en prenant, par exemple, du zinc, des protéines, de la niacine, du magnésium, de l'acide glutamique ou de la phénylalanine... ;
— un patient rhumatisant aura beaucoup moins besoin d'antalgiques ou d'anti-inflammatoires en se supplémentant avec des quantités suffisantes de vitamines du groupe B et en particulier de la vitamine B1, de la phénylalanine, des antiradicalaires [1] tels vitamines E, carotènes et sélénium ou des acides gras polyinsaturés (oméga 3 ou 6)...

1. Voir la plaquette précédemment publiée sur cette question sous le titre *Antioxydants*, éd. S Nature, Le Mans.

Nous pourrions décrire des centaines de cas comme ceux-ci.

La seconde demande est encore beaucoup plus intéressante et originale.

Il s'agit de patients qui, à partir de certaines opinions lues ou entendues, se sont faits à l'idée que la nutrition et la supplémentation nutritionnelle étaient en mesure d'améliorer quantitativement et qualitativement leur santé et leurs performances (physiques, intellectuelles, sportives...).

Ils arrivent parfois « en s'excusant de ne pas être malades ». Mais, comme le confirme Richard Passwater dans son ouvrage *Supernutrition*[1] : « Dix semaines suffisent, dans la quasi-totalité des cas, pour atteindre la pleine forme et améliorer notre santé de façon spectaculaire et connaître enfin la détente complète et la joie de vivre. »

Concrètement, le nutritionniste ou le thérapeute averti des principes élémentaires constituant la base d'une supplémentation nutritionnelle scientifiquement établie aura pour objectif de proposer un programme de correction nutritionnelle et de gestion individuelle à long terme de la nutrition en fonction des objectifs et des possibilités personnelles du patient.

Ce programme fera exclusivement appel à des nutriments, donc à des substances présentes naturellement dans l'organisme, qui devront être sans dangers ni risques aux posologies proposées. Le patient se procurera ces nutriments dans des magasins spécialisés ou certaines pharmacies.

Parallèlement il sera montré au patient comment évaluer, mesurer et moduler les progrès qu'il va rapidement réaliser qualitativement et quantitativement en matière de santé, forme et performances.

Les Américains utilisent actuellement pour décrire la finalité d'une telle démarche l'expression « *life extension* ». L'ouvrage de Durk Pearson et Sandy Shaw qui porte ce titre et que nous venons de préfacer (dans sa récente édition française) a été lu par plus d'un million de personnes. Toutes ont témoigné que leur vie, leur forme, leur santé ont réellement été améliorées et optimisées.

Pourquoi pas vous et tout de suite ?

1. Traduit en français, en 1978, aux éditions Buchet-Chastel.

Comment employer les suppléments nutritionnels?

Certains magasins de diététique et pharmacies proposent depuis quelques années des « marques » et compositions qui s'inspirent de formulations orthomoléculaires expérimentées et conseillées depuis plus de vingt-cinq ans aux États-Unis et dans d'autres pays (Angleterre, Hollande...).

Un certain nombre de ces nutriments et vitamines qui figurent dans le très classique *Annuaire des médicaments* Vidal sont pour des raisons de risque ou de mode d'administration réservés à l'usage médical.

La prescription ou le conseil de l'ensemble de nutriments que l'on trouve actuellement sur les rayons des pharmacies ou magasins de diététique ne doivent pas poser de problème de risques, d'effets secondaires ou d'intolérances.

N'ayons crainte de le répéter : ce ne sont pas des médicaments mais des nutriments, et toute substance qui s'avérerait devenir un médicament (comme les vitamines A ou D à fortes doses) doit être retirée de ces étalages.

De grandes enquêtes épidémiologiques (dont l'enquête française SU.VI.MAX) ont observé les effets de l'absorption de ces nutriments à des doses bien supérieures aux AQR et ce pendant de longues années. Dans le cadre d'une utilisation normale et rationnelle et à notre connaissance, aucune n'a jamais conclu à l'existence, quelles que soient les populations observées, du moindre risque ou toxicité à court ou moyen terme...

En dira-t-on autant à propos de certains médicaments largement banalisés, prescrits ou en vente libre dont l'usage n'est absolument pas contrôlé ou contrôlable ?

Qu'ils se présentent sous forme de poudres, gélules, comprimés, les suppléments nutritionnels devraient être absorbés en cours ou en fin de repas afin qu'ils se mélangent au bol alimentaire et passent plus physiologiquement dans l'organisme (effets dits « retard » ou « action prolongée »).

Certains problèmes d'intolérance gastrique (douleurs, brûlures...) proviennent de l'absorption à jeun d'un trop grand nombre de comprimés. D'autres personnes retrouvent parfois dans leurs selles certains comprimés très compacts dits à « action prolongée ». Ce problème est tout à fait sans gravité mais témoigne d'une insuffisance digestive (achlorhydrie) que le médecin devra corriger. En attendant il faut éviter de conseiller ces comprimés.

Les vitamines du groupe B, et surtout les complexes contenant de la B2 (Riboflavine), colorent les urines en jaune ce qui est complètement sans inconvénient.

Si le conseil avisé est toujours une bonne chose l'automédication ne pose pas de problèmes avec ce type de produits d'ailleurs en vente libre dans un grand nombre de pays.

Bien entendu cette automédication ne doit pas dispenser l'utilisateur d'un certain bon sens quant au choix des produits et des doses.

Cet ouvrage qui, nous l'espérons, l'aidera dans sa démarche judicieuse de prise en charge personnelle et de responsabilisation quant à sa santé, ne doit pas être considéré comme un substitut de consultation médicale ou comme une prescription même nutritionnelle.

Ce livre est avant tout destiné à faire comprendre à un public le plus large possible ce que pourrait être dès aujourd'hui une prévention nutritionnelle active et efficace.

S'il a également pour but de vous aider à mieux comprendre les prescriptions de votre nutritionniste, médecin ou pharmacien, il n'a pas pour tâche de les remplacer...

Toute personne réalisant qu'elle est susceptible de présenter un risque anormal ou une symptomatologie personnelle est donc invitée à consulter son nutritionniste et/ou son médecin qui, seuls, sont habilités à lui délivrer des prescriptions et des conseils adaptés à son cas particulier.

L'auteur décline donc à l'avance toute responsabilité dépendant d'un usage de son ouvrage ne tenant pas compte de l'avertissement ci-dessus.

Bilan biologique de la santé

D'ordinaire, les bilans ou analyses biologiques sont prescrits afin d'affirmer ou de confirmer un diagnostic de maladie. En matière de médecine nutritionnelle, de tels bilans peuvent être utilisés afin d'établir l'existence de subcarences ou de déficiences susceptibles d'altérer la forme et la santé. On utilise, entre autres :

— la numération sanguine classique qui permet d'apprécier les déficiences en fer et/ou folates ;
— l'étude de la glycémie et de l'insulinémie à jeun et après les repas qui est impliquée non seulement dans les problèmes de poids et de risque vasculaire mais dans tous les états dystoniques et neuropsychiatriques ;
— les dosages sanguins et intra-érythrocytaires de certains minéraux et très souvent le magnésium, le sodium et le zinc dans tous les problèmes de dépression, fatigue, allergies... ;
— les recherches, dans le sang ou le plasma, de métaux toxiques dans les états de fatigue, de dépression, d'hypertension, les problèmes vasculaires et psychiatriques ;
— les dosages urinaires d'acides aminés qui permettent d'apprécier l'état nutritionnel en gériatrie, médecine sportive et psychiatrie ;
— les mesures du stress oxydatif : homocystéine, profils d'acides gras membranaires et dosages d'enzymes anti-oxydantes telles la super-oxyde-dismutase ou la glutathion péroxydase (quelques laboratoires spécialisés) ;
— les dosages sanguins de vitamines : vitamine A, caroténoïdes, vitamine E, folates, vitamine B12, vitamines B1, B2 et B6 (quelques laboratoires spécialisés) ;
— les dosages des neurotransmetteurs ou profils neurochimiques dans tous les états de fatigue, d'anxiété, de dépressions (quelques laboratoires spécialisés) ;
— les profils protéiques et l'étude de la numération et des sous-populations lymphocytaires dans les problèmes liés au système immunitaire (maladies auto-immunes, allergies, insuffisances immunitaires, pathologies infectieuses...).

Toutes les analyses ci-dessus (et la liste n'est pas exhaustive) n'ont donc pas obligatoirement pour mission de confirmer un diagnostic médical[1] (bien que cela ne soit pas exclu) mais de préciser une tendance, un état, un terrain en rapport avec une ou plusieurs déficiences nutritionnelles ou trouble du métabolisme en rapport avec une déficience ou une perte anormale en nutriment. Elles doivent permettre de mettre en place des supplémentations adaptées aux besoins spécifiques et individuels et/ou d'en vérifier le bien-fondé.

Elles permettent d'envisager une véritable prévention active des affections ou maladies en rapport avec la nutrition : maladies cardiovasculaires, cancéreuses, allergiques, immunitaires, hormonales, psychiatriques... et beaucoup de problèmes de méforme et de fragilité physique et/ou psychologique.

1. Et donc, en l'état actuel de la législation, ne devraient pas systématiquement faire l'objet d'un remboursement par les caisses d'assurance-maladie.

Tous les motifs de supplémentation

L'agriculture moderne a appauvri les sols et cet appauvrissement se retrouve dans la composition en nutriments et minéraux des fruits et légumes. Une publication du gouvernement américain indique, à titre approximatif, un appauvrissement en minéraux de 68 % au cours des années 70.

Les procédés modernes de conservation et de stockage aggravent le phénomène précédant. Les vitamines E et C, et à un moindre degré la B1, sont altérées par le froid ou les traitements (blanchiment) qui préparent à la congélation, la chaleur, l'air (rancissement). Ces vitamines provenaient traditionnellement des céréales. Or les conditions actuelles de stockage de ces céréales conduisent à un produit fini où ces vitamines sont absentes ou en quantités très réduites. La vitamine E ayant un rôle d'anti-oxydant et donc de « protecteur » des autres vitamines, sa déficience est susceptible d'avoir des conséquences multiples et complexes au niveau de l'équilibre vitaminique. Le raffinage des céréales [1] accentue encore ces risques de carences. Quelle conséquence pourrait avoir la généralisation des procédés de conservation par irradiation à propos desquels les diverses législations nationales ont beaucoup de peine à s'harmoniser ?

Les modes de préparation culinaire achèvent l'appauvrissement en nutriments : la cuisson prolongée de la viande comme des légumes est susceptible d'oxyder et de détruire les vitamines E, C et B. Les légumes cuits, bien raclés, épluchés et ébouillantés ont abandonné dans l'évier ou dans la casserole les vitamines solubles B et C ainsi qu'une majeure partie de leurs minéraux. C'est la vapeur douce (« cuit-vapeur » et non pas « cocotte-minute ») et la cuisson dite « à l'étouffée » qui semblent le mieux préserver les nutriments. Certains auteurs ont écrit que les vitamines, en particulier la vitamine B6, pouvaient être altérées par les procédés de cuisson au four à micro-ondes.

Une alimentation où les céréales raffinées dominent augmente les besoins en micronutriments tels les vitamines B et le chrome, ceci afin de préserver l'équilibre glucido-lipidique de l'organisme. Cette alimentation entraîne des troubles cliniques que nous avons déjà décrits : hypo- ou dysglycémie, ou même « pseudo-spasmophilie » (*voir, dans la troisième partie, Glycémie, dysglycémie et Spasmophilie*).

1. Lire les ouvrages de Claude Aubert, du docteur Jean-Michel Lecerf de l'Institut Pasteur de Lille ou ceux du docteur Kousmine.

Comme si tout cela ne suffisait pas, les régimes enfoncent le clou : qui, de nos jours, ne désire pas maigrir, perdre sa cellulite, son acide urique, ou son cholestérol ? Tous ces régimes hypocaloriques, hypolipidiques ou hypoglucidiques aggravent le risque de carences. La suralimentation de nos ancêtres, qui pratiquaient également la surcombustion, les conduisait parfois à la goutte ou à l'« apoplexie », mais les tenait éloignés de ce risque carentiel ou subcarentiel. Tous ces « régimes » *(voir, dans la troisième partie, Régimes alimentaires [troubles dus aux])* parfois médicalisés, d'autres fois fantaisistes, au gré des modes et des lectures de magazines à grands tirages induisent des carences en vitamines A, E et C, parfois en magnésium, calcium, potassium, zinc ou fer. Les végétariens et plus encore les végétaliens présentent souvent des carences en fer, vitamine B12 et folates. La surconsommation de phytates (céréales non raffinées et mal préparées) induit des carences en minéraux et notamment en zinc.

L'exposition trop exclusive à la lumière artificielle augmente les besoins en vitamine D. Cette vitamine joue un rôle essentiel dans le métabolisme phosphocalcique, la croissance, la prévention du rachitisme et de l'ostéoporose. On sait que l'ostéoporose doit être prévenue bien avant l'âge de la ménopause par l'administration en quantités raisonnables de vitamine D et de calcium. A cause de toutes les raisons précédentes, l'alimentation peut être déficiente en ces éléments. Le manque d'exercice, et surtout le manque de lumière dans nos villes enfumées empêchent la lumière de parvenir à notre peau et donc la synthèse de la vitamine D au niveau cutané. Une supplémentation, sous contrôle ou conseil médical, paraît indispensable au cours de certaines périodes de la vie (enfance, adolescence, grossesse, convalescence...). Elle se traduit d'ailleurs par des améliorations cliniques indiscutables.

La qualité de notre environnement spécifique : c'est tout ce qui fait la différence entre notre monde, ou mieux celui de nos enfants, et celui de nos parents et grands-parents. Sans verser dans un « catastrophisme idéologique » il faut prendre en compte les particularités actuelles de l'air, de l'eau et des aliments. A titre d'exemple : l'alimentation moderne convient environ 250 pesticides et herbicides dont une soixantaine sont reconnus comme cancérogènes. Pour les autres ? L'on ne sait pas encore.

Ce sera là l'un des objectifs fondamentaux d'une écologie nutritionnelle moderne qui ne ferait pas que préférer un retour illusoire au passé mais proposerait une réflexion et des moyens (culture, conservation, éducation, préparation...) capables d'assurer à tous un minimum d'équilibre nutritionnel.

Comment connaître la teneur exacte en vitamine C de nos agrumes, kiwis et autres fruits et légumes stockés, découpés, oxydés, refroidis, conservés ou réchauffés ? Une célèbre enquête publiée jadis par la revue *Sciences et vie* était édifiante à ce sujet.

La cigarette, ses goudrons, sa fumée absorbée activement ou passivement, s'attaque à nos organes digestifs et respiratoires. Une cigarette consommée requiert 30 mg de vitamine C pour compenser au niveau du métabolisme. Comment envisager de s'en tenir aux normes classiquement enseignées de 50 à 100 mg/jour, surtout chez un fumeur.

L'alcool est classiquement toxique pour le foie et le pancréas. Mais ses effets néfastes s'étendent à tous les organes de la digestion : il réduit l'absorption et la biodisponibilité des micronutriments et les analyses révèlent que bon nombre d'alcooliques chroniques et mondains (qui souvent ne se reconnaissent pas comme tels) sont carencés en thiamine (B1), niacine (B3), pyridoxine (B6), acide folique (B9) et vitamine B12. Ils manquent également de calcium, de magnésium et de zinc. En retour, la prescription nutrithérapique de ces éléments permet de combattre les effets toxiques de l'alcool (et des drogues en général) tout en diminuant le besoin et en facilitant le sevrage. L'alcool est un toxique direct pour toutes les muqueuses digestives, de la bouche jusqu'au côlon. En excès prolongés, il provoque et aggrave les phénomènes d'oxydation radicalaire ainsi que les effets néfastes (cancérogènes) du tabac. Par contre, certains vins de bonne qualité pris à des doses ne dépassant que rarement deux verres par jour apportent des substances (tanins, vitamines, minéraux...) dont l'influence semble positive. Ce phénomène aurait été démontré par certaines études qui nécessiteraient vérification.

De même la prise de boissons trop chaudes, de thé, de café ou d'épices en trop grandes quantités provoque des inflammations des organes digestifs qui à leur tour induiront des troubles de l'absorption des nutriments. L'acidité des sucs gastriques peut être anormalement augmentée ou diminuée par ces pratiques aberrantes. Il s'ensuivra, outre des pathologies douloureuses, des carences ou subcarences vitaminiques et minérales.

Les antibiotiques mais aussi les anti-inflammatoires et probablement beaucoup d'autres médicaments que nous ne soupçonnons pas (pansements gastriques et intestinaux, laxatifs...) modifient l'absorption au niveau de la flore intestinale. Lorsque celle-ci est réduite par des prises prolongées d'antibiotiques à large spectre, la synthèse physiologique des vitamines B ne peut plus se faire et il faut alors supplémenter. La prise d'antibiotiques doit être en général suivie (et non accompagnée) d'une prescription de magnésium à bonnes doses car beaucoup d'antibiotiques agissent en chélatant le magnésium afin d'inhiber une enzyme bactérienne magnésio-dépendante nécessaire à leur reproduction. L'effet radicalaire de ces médicaments doit également être compensé, après leur administration, par des antiradicaux libres tels bêta-carotène, vitamines C et E, sélénium.

Enfin le stress *(voir ce mot, dans la troisième partie)*, sous toutes ses formes : physiques, chimiques, organiques et psychologiques, augmente sensiblement les besoins en vitamines B6, B5 (pantothénates) et C ainsi qu'en certains acides aminés tels l'acide glutamique, la L-glutamine et l'arginine.

La pollution de l'air augmente les besoins en «anti-oxydants» *(voir dans la quatrième partie, « L'ensemble des affections dues aux radicaux libres »)* : vitamines E, C, sélénium, sélénométhionine et acides aminés soufrés.

La prise de certaines hormones ainsi bien entendu que celle des contraceptifs oraux (pilule) augmentent les besoins en vitamine B6 et peut-être en vitamine C, riboflavine, folates et zinc. Beaucoup de «troubles» attribués à la «pilule» peuvent être aisément corrigés par une prescription judicieuse de ces micronutriments.

Indépendamment de circonstances particulières d'environnement, de mode de vie ou de maladie, il faut être particulièrement attentif à la nutrition et à la supplémentation à certains âges de la vie : enfance, adolescence, grossesse, allaitement, vieillesse..., que nous abordons en détail dans le cours de cet ouvrage.

Les insuffisances digestives hautes et notamment pancréatiques doivent souvent être supplémentées (en plus du traitement spécifique) par des enzymes digestives.

Les pathologies médicales, chirurgicales, les accidents et les traumatismes augmentent les besoins en micronutriments.

Les brûlures induisent des pertes protéiques, vitaminiques et minérales qui doivent être largement compensées.

Les phénomènes inflammatoires chroniques consomment les anti-oxydants telles les vitamines E et C ainsi que le manganèse et le sélénium et certains acides gras (oméga 3 et oméga 6) (*voir ce chapitre*).

La consolidation osseuse peut être accélérée par l'administration de calcium, de silicium, de zinc, de manganèse, de vitamine D et de vitamine C à fortes doses *(voir dans la troisième partie Ostéoporose)*.

Les infections peuvent être sensiblement écourtées par l'administration de zinc, de magnésium, de vitamines B6, B5 et C.

Les réserves intrinsèques, organiques et spécifiques en nutriments sont variables d'un individu à l'autre. Le métabolisme de certaines d'entre elles est dépendant de transporteurs dont la synthèse peut être altérée au cours de certaines pathologies. La vitamine A est un bon exemple : son site de stockage est hépatique et son transporteur le RBP (Retinol Binding Proteine) est aussi important à doser que la vitamine elle-même. L'on comprend, de plus, qu'une pathologie hépatique peut altérer la synthèse et/ou le stockage de cette vitamine.

Le statut biologique individuel fait que les besoins sont très variables d'un individu à l'autre en fonction de sa taille, de son poids, de sa race, de son hérédité, de son mode de vie... comme ils sont variables chez un même individu en fonction des âges, des saisons, des niveaux de stress... Les tables et les livres ne peuvent donc fournir que des approximations générales et collectives qui sont sans valeur pour l'individu.

Enfin c'est l'expérience et les résultats de plus de vingt années de recherches et de publications aux États-Unis, en Angleterre, en Allemagne et plus précisément en France, ainsi qu'un minimum de réflexions sur la médecine et de bon sens qui conduisent à se demander si *le sous-dosage quotidien en nutriments ne serait pas beaucoup plus dangereux et réel que le surdosage* ?

Les sportifs de haut niveau et de compétition, tels des « moteurs » tournant à haut régime, sont plus fragiles et requièrent une attention toute particulière vis-à-vis de la supplémentation. Que dire de ces adolescents, en pleine croissance et surentraînés, qui poursuivent des études dans des établissements dits spécialisés où l'alimentation (sans parler de supplémentation) n'est pas réellement pensée et adaptée à leurs besoins ? Beaucoup d'incidents et d'accidents pourraient être évités. Combien de crampes, de contre-performances sans parler de claquages ou d'entorses pourraient être évités par une supplémentation en vitamines B, C, E, en zinc, magnésium, potassium et fer et probablement silicium ? Quant à la guérison et la récupération, elles pourraient être accélérées par la prescription de ces nutriments ainsi que des anti-oxydants comme le sélénium.

L'analyse clinique et biologique des milieux (sang, plasma, cellules, urine, peau, phanères, tissus...) fournit également de précieuses indications au thérapeute. Mais il ne faudrait pas croire qu'une prescription ou un conseil simpliste consiste à proposer « ce qui manque sur l'analyse » permet de résoudre correctement le problème : d'autres éléments entrent en jeu comme les activités métaboliques réelles de ces vitamines, minéraux et enzymes qui peuvent et devront, à terme, être mesurées elles aussi.

Précautions pour prendre certains nutriments

(Voir aussi Hypervitaminose, page 179).

L-arginine : contre-indiquée chez les malades souffrant d'affections tumorales et de maladies virales graves.

Calcium : des excès de prise de calcium risquent d'altérer l'équilibre magnésio-calcique, de provoquer ou d'aggraver la constitution d'une asthérosclérose, d'altérer le métabolisme osseux. Certains sujets prennent du poids après des prises répétées de calcium par voie parentérale et le calcium n'est pas recommandé en cas de risques lithiasiques (vésiculaires et rénaux).

Cuivre : les excès peuvent provoquer des états d'asthénie, de dépression physique et psychique, des insomnies et des pertes de mémoire. Il faut toujours penser à équilibrer la balance cuivre/zinc car des excès en cuivre pourraient induire des déplétions en zinc.

L-glutamine : elle est à proscrire dans les cas d'hyperexcitation nerveuse et de manies.

Fer : à proscrire absolument en situation de maladie inflammatoire (rhumatismes) où la ferritine est d'ailleurs élevée. Il faut également le proscrire en situation de maladie hépatique inflammatoire, de cirrhose et être prudent pour certains cancers.

L-lysine : peut aggraver des états d'athérosclérose, d'hypercholestérolémie et d'hypertriglycéridémie.

Manganèse : des excès peuvent aggraver des états d'excitation, d'hypertension et parfois de conséquence aggraver certains maux de tête.

L-phénylalanine : peut aggraver certains états d'anxiété, de maux de tête et d'hypertension. Elle est bien entendu formellement contre-indiquée en cas de phénylcétonurie *(voir ce mot dans la troisième partie)*, d'usage de certains antidépresseurs et de dérivés de la dopamine.

L-tyrosine : est également contre-indiquée en cas d'hypertension artérielle et de phénylcétonurie.

Sélénium : ne doit pas être conseillé sans surveillance médicale pour des durées supérieures à six mois et à des doses dépassant les 200 μg/jour. L'intoxication au sélénium ou sélénose est bien identifiée chez l'animal et suspectée chez l'homme en cas de surdosages ou de supplémentation trop prolongée et/ou inutile. Elle se manifeste par une chute des cheveux et des ongles, des lésions cutanées et peut-être des douleurs de type polynévrite.

Zinc : les apports excessifs en zinc peuvent déprimer le système immunitaire. Ils risquent de provoquer des déplétions en cuivre et de ce fait abaisser le cholestérol HDL (bon cholestérol) c'est-à-dire constituer un facteur de risque important de la maladie cardiovasculaire. Des excès ou de mauvaises indications d'une supplémentation en zinc peuvent provoquer des nausées, des intolérances à l'alcool, des transpirations excessives et aggraver des états d'asthénie physique et/ou psychique et des tendances hallucinatoires. Certains sels de zinc (gluconates) provoquent plus facilement des intolérances digestives et des nausées : il faut alors les éviter en début de repas et les prendre en fin de repas. Les supplémentations en zinc sont aussi en principe contre-indiquées en cas d'épilepsie.

Le préalable : la correction diététique de base

Elle est indispensable et incontournable. Elle constitue à nos yeux le préalable à toute tentative de supplémentation nutritionnelle.

Peut-être et sans vous en rendre compte, mangez-vous trop de graisses animales saturées (c'est le péché mignon d'une majorité de Français : trop de fromages, trop de viandes...) ou de sucreries, ou pas assez de protéines, de légumes et crudités (fibres) ou de poissons (acides gras oméga 3) ou de féculents (pains et pâtes, de préférence complets ou semi-complets, légumineuses du type soja, haricots, lentilles...). Si vous avez des doutes consultez un bon ouvrage de nutrition (voir la bibliographie ou mieux un bon nutritionniste).

N'ayez ni hontes, ni peurs, ni... fausses excuses.

Fuyez les régimes miracles et saisonniers qui conduisent au « yoyo », c'est-à-dire à la perte et reprise de poids... (après les vacances).

Ce n'est pas seulement votre image que vous devez soigner, mais votre santé. Tous ces régimes ne peuvent être, au mieux, que très approximatifs. Ils ne sont pas établis pour vous personnellement par un nutritionniste ou un médecin.

Ce que l'on dit, très justement, à propos des médicaments : « Ne prenez pas ceux des autres... ! » s'applique à vous-mêmes. Comment pouvez-vous savoir quels sont vos besoins individuels, les causes, les origines et les caractéristiques de vos problèmes de poids ou de santé, vos carences, vos surcharges, vos troubles du métabolisme ou de l'élimination ?

A l'opposé de ces prétendus « miracles » on peut, connaissant les habitudes alimentaires d'une majorité de Français proposer une correction diététique de base qui s'appliquerait à chacun d'entre nous. Elle ne demande aucun effort surhumain ni aucune connaissance en diététique, juste un peu de réflexion et d'attention :

— *mangez moins de graisses animales* : moins de beurre, moins de viandes et de fromages gras. Ne croyez pas vous en tirer avec les seules margarines et les aliments allégés qui constituent souvent une « mode », parfois une aide ponctuelle. Utilisez de préférence des graisses naturelles, c'est-à-dire des graisses non dénaturées, non chauffées industriellement, mais en petites quantités et bien entendu sans les recuire à l'excès ou les frire ;

— *mangez moins de sucre*, sucreries, farines blanches et raffinées... qui apportent trop de « calories vides ». Vous éviterez par ce type d'effort les manifestations d'hypoglycémie qui sont athérogènes (favorisent le développement de la maladie vasculaire) ;
— *ne mangez pas trop*, pas trop tard et pas trop gras le soir ;
— *soyez raisonnable avec l'alcool* : un ou deux verres de bon vin rouge apportent des tanins, des vitamines et des minéraux qui sont excellents à terme pour la santé. Mais trois, bonjour... le permis à points. Et les apéritifs n'ont pas les vertus des grands crus ;
— *variez votre alimentation* : un jour de la viande, un jour du poisson, un jour des œufs. Évitez d'associer à un même repas des quantités trop importantes de protéines d'origine animale (par exemple viande et fromages en quantités à un même repas) ;
— *consommez plus de fibres*, mais ne pensez pas que pour cela il suffit de prendre des « comprimés » ou des « biscuits ». Ces derniers sont parfois nécessaires mais, avant d'en venir là, réhabilitez, dans votre alimentation quotidienne, l'usage des légumes verts à fibres (navets, carottes, céleris...), des fruits à fibres (pommes), des céréales complètes ou semi-complètes (riz, pâtes, flocons d'avoine, müeslis...) et des légumineuses (soja, lentilles, haricots, pois...) ;
— *l'huile d'olive* semble avoir un effet extrêmement favorable sur les paramètres cardiovasculaires. Mais *apprenez à varier les huiles*. Personnellement, nous recommandons à nos patients, dans un but de prévention globale, un mélange à parts égales d'huiles première pression à froid d'olive, tournesol, noix et soja. Ce mélange apporte des quantités équilibrées d'acides linoléiques et linoléniques. Et cet équilibre est une des grandes clés de la santé !
— *mangez plus de poissons*... mais pas des bâtonnets de poissons panés revenus à la poêle dans un bon beurre frit !
— *diminuez votre consommation de sel* (c'est-à-dire de sodium) : ne ressalez pas systématiquement, mangez moins de conserves et d'aliments préparés industriellement car ils sont souvent plus salés. Utilisez du sel gris complet de mer qui vous apportera d'autres oligo-éléments que le sodium et/ou du « tamari », sauce de soja fermentée que l'on trouve dans tous les magasins de diététique.

Enfin n'oubliez pas qu'une « dérive alimentaire » isolée n'a jamais tué personne. **C'est la répétition des insidieuses et mauvaises habitudes qui nous conduit à la méforme, signe annonciateur et parfois très précoce de maladie.**

2.

Supplémentations nutritionnelles et âges de la vie

Le nourrisson

Serait-il superflu de préciser que seul le lait de femme est adapté à la croissance des « hommes » et que tous les laits animaux, aussi sophistiqués et maternisés soient-ils, mieux adaptés à l'origine à la croissance des veaux, ne sont que des ersatz de la carence maternelle ?

Le nourrisson « au sein » n'a en principe pas besoin de supplémentation.

Cela suppose bien entendu que sa mère soit, elle-même, en bonne santé et en bon équilibre nutritionnel. Tout dépend donc du suivi de la grossesse *(voir « La grossesse »)*.

Un certain nombre de nourrissons ne sont cependant pas nourris au sein. L'usage des laits modernes et supplémentés leur évite en principe des carences en vitamines et minéraux. Cet usage ne pose pas de problèmes particuliers tant qu'il n'existe pas d'allergies, d'intolérances alimentaires ou de déficits enzymatiques *(voir, dans la troisième partie, Phénylcétonurie)* qui nécessiteront le recours à un spécialiste.

Certains parents croient bien faire en coupant le lait de leurs bébés et en le remplaçant parfois (par ignorance ou par dogme « végétariste ») par des laits végétaux de type soja. Ils oublient que les allergies au soja sont aussi fréquentes que les allergies aux protéines du lait de vache et surtout qu'il est dangereux de supprimer brutalement et quasi totalement les apports en protéines animales dont la disponibilité biologique est essentielle au développement psychomoteur des nourrissons.

« N'est-il pas d'ailleurs intéressant d'observer que tous les mammifères, fussent-ils herbivores, sont en fait des "carnivores" pendant le début de leur vie, c'est-à-dire pendant l'élaboration de leur système nerveux, car ils se nourrissent, avant de naître, du sang de leur mère, et après la naissance ils usent de son lait[1]... »

C'est encore Jean-Marie Bourre, à la page suivante du même livre, qui déclare : « Si le cerveau de l'homme veut durer, progresser, il ne doit pas oublier cette histoire millénaire, il doit consommer de tous les acides gras polyinsaturés : acide linoléique, alpha-linolénique, arachidonique et cervonique. Tous les quatre sont présents dans le lait de femme, très rarement dans les laits animaux,

1. Professeur Jean-Marie Bourre, docteur en médecine, docteur en sciences et responsable de recherche INSERM, dans *La Diététique du cerveau*, Éd. Odile Jacob, p. 271.

jamais dans les laits artificiels prétendus adaptés. Le cerveau de nos bébés ne boit pas de petit lait... »

Jean-Marie Bourre et Michel Odent[1] ont démontré que le développement cérébral pouvait être profondément affecté par des carences notamment en acides gras à longues chaînes (oméga 3 en provenance des huiles de poisson et oméga 6, acide dihommogammalinoléique que l'on trouve en bonne quantité dans l'huile d'onagre et de bourrache). Le lait du gorille, le primate le plus proche de l'homme, ne contient pas ces deux acides.

Une étude britannique publiée dans *The Lancet*[2] a comparé les quotients intellectuels de prématurés nourris par sonde et de ceux nourris au sein : à l'âge de 8 ans, ces derniers présentaient une différence significative de 8, 3 points de QI.

D'autres études, dont certaines plus anciennes, confirment donc la nécessité de supplémenter les « laits maternisés » en acides gras à longue chaîne de la série oméga 3 et oméga 6.

En pratique on pourra ajouter à la ration journalière le contenu d'une capsule d'onagre ou de bourrache et celui d'une capsule d'huile de poisson.

Un autre fait incontestable est constitué par l'anémie ferriprive des nourrissons que l'on retrouve très souvent au cours des consultations, même dans les services parisiens spécialisés.

Cette anémie provient de la continuation des laits dits « premier âge » au-delà du cinquième mois et surtout de l'absence de relais par les laits dits « deuxième âge » (5 à 18 mois) particulièrement supplémentés en fer et bien évidemment mieux adaptés que le lait ordinaire pour adultes beaucoup moins onéreux et par ailleurs beaucoup trop riche en acides gras saturés et beaucoup plus carencé en acides gras à longue chaîne.

1. Directeur de recherches au Primal Health Research Center de Londres et auteur de nombreux ouvrages.

2. 1992, p. 261 à 264.

Le jeune enfant (2 à 10 ans)

C'est l'âge du passage progressif à l'« alimentation culturelle » de la famille.

C'est aussi l'âge des oppositions et rébellions à l'alimentation de la famille et souvent de la mère... Ces oppositions sont parfois dramatiques car elles conduisent à des alimentations surchargées en graisses ou en sucres rapides qui sont à l'origine d'un bon nombre d'affections de la petite enfance :

— des dépressions du système immunitaire qui favorisent les rhumes, rhinopharyngites, sinusites, et bronchites chroniques ;
— des allergies respiratoires et/ou alimentaires ;
— des problèmes psychologiques, voire psychiatriques considérablement dépendants et aggravés par ces alimentations anarchiques où les fibres, les légumes, les légumineuses sont totalement absents, remplacés par les bonbons, les biscuits, les « douceurs » et « fast-foods » de toutes sortes.

Les carences en vitamine D ne sont pas rares. On les retrouve plus volontiers, mais non exclusivement, au sein des milieux sociaux défavorisés. Lorsque l'on examine le squelette de l'adolescent ou de l'adulte on en perçoit les séquelles (jambes arquées, élargissement de l'espace entre les deux faces internes des genoux...).

En pratique, outre les principes diététiques de base *(voir première partie, « Le préalable : la correction diététique de base »)* une polyvitamino-thérapie ainsi que des comprimés multiminéraux aux dosages et associations adaptés spécifiquement à l'enfant permettent d'éviter ou d'atténuer bien des infections, des asthénies, des « mauvais caractères » et insomnies, des problèmes dentaires et digestifs, et plus tard des inadaptations et difficultés scolaires.

L'interrogatoire alimentaire et l'examen clinique (des ongles, des cheveux, de la peau, du squelette, des dents, de la langue...) permet de suspecter les déficiences et carences essentielles et de proposer, en plus des supplémentations poly-vitaminiques et minérales, des supplémentations plus spécifiques en :

— vitamine C à « action prolongée » (100 à 250 milligrammes deux fois par jour) ;
— fer qui est essentiel pour la « défense immunitaire » et la résis-

tance au stress et à la fatigue. Les « visages pâles », « mangeurs de sucres » fatigués, dépressifs et irritables en manquent souvent ;

— zinc (avec quelques milligrammes de manganèse) chez les enfants allergiques, dépressifs, infectés, à « peau sèche » ;
— vitamine B1 (thiamine), B3 (niacine) et B6 (pyridoxine) chez ceux qui mangent trop de sucres à index glycémique élevé et trop raffinés, qui ne mangent pas ou pas assez de céréales complètes et de légumes frais. Ce sont des enfants souvent dépressifs, fatigués, parfois énurésiques, avec des troubles du caractère et/ou de la personnalité. Ils ont aussi des troubles du sommeil, des terreurs nocturnes, des cauchemars ;
— magnésium chez les enfants qui boivent trop de lait et qui déséquilibrent ainsi leur balance calcium/magnésium. Ils sont souvent nerveux, caractériels, insomniaques, fatigués et souffrent de crampes ;
— acides gras poly-insaturés chez ceux qui ne mangent jamais de salades ou qui n'aiment pas le goût des huiles proposées. Un apport minimal et diversifié en acides gras est absolument essentiel au développement psychomoteur. Une cuillère à soupe par jour (trois cuillères à café) du mélange huiles d'olive, de tournesol, de noix et de soja ou le mélange huile de colza et huile d'olive semble être un minimum. Un petit truc pour ceux qui rechignent devant la salade : émulsionnez au mixer les huiles avec la soupe. Vos chers bambins n'en sentiront plus le goût.

N'oubliez pas que les enfants hypo- ou dysglycémiques *(voir dans la troisième partie, Glycémie)* présentent des coups de pompe et des déficits en attention et en « calme » en fin de matinée. Renforcez le petit déjeuner en protéines et en sucres à index glycémiques faibles (fruits secs) et supprimez les bonbons, brioches, céréales raffinées et biscuits.

N'oubliez pas également, devant un enfant fatigué et dépressif, de vérifier l'absence d'intoxication au plomb qui n'est pas si rare que cela dans les quartiers anciens où les enduits récents laissent la place aux vieilles peintures à base de plomb (céruses). Or celles-ci ont un très bon goût... Mais ces vieilles peintures ne sont pas les seules sources de ces nombreuses intoxications au plomb relevées dans nos grandes villes (Paris et Lyon, notamment) qui peuvent conduire à des maladies neuropsychiatriques graves. Les carburants automobiles, les habitats à proximité de voies de circulation, la pollution urbaine et d'autres causes souvent méconnues font qu'actuellement un petit Américain sur six a une plombémie trop élevée.

La puberté et l'adolescence (10 à 18 ans)

Beaucoup d'adolescents sont pâles, fragiles, déprimés, acnéiques, fatigables, lymphatiques, anxieux et caractériels...

Rien d'étonnant : à l'âge de la pré-post-puberté, à l'âge où l'adulte se prépare à naître en même temps que les grandes fonctions sexuelles, à l'âge de tous les espoirs et de tous les doutes, leur nutrition est en plein déséquilibre.

Ils sont surmenés physiquement (sport), intellectuellement (école, université, apprentissage) et bien entendu psychologiquement. Et que mangent-ils ? Tous les hamburgers du monde, arrosés de milk-shake, ou parfois pas grand-chose, ou encore les repas de mauvaises cantines.

C'est donc l'âge où la correction diététique de base et l'équilibre nutritionnel devraient pouvoir résoudre un maximum de problèmes et de situations pathologiques ou prépathologiques évoquées plus haut.

C'est aussi l'âge où « tout » devrait, en principe, guérir le plus facilement et le plus rapidement.

C'est encore l'âge de la croissance et de la maturité hormonale et sexuelle, donc :

— l'âge du zinc : regardez bien leurs ongles. Sont-ils tachés de points blancs ou abîmés ? Faites vérifier leur zinc globulaire. Vous aurez des surprises. Supplémentez en zinc (zinc « chélaté », 100 mg/jour et gluconate de zinc s'ils sont dépressifs). S'ils ne rêvent pas ou peu, ajoutez de la pyridoxine (vitamine B6), 50 à 200 mg/jour jusqu'à à ce qu'ils recommencent à rêver. S'ils ont des allergies ou plus simplement la peau sèche, conseillez-leur des acides gras linoléiques et linoléniques (huiles de tournesol, noix et soja), éventuellement de l'onagre (3 à 4 capsules par jour) ;
— l'âge des besoins accrus en protéines et acides aminés. Vérifiez le petit déjeuner. Le pain blanc, le croissant, ou le pain au chocolat apportent trop de sucres et de graisses saturées qui ne nourrissent bien ni les cellules du cerveau (et de la performance scolaire), ni celles des muscles ou de la peau. Donnez-leur des protéines et des céréales au petit déjeuner. Mais des vraies céréales, avec des fruits secs, pas des « enveloppes sucrées de céréales » dont les cochons ne voudraient même pas. Si besoin, supplémentez

en poudre de protéine de haute valeur biologique ou en barres du même type et/ou en comprimés d'acides aminés;
— l'âge du fer, l'âge de tous les combats... Qui n'a pas les extrémités froides, le visage pâle et parfois... des palpitations émotives? Lorsque les règles arrivent, le besoin en fer se fait encore plus sentir : les demoiselles deviennent plus frileuses et mélancoliques. Parfois leur mère en a manqué et elles en ont manqué pendant toute leur enfance. Leur stock de fer frôle la faillite, alors ne cherchez pas d'autres causes à leur fatigue physique, intellectuelle, psychologique... donnez-leur du fer, 20 à 50 mg/jour, mais aussi du foie de veau, du soja, du cacao, des jaunes d'œufs, des lentilles, des fruits secs et des céréales complètes... N'oubliez pas de vérifier si vos adolescents consomment suffisamment d'aliments riches en vitamine C et sinon n'hésitez pas à supplémenter : 500 à 1 000 mg matin et soir en comprimés «à action prolongée». Sachez ajouter en cas de micro- «carences multiminérales», fréquentes à cet âge, des «concentrés d'eau de mer» et des gélules d'algues (spiruline) qui apportent des «soupes» de tous les éléments minéraux existants et augmentent l'absorption et l'efficacité des supplémentations spécifiques.

Une étude épidémiologique récente de l'INSERM [1] révèle chez 108 adolescents une alimentation à trop faibles apports vitaminiques (inférieurs aux apports minimaux recommandés!), particulièrement sur les fibres et les vitamines B1, B2, B6, acide folique et E.

Une autre étude INSERM [2] confirme que l'alimentation et les faibles apports nutritionnels sont très préoccupants chez un grand nombre d'adolescentes françaises chez qui on retrouve :

— une alimentation globalement et énergétiquement insuffisante;
— une surcharge en lipides saturés et en sucres (pain, pâtisseries, viandes et pommes de terre).

Ah! l'amour des croissants, des pizzas, des fast-foods, et des frites et des glaces...!

1. Étude «Val-de-Marne», Serge Hercberg.
2. Luc Méjean, INSERM U 309, Nancy.

La grossesse

Même en France, les statistiques sont formelles : un bon nombre de grossesses parviennent à terme avec des carences en folates (vitamine B9) ou en fer (et probablement en beaucoup d'autres nutriments plus difficiles à évaluer...).

Ces carences ne sont pas sans risques tant pour la mère que pour le bébé :

— pour la mère : risques de fatigue et de dépression, pertes de cheveux, altérations de la peau, vergetures. Tous ces troubles surviennent en cours de grossesse, s'accentuent progressivement et rendent difficile ou impossible un allaitement de qualité *(voir « L'allaitement et ses suites »).* Sans supplémentation, ils n'ont aucune raison de ne pas continuer ou de s'aggraver après l'accouchement *(voir « L'accouchement et ses suites »)* ;
— pour le bébé : risque de naître prématurément (déficience en vitamine B5) ou à un poids inférieur à la moyenne (carences en zinc et folates), risques de malformations (carences en folates) et d'immunodéficiences précoces et très difficiles à corriger (carences en fer et en protéines).

Bien que moins étudiés, d'autres nutriments spécifiques du lait maternel comme les oméga 6 (huiles de bourrache ou d'onagre) revêtent, selon le professeur Jean-Marie Bourre [1] une importance capitale pour le développement psychomoteur de l'enfant. Il paraît tout à fait logique qu'une mère totalement carencée ou subcarencée ne puisse délivrer un lait de qualité.

Les apports calciques doivent être étroitement surveillés : on connaît aujourd'hui leur importance majeure en matière de prévention de l'ostéoporose. Des grossesses répétées en situation d'apports calciques insuffisants peuvent avoir des conséquences dramatiques à long terme.

Un certain nombre de « petits maux » (constipation, crampes, rétention hydrique...) et d'autres plus importants comme l'hypertension artérielle peuvent être révélés ou aggravés en cours de grossesse (*reportez-vous, dans la partie Supplémentations et maladies, aux rubriques correspondantes*).

Je suis persuadé que ces maux sont considérablement aggravés

1. *La Diététique du cerveau*, Paris, Odile Jacob, 1990.

par la survenue d'une grossesse sur un « terrain non préparé » et non optimisé tant au plan nutritionnel que médical et psychologique.

Les nausées au cours du premier trimestre réagissent bien à la vitamine B6 (pyridoxine) : 100 à 200 mg/jour. En cas d'échec, essayez pendant quelques jours : 50 mg. Éventuellement, toutes les deux heures, complétez par 5 mg de vitamine K1 et 400 mg de magnésium et veillez à ce que toutes les précautions pour équilibrer la glycémie *(voir ce mot dans la troisième partie)* soient prises et notamment qu'il n'existe pas de carences d'apports en protéines et acides aminés.

Les crampes du deuxième trimestre sont souvent contemporaines de la fabrication du squelette de bébé : n'hésitez pas à augmenter la supplémentation en calcium et potassium.

Quant aux symptômes plus graves d'éclampsie et de toxémie, qui doivent être rigoureusement et médicalement surveillés et traités, il faut essayer de prendre, dès le début de la prise de poids et de tension : 800 à 1 000 mg/jour de vitamine B6, 1 500 mg/jour de magnésium soluble non salé et augmenter la ration protéique.

Un certain nombre de « complexes et associations spécifiques » existent pour la supplémentation de la grossesse. Ils ne sont pas toujours adaptés à une situation particulière. Certains contiennent de la vitamine A (rétinol) en quantités trop importantes et sont donc déconseillés en particulier pendant le premier trimestre. La supplémentation ci-après doit être adaptée à l'état de santé précédant la grossesse :

— vitamine C « action prolongée » avec bioflavonoïdes à 1 000 mg, au moins 1 comprimé par jour ;
— vitamine D, 400 à 800 UI/jour ;
— caroténoïdes naturels extraits, par exemple, de *Duniella algae* (à bien contrôler) : 10 000 à 20 000 UI/jour ; vitamine A (rétinol) : pas plus de 10 000 UI/jour les deux derniers trimestres ;
— vitamine E, 400 à 800 UI/jour ;
— oméga 6 (capsules d'onagre à 500 mg) : 3 capsules par jour en vérifiant l'apport diététique minimum en huiles de première pression (tournesol, olive, noix et soja) ;
— polyvitamines B complexes dosées de 50 à 100 mg/jour, ou vérifier les apports en B5, B6 (100 mg/jour) et en B9 (folates) : 400 à 800 µg/jour ;
— calcium : 1,5 g/jour ;
— magnésium : minimum 400 mg/jour ;
— fer : 50 à 100 mg/jour sans oublier que les apports en fer peuvent augmenter les besoins de zinc ;
— zinc : 25 à 50 mg/jour.

L'accouchement et ses suites

Les conditions d'un bon accouchement dépendent de celles de la grossesse et même de la période qui l'a précédée. La qualité de la nutrition, de l'hygiène de vie et de la supplémentation en cours de grossesse influencera considérablement la qualité, la rapidité et la facilité du travail de contraction des muscles utérins *(reportez-vous au chapitre « La grossesse »).*

Les « dépressions du post-partum » (après l'accouchement) sont plus fréquentes qu'on ne le pense. Avoir un bébé, le mettre au monde, l'allaiter et modifier ses rythmes de vie en fonction du sien représentent une aventure à laquelle on n'est pas toujours préparée. Les premiers symptômes du « baby-blues » se manifestent par de la fatigue, de la lassitude qui peuvent évoluer vers une réelle dépression. Une grossesse bien conduite sera le meilleur garant contre ce mal. Mais si vous n'avez pas su le prévenir, il n'est jamais trop tard pour prendre :

— un ou deux comprimés de polyvitamines B à 50 ou 100 mg ;
— vitamine B1 (50 à 300 mg), B6 (50 à 300 mg), B12 (50 à 500 μg) ;
— un comprimé matin et soir de vitamine C « action prolongée » avec bioflavonoïdes à 1 000 mg ;
— un supplément de calcium (1 g) et de magnésium (500 mg/jour) ;
— des comprimés de multi-minéraux et des ampoules de concentrés marins (sauf en cas d'hypertension) ;
— du silicium (minéral ou extraits de prêle), des acides nucléiques (ADN/ARN, laitances de poisson) ;
— parfois de la L-phénylalanine et de L-tyrosine aux doses de 250 à 500 mg/jour **(attention : ces deux acides aminés sont contre-indiqués en cas de phénylcétonurie et d'hypertension artérielle)** ;
— ginseng, gelée royale et pollen peuvent également être utiles.

L'allaitement et ses suites

N'oubliez pas qu'en cas d'allaitement un certain nombre de médicaments sont susceptibles de passer dans le lait. Demandez conseil à votre médecin.

Les suppléments conseillés pour l'accouchement *(voir supra)* peuvent être pris sans danger.

Il faut également veiller à une consommation régulière de protéines, ne pas abuser des sucres à index glycémiques élevés *(voir Glycémie dans la troisième partie)*, du café, du thé, et s'abstenir de tabac et d'alcool.

Si vous êtes en état de carence ou de subcarence en fer, zinc ou folates *(voir chapitre « La grossesse »)*, il vous faudra continuer d'en prendre sous couvert de contrôles analytiques.

On conseillait jadis la bière (sans alcool) pour « faire monter le lait ». En fait ce sont les polyvitamines B qui sont efficaces. Celles qui ne voudront pas prendre les doses conseillées au chapitre « *L'accouchement et ses suites* » pourront se contenter d'augmenter leur ration de levure alimentaire dans leur alimentation.

Lorsque les seins sont douloureux, chauds et tendus on aura recours :

- à la vitamine E, 400 à 800 UI/jour ;
- à l'onagre, 500 à 3 000 mg/jour ;
- au silicium par voie orale ou en compresses sur les seins (Conjonctyl®).

En cas de mastite (infection du tissu mammaire) ou de crevasses :

- la vitamine E en capsules huileuses appliquées localement (pour éviter l'oxydation), excellent cicatrisant ;
- minéraux argent, cuivre, zinc, manganèse, par voie orale et localement sous forme de solutions aux dosages oligo-élémentaires (MN-CU) ;
- suppléments de vitamine C (3 à 6 g/jour).

Ne pas oublier qu'un allaitement prolongé peut avoir tendance à décalcifier et utiliser les supplémentations de ce chapitre avec les conseils de votre médecin en ce qui concerne la vitamine D.

Et si vous êtes fatiguée et déprimée, reportez-vous au chapitre « *L'accouchement et ses suites* ».

L'andropause

Andropause, mythe ou réalité ? Le débat n'est pas clos mais il est une chose certaine : c'est que l'andropause, si elle existe, ne revêt pas le caractère brutal et pathologique de bon nombre de ménopauses. Encore une inégalité : alors, messieurs, cessez de vous plaindre et :

— ne demandez pas à votre sexe « andropausé » ce qu'il ne vous donnait pas à... 20 ans ;
— cultivez vos fantasmes, cessez de fumer et soignez votre circulation et votre microcirculation car spasmes vasculaires, athérosclérose et pathologies cardiovasculaires, lipidiques ou prédiabétiques semblent bien plus nuisibles à votre virilité que votre andropause existentielle ;
— examinez votre terrain nutritionnel : vous nourrissez-vous si mal ou si vite que vous n'« orgasmez » plus ? Prenez le temps de vivre et... d'aimer et méfiez-vous d'abord des excès (graisses saturées, sucres à index glycémiques élevés, alcool...), des carences en protéines, sucres à index glycémiques lents, fer, vitamines B et C et surtout en zinc.

Pourquoi en zinc ? Parce que, et nous ne le répéterons jamais assez, le zinc est à la source des hormones sexuelles. Pas de zinc, pas de synthèses hormonales. Enfin, si vos zones érogènes se fatiguent, avant de faire un coûteux bilan hormonal qui neuf fois sur dix ne vous apportera pas de renseignements pratiques, reportez-vous, dans la troisième partie, à la rubrique *Impuissance masculine et féminine*.

La ménopause

Il n'est pas question de soulever ici le débat : faut-il supplémenter avec des hormones les femmes ménopausées ou en cours de ménopause ? La réponse ne peut être que spécifique à chaque cas et découler d'un « dialogue singulier » où le médecin informera clairement sa patiente des avantages, inconvénients, risques et contre-indications d'un tel traitement substitutif.

Quelle que soit la réponse, une supplémentation peut et doit être possible car les synthèses hormonales et les réponses des tissus cibles dépendent étroitement des statuts nutritionnels.

L'ostéoporose, sa prévention et son traitement seront abordés dans le chapitre correspondant.

Les premiers signes de ménopause (en dehors des modifications du cycle) se manifestent par les classiques « bouffées de chaleur » s'accompagnant souvent de fatigue, puis de dépression. Ces signes témoignent du ralentissement de l'activité ovarienne et de la synthèse des œstrogènes. Ce ralentissement intervient souvent dans un « climat nutritionnel » carencé ou déficient en zinc et folates (ce qui peut être vérifié biologiquement). Nous conseillons donc les suppléments ci-dessous :

— vitamine E (D-alpha tocophérol) de 400 UI à 1 200 UI/jour, qui viendra parfois à bout des « bouffées de chaleur » et des crampes ;
— vitamine C « action prolongée » avec bioflavonoïdes à 1 000 mg, un comprimé matin et soir ;
— zinc, 50 à 100 mg, qui stimule la synthèse hormonale déficitaire au moment de la ménopause ;
— acide folique, 15 à 30 mg/jour (en cures discontinues), pour les mêmes raisons et qui sera parfois plus efficace en injections intramusculaires (parlez-en à votre médecin).

Si vous avez déjà recours à la supplémentation hormonale et si cette dernière n'est pas très bien tolérée (prise de poids, troubles circulatoires...), reportez-vous, dans la troisième partie, à *Contraception orale* et *Syndrome prémenstruel* pour trouver des solutions à ce problème.

Le vieillissement

L'âge n'est ni une fatalité ni une maladie ! Nous connaissons tous de « jeunes vieux » et de « vieux jeunes ». L'âge chronologique (quel âge avez-vous ?) ne correspond donc pas à l'âge biologique (l'âge de nos artères...).

On devrait donc parler d'âge biologique réel et être capable, comme le propose la médecine orthomoléculaire (voir au début de l'ouvrage), de faire réaliser « à tout âge » un bilan de son âge biologique comme de sa forme et de sa santé.

Si l'âge n'est pas en soi une pathologie, il ne se soigne donc pas. On peut parler tout au plus de maladies liées à l'âge (cancers, scléroses, dégénérescences tissulaires...) et il s'agit bien là de l'âge biologique car ces maladies peuvent atteindre des sujets « chronologiquement » jeunes. La trisomie 21 (mongolisme) est un exemple évident : elle reproduit chez un sujet jeune des états pathologiques que l'on observe habituellement chez les vieillards.

Les points communs et convergents de ces affections pourraient être :

- perte progressive ou brutale des grandes fonctions immunitaires et hormonales : androgènes, œstrogènes et hormone thymique (thymuline) et autres... ;
- diminution des fonctions enzymatiques anti-oxydantes capables d'assurer la défense antiradicalaire (super-oxyde dismutase, glutathion peroxydase, catalases...) ;
- perte de l'élasticité tissulaire et des facultés d'adaptation (à l'environnement, au stress...) ;
- fragilités organiques, difficultés de cicatrisation et de réparation dues à l'altération des facultés de reproduction cellulaire et à la perte des cellules souches.

En terme de supplémentations, il faut savoir que, chez les personnes âgées, le bilan nutritionnel est très souvent déficitaire :

- pour des raisons d'apports : perte de l'envie de cuisiner due à la solitude, à la dépression, au manque de moyens financiers ou à une nourriture de collectivité ;
- pour des raisons métaboliques : mauvaise qualité de l'appareil bucco-dentaire, de l'appareil digestif, malabsorptions, prise de façon chronique et prolongée de certains médicaments, alcoolo-tabagisme...

Diverses supplémentations seraient donc à envisager :

— les apports protéiques sont souvent insuffisants. Les protéines animales sont chères. D'autres, comme les fromages, apportent trop de lipides saturés et sont peu à peu autorationnées. Les œufs ont la réputation (fausse) d'apporter trop de cholestérol. Les poissons ne sont pas appréciés par tous ni disponibles en tous lieux. Quant aux protéines végétales issues des légumineuses (lentilles, haricots, pois, soja...), elles ne sont plus assez consommées ;
— les lipides, c'est-à-dire les graisses et huiles végétales de qualité nutritionnelle optimum, ne sont pas toujours utilisées correctement pour des raisons de prix ou d'absence d'information ;
— la consommation insuffisante de fibres conduit à des constipations et à des colites traitées avec des laxatifs, eux-mêmes facteurs aggravant des malabsorptions intestinales.

Parmi les nutriments insuffisamment consommés, on peut citer :

— la vitamine C, première « victime » d'une mauvaise conservation et préparation des aliments. Il faudra de préférence supplémenter avec la vitamine C « action prolongée » avec bioflavonoïdes à 1 000 mg, un comprimé matin et soir, afin de bien couvrir les vingt-quatre heures. En cas de troubles capillaires et veineux, il faudra encore rajouter des bioflavonoïdes (veinotoniques à base de ruscus, de cassis...) ;
— les vitamines du groupe B, dont la déficience peut être la conséquence de pathologies digestives chroniques ; les carences en folates et vitamine B12 facteurs d'anémie, de fatigue, de dépression... (*reportez-vous, dans la troisième partie, à ces mots*) ;
— la vitamine A et les carotènes impliqués dans les défenses immunitaires, la défense antiradicalaire et les problèmes de vision ;
— la vitamine D tellement importante pour le métabolisme osseux et probablement l'équilibre immunitaire. Le docteur Yves Kagan (Fondation Rothschild, Paris) déclarait en mars 1993 à *Impact Médecin-Quotidien* : « Même en l'absence de stigmates évocateurs, les vieillards à risque sont les personnes dépendantes placées, les personnes isolées ne sortant que peu et ayant fréquemment une alimentation carencée faute de convivialité [...]. Convient-il même d'ajouter des apports vitaminiques D systématiquement au-delà de 70 ans — tout au moins pendant les mois d'hiver, pour les personnes valides — dans un but de prévention des fractures du col du fémur ? La question mérite d'être posée. »

— les anti-oxydants : sélénium, sélénométhionine, acides aminés soufrés, vitamine E, coenzyme Q 10 qui luttent contre le « stress oxydatif ». Les facteurs physiologiques et pathologiques de ce « stress » sont croissants avec l'âge : perte de l'élasticité tissulaire, foyers inflammatoires et infectieux, lésions organiques diverses, maladies allergiques, auto-immunes, chroniques... ;
— parmi les métaux, c'est certainement le zinc (dont le taux globulaire est souvent bas). La supplémentation en zinc relève souvent les taux circulants de thymuline, d'hormones sexuelles et d'un grand nombre d'enzymes impliquées dans la défense immunutaire et antiradicalaire, dans la réparation, la cicatrisation, la trophicité de beaucoup de tissus dont la peau et la prostate. Les carences en zinc favorisent l'évolution des conjonctivites séniles.

Le bon équilibre des apports magnéso-calciques et autres apports minéraux doit être vérifié, si besoin, par l'examen clinique et par des bilans paracliniques et biologiques permettant non seulement d'évaluer les carences vraies mais les multiples possibilités de subcarences et de déficiences légères qui affectent en profondeur la forme et la santé et fragilisent des organismes déjà menacés [1].

1. Lire l'annexe 4 de *Forme et santé, médecine orthomoléculaire*, par l'auteur, éditions du Rocher, 1992.

3.

Supplémentations et maladies

Dictionnaire des symptômes

Acné

L'acné est une éruption cutanée qui touche le plus souvent, mais pas exclusivement, les adolescents, au niveau de la face, des épaules ou du dos.

Il s'agit d'une hypersécrétion de sébum par les glandes sébacées qui finissent par se boucher. Il se formera, au début, un comédon (point noir) puis des papulo-pustules qui se surinfectent plus ou moins.

Chez l'homme comme chez la femme, cette hypersécrétion de sébum qui a pour première conséquence l'apparition d'une peau grasse est sous la dépendance du métabolisme des hormones sexuelles (testostérone, progestérone). On comprend donc qu'elle soit favorisée à certains âges (adolescence) ou périodes de la vie (règles, stress), ou par des médications de type hormonal (pilule anticonceptionnelle ou autres).

Les traitements classiques de l'acné associent des anti-infectieux locaux et généraux mais aussi des dérivés de la vitamine A, vitamine A « acide », rétinoïdes, présentant parfois des effets secondaires gênants. Ils sont de plus formellement contre-indiqués en cas de grossesse et nécessitent une contraception chez les femmes en âge de procréer.

La supplémentation nutritionnelle est souvent très efficace dans bon nombre de formes d'acné :

— correction diététique : diminution des protéines et des graisses animales et des sucreries, augmentation de la part de fruits et de légumes riches en vitamines et fibres ;
— zinc (gluconate, sulfate, colloïdes ou zinc chélaté avec des protéines) à raison de 30 à 50 mg/jour : il est souvent efficace au bout de deux à quatre mois lorsque la surinfection n'est pas trop importante ;
— vitamine B6 (pyridoxine) : 50 à 100 mg/jour. Elle renforce l'action du zinc. Il en est de même des acides gras polyinsaturés oméga 6 (onagre), 2 à 3 g/jour qui ont également une action anti-inflammatoire ;
— vitamine B8 (biotine) à la dose de 5 à 15 mg/jour : efficace dans tous types de séborrhée (peau grasse) et dans certains eczémas ;
— vitamine A (rétinol) : ne pas dépasser 10 000 UI/jour sans prescription ni contrôle médical. Elle peut être associée à des choses plus fortes et sans danger de caroténoïdes ;
— vitamine E (alphatocophérol) à la dose de 400 UI/jour, elle peut être appliquée localement (capsules de vitamine E) ;

— sélénium organique ou inorganique à la dose de 50 à 100 μg/jour ou plus dans le cadre de supplémentations de courte durée;
— chrome organique, 400 μg/jour, souvent utile afin d'aider à la normalisation du métabolisme glucidique;
— acide folique (vitamine B9), 5 à 10 mg/jour lorsqu'il existe une insuffisance relative en œstrogènes *(voir Syndrome prémenstruel)*;
— acidophilus et bifidus en gélules (4 à 6 par jour), qui permettront de rééquilibrer la flore intestinale souvent perturbée et de lutter contre les candidoses intestinales *(voir ce mot)*. L'usage du charbon active peut être également très utile : en gélules ou mieux à raison de plusieurs cuillères à café réparties au cours de la journée et délayées dans un peu d'eau (diminuer ou arrêter en cas de constipation), il permet de lutter contre les infections intestinales associées.

Dans tous les cas il faut veiller à rétablir un bon transit intestinal et rechercher des intolérances ou allergies digestives : chocolat, lait, aliments riches en iode, certaines boissons gazeuses riches en brome et parfois certaines céréales.

Les produits cosmétiques gras (huiles et crèmes) sont à éviter.

Acné rosacée

Ce n'est pas une acné mais une atteinte inflammatoire cutanée et localisée (souvent à la face et en particulier aux ailes du nez).

Cette lésion est constituée d'érythème (rougeurs), de dilatations de microcapillaires (couperose) et de quelques papulo-pustules.

Localement on utilise aujourd'hui la vitamine A et la vitamine A acide en crème et ses dérivés rétinoïdes qui seront appliqués sous contrôle médical car la vitamine A acide et les rétinoïdes peuvent présenter des effets abrasifs si leur posologie et leur mode d'application ne sont pas bien respectés. Il sera bon d'alterner avec des applications de crèmes ou d'huiles à base d'onagre, apportant des acides gras oméga 6 aux propriétés anti-inflammatoires, et de la vitamine E en capsules à usage unique afin d'être préservées de l'oxydation.

Au plan général il faudra s'assurer, comme dans l'acné, de l'absence d'infections chroniques du tube digestif (colites) à traiter d'abord par des anti-infectieux (éventuellement antibiotiques, antimycosiques, antiparasitaires) puis en renforçant l'équilibre de la flore par exemple avec de l'acidophilus + bifidus en gélules à la dose de 6 ou plus par jour. L'usage du charbon activé peut être utile.

Par voie générale, on pourra conseiller :

— afin de traiter les troubles de la micro-circulation capillaire :
 • la vitamine C « action prolongée » avec bioflavonoïdes à 500 ou 1 000 mg/jour avec des bioflavonoïdes (rutine...) ou des « protecteurs vasculaires » anti-oxydants à base de *Gingko biloba* ou de *Chrysanthellum americanum* (Laboratoire Iphym) ;
 • parfois de la niacine (en respectant les précautions d'emploi : *voir « Précautions pour prendre certains nutriments »* à la dose de 50 à 200 mg/jour en plusieurs prises après les repas ;
 • du silicium : extraits de prêle ou dérivés inorganiques.
— des anti-oxydants : vitamine E (400 à 800 UI/jour) et sélénium (100 à 200 μg/jour).

Comme dans l'acné, il faudra savoir rechercher, prévenir, supplémenter et traiter les déséquilibres alimentaires évidents, les carences éventuelles (par exemple en fer, folates ou zinc...), les troubles du métabolisme glucido-lipidique, les intolérances et allergies alimentaires ainsi que d'éventuelles intoxications (alcool, médicaments, métaux lourds...).

Acrocyanose

Il s'agit d'un spasme microcirculatoire et d'une cyanose (bleuissement) douloureuse et symétrique des extrémités. En hiver, les mains (et parfois les pieds) deviennent alors glacés et/ou douloureux.

Elle est fréquente chez des jeunes femmes présentant des carences en fer, folates ou zinc ou autres minéraux dans le cadre d'une alimentation multicarencielle qui favorise des états d'hypersensibilité au stress de type « spasmophile » *(voir Stress et Spasmophilie)*.

Les protecteurs vasculaires anti-oxydants sont donc recommandés : *Gingko biloba* mais également une plante moins connue que l'on trouve en France, dans les pharmacies, sous forme de gélules d'extraits fluides ou d'infusion : le *Chrysanthellum americanum* (Laboratoire Iphym).

Des résultats très positifs et souvent définitifs seront obtenus :

— en revoyant en détail le mode global d'alimentation du sujet, c'est-à-dire en dépistant et en prévenant les déficiences même légères en vitamines et minéraux (fer, folates, magnésium et zinc...), plus fréquentes à certains âges ou dans certaines situations physiologiques (puberté, grossesse, allaitement...), ou pathologiques

(convalescence, stress, tabagisme, intolérances alimentaires), en cas de traitements médicamenteux ou de prise prolongée de pilule anticonceptionnelle chez certaines femmes plus particulièrement prédisposées ;
— en utilisant les suppléments conseillés au chapitre ci-dessus (acné rosacée) afin de protéger la microcirculation : vitamine C « action prolongée » avec bioflavonoïdes à 1 000 mg minimum par jour, vitamine B3, silicium et anti-oxydants.

Acrocyanose des extrémités

Voir Raynaud (syndrome ou maladie de).

Adénome de la prostate

Les adénomes ou adénofibromes de la prostate sont des hypertrophies (augmentation de volume) bénignes de la prostate qui surviennent souvent chez les hommes de plus de 50 ans. Elles nécessitent, avant tout essai de traitement et/ou de supplémentation, un bilan clinique rigoureux (comportant un toucher rectal) afin d'éliminer une affection de type cancéreux.

Certains auteurs pensent que ces adénomes prostatiques sont, comme les adénofibromes mammaires et utérins en rapport avec :

— la chute des taux circulants des hormones sexuelles (testostérone chez l'homme, œstrogènes chez la femme) associée à des modifications tissulaires et locales du métabolisme hormonal *(reportez-vous aux chapitres « L'andropause », et « La ménopause »)* ;
— certaines altérations de la microcirculation *(voir ce mot)* ;
— certaines altérations tissulaires dues au mauvais fonctionnement des systèmes enzymatiques hormonaux (5-alpha-réductase) et anti-oxydants.

En dehors des traitements courants dont certains sont extraits de plantes, il existe des traitements médicamenteux qui inhibent une enzyme, la 5-alpha-réductase qui localement permet la transformation de la testostérone en dihydrotestostérone responsable de la genèse de l'adénome. L'épilobe hirsute *(Épilobium hirsutum)* en teintures (10 à 50 gouttes par jour) ou extraits est une plante fréquemment utilisée en phytothérapie avec des résultats cliniques que beaucoup ont jugé satisfaisants en particulier lorsqu'on l'associe avec du silicium (extraits de prêle ou inorganique et colloïdale : Dissolvurol®).

Adolescence (troubles liés à)

Voir deuxième partie, « La puberté et l'adolescence ».

Aérophagie

Elle peut avoir de multiples causes : colites à germes aérobies ou anaérobies, champignons ou parasites, insuffisances pancréatiques, mauvaise alimentation ou façon de manger (trop vite, stressé, trop mal...).

Rappelez-vous que le régime ou la nutrition de l'« autre » n'est pas forcément le vôtre. Reportez-vous à *Candidoses*, *Coliques*..., et en attendant prenez du charbon végétal activé en poudre, deux à 6 cuillères à café réparties dans la journée et délayées dans un peu d'eau et de l'acidophilus + bifidus en gélules (6 à 12 par jour) ou en poudre (Superdophilus® et Lactobacillus bifidus®, une cuillère à café délayée une heure avant les repas, et Lactobacillus bifidus® seul, une cuillère à café après les repas).

La prise conjointe d'enzymes végétales (papaïne, bromelase, extraits de papaye...), pancréatiques ou biliaires en début de repas peut considérablement diminuer certains phénomènes de ballonnements et de gonflements survenant après les repas. En cas d'échec il faut suspecter une mycose intestinale ou une autre source d'infection.

En cas de persistance, consultez un médecin qui vous fera éventuellement faire une coproculture (analyse des selles) afin d'identifier les germes responsables et, si besoin, certains examens (fibroscopies, coloscopies) qui permettront d'éliminer toute affection plus grave.

Âge (troubles dus à l')

Voir, deuxième partie, « L'andropause », « La ménopause » et « Le vieillissement ».

Agitation de l'enfant et de l'adolescent (et parfois de l'adulte !)

C'est aujourd'hui presque un lieu commun de dire : « Nos enfants ou nos adolescents sont agités, insomniaques... ils se couchent tard et se réveillent fatigués... » Or, ce sont eux qui mangent le plus mal : pas de petit déjeuner ou quelques tartines vite trempées dans un chocolat, cantine, fast-food ou sandwich à midi, repas trop riche en famille le soir. Un minimum d'explications, de pédagogie et d'éducation parentale ou scolaire permettrait d'améliorer la ration alimentaire et nutritionnelle de ces enfants en pleine croissance qui de ce fait ont bien plus besoin qu'un adulte d'une ration nutritionnelle bien équilibrée.

Je ne connais pas d'exemples d'enfants ou d'adolescents chez qui la restriction des sucres et des corps gras n'a pas rapidement et très remarquablement :

— amélioré les capacités mémorielles et cognitives ;
— amélioré la qualité du sommeil et diminué le besoin de dormir ;
— diminué l'agitation, l'anxiété.

En dehors de ces mesures diététiques préalables et incontournables, il est indispensable de s'assurer que ces « agités » ne consomment pas trop de protéines animales en fin de journée car d'une façon générale (chez tous les agités nocturnes et insomniaques) l'hyperconsommation de ces protéines s'oppose à la bonne métabolisation du tryptophane (un acide aminé indispensable à l'induction du sommeil par l'intermédiaire d'un neurotransmetteur particulier : la sérotonine).

Il est donc préférable, quel que soit l'âge, si l'on a des manifestations d'agitation et de nervosité, de plutôt consommer les protéines animales en début de journée (intérêt d'un petit déjeuner riche en protéines) et de les éviter en fin de journée où l'on consommera des aliments glucidiques de type céréales, légumineuses, légumes.

La tradition de la tisane ou du verre de lait sucrés avant le coucher n'est pas sans fondement physiologique car le lait apporte du tryptophane.

En ce qui concerne la supplémentation, on pourra avoir recours :

— au magnésium pris sous forme de sels (sulfates, lactates, pydolates, gluconates, chlorures, colloïdes, orotates...) alternés dans la journée ou mélangés dans un litre et demi d'eau ;

— à la prise régulière de lécithine au cours des repas apportant de l'inositol *(voir Insomnie)* ;
— en dehors de toute carence, à la prise éventuelle de manganèse (1 à 5 mg/jour) associé au zinc (50 mg/jour) et à la niacine (vitamine B3, 100 à 300 mg/jour après les repas, en respectant les contre-indications et en tenant compte des éventuels et transitoires effets secondaires) : elle diminue l'agitation de beaucoup de sujets [1] ;
— aux acides aminés L-tyrosine et L-glycine : ils peuvent être conseillés, seuls ou associés, dans toutes les situations d'agitation, de colère et d'agressivité excessives. Des doses de 1 à 2 g/jour peuvent être utilisées même chez l'enfant *(voir Angoisse, anxiété)* ;
— à la prise de faibles doses de lithium sous forme de gluconates (1 à 3 mg/jour en deux ou trois prises) ou d'orotates (sur prescription médicale à la dose de 50 mg/jour en une prise et en gélule gastrorésistante) qui permettent de diminuer l'anxiété et l'agitation de bon nombre de sujets ; à ces doses ces sels de lithium n'ont pas de toxicité connue et ne nécessitent donc pas de vérification des taux sanguins (lithiémie) ;
— au rubidium conseillé par le docteur Ronald Fiève [2] (sur prescription médicale) lorsque s'ajoute une composante dépressive.

Il apparaît souhaitable chez ces adolescents qui sont souvent surmenés tant au plan physique, musculaire, qu'intellectuel de vérifier que la ration vitaminique, minérale et protéique soit bien suffisante et de leur conseiller d'augmenter leur consommation de légumes (apports de minéraux), éventuellement de fruits de mer et/ou de préparations à base d'eau de mer ou d'algues (apport de tous les oligo-éléments), de germes de blé et de levure alimentaire (lorsqu'ils n'ont pas de mycose intestinale).

On aura recours dans certains cas à un bilan minéral sanguin qui pourra alors révéler des microcarences et/ou mettre en évidence des intoxications par des métaux lourds et toxiques (plomb, cadmium, mercure...) qui sont moins rares qu'on ne le pense, en particulier chez les adolescents délinquants [3].

1. Docteur Richard Kunin, *Journal of Orthomolecular Psychiatry*, 5, 1976, 4-27).
2. World Congress of Biological Psychiatry, 1978, Barcelone.
3. Docteur Alexander Schauss, *Diet, Crime and Deliquency*, California.

Alcoolisme

L'alcool est un double poison :

- en tant que sucre à index glycémique élevé il participe à la genèse et à l'entretien des troubles liés aux variations de l'équilibre glycémique : diabète, hyperinsulinismes, hypoglycémies... *(voir Diabète, Glycémie)*, et contribue au déséquilibre nutritionnel de l'organisme car les alcooliques mangent peu et sont donc carencés en nutriments ;
- en tant que toxique il génère des radicaux libres *(voir quatrième partie, « L'ensemble des affections dues aux radicaux libres »)*, perturbe le métabolisme de la cellule hépatique et donc un bon nombre de métabolismes enzymatiques et hormonaux. Il affecte également la flore intestinale, donc la synthèse des vitamines B et probablement d'autres nutriments.

L'alcool favorise plus particulièrement la déshydratation de l'organisme, les pertes en magnésium (il faut faire vérifier les taux de magnésium érythrocytaire chez tous les sujets suspects d'alcoolisme) et en vitamine B1.

Il faut systématiquement, et à bonnes doses, supplémenter en antioxydants tous les alcooliques afin de tenter de prévenir les affections en rapport avec l'agression radicalaire (cirrhoses, pathologies cardiovasculaires...) et leur conseiller vitamine C, bioflavonoïdes, sélénium, vitamine E, carotènes et acides aminés soufrés (cystéine, méthionine...).

Associées aux acides aminés soufrés, les substances dites lipotropes (bétaïne, inositol, choline) stimulent le métabolisme de la cellule hépatique.

Des régimes surdosés en protéines et acides aminés pris avec de grandes quantités d'eau et plusieurs grammes par jour de vitamine C et de la niacine (vitamine B3) (respecter les contre-indications et précautions d'emploi) permettent d'aider au sevrage des alcooliques comme d'ailleurs des autres toxicomaniaques.

La L-glutamine a été le premier acide aminé utilisé spécifiquement dans le traitement de l'alcoolisme. C'est un précurseur de l'acide gamma-aminobutyrique dont la consommation d'alcool prive l'organisme. Des doses de 1 000 à 1 500 mg/jour, en deux ou trois prises, et en dehors des repas, contribuent à l'amélioration de la fatigue et de la dépression communément rencontrées chez les alcooliques, et les aide à se sevrer.

Allaitement (problèmes de l')

Voir deuxième partie.

Allergies

Qu'elles soient respiratoires (asthme, rhume des foins, rhinites...) ou digestives, elles sont souvent le point de départ de maladies plus graves et plus chroniques telles que sinusites, bronchites ou colites.

Les traitements médicamenteux et notamment les antihistaminiques ont fait d'énormes progrès mais ne permettent pas toujours d'en venir définitivement à bout.

L'allergie est une maladie souvent héréditaire. On est issu de famille allergique et l'on a des enfants allergiques. C'est un état : on est allergique, on vit allergique... On peut être allergique à un allergène spécifique (pollens, poussières, animaux, métaux, aliments...) et être désensibilisé : on reste un allergique potentiel susceptible de faire un jour une crise aiguë d'allergie qui sera provoquée par un autre allergène.

La correction diététique et la supplémentation nutritionnelle auront pour fonction de modifier l'expression du génome (terrain) allergique sans pouvoir bien entendu modifier le génome lui-même.

Une grande majorité de patients allergiques, quels que soient la nature et le stade de leur maladie ainsi que les traitements en cours, peuvent être améliorés par les mesures suivantes :

— diminution des graisses animales saturées (beurre, fromages...) *(reportez-vous, dans la première partie, au chapitre « Le préalable : la correction diététique de base »)* ;
— évitement des allergènes connus (poussière, moisissures, animaux, produits domestiques...) ;
— consommation nutritionnelle régulière et aux doses suffisantes (pour un adulte deux cuillères à soupe/jour) du mélange à parts égales d'huiles : olive, noix, soja, tournesol. Ce mélange apportera à l'organisme les justes proportions d'acides gras permettant aux membranes cellulaires d'optimiser leur rôle immunomodulant [1] ;
— huile d'onagre : deux à six capsules/jour de 500 mg. Cette huile

1. Cf. les ouvrages du professeur Jean-Marie Bourre, *La Diététique du cerveau*, *op. cit.*, et *Les Bonnes Graisses*, Paris, édit. Odile Jacob, 1991.

en capsules dosées à 500 mg ou en ampoules à 3 000 mg permet d'enrichir la ration en acides gras oméga 6 qui conduisent à la synthèse des prostaglandines et prostacyclines anti-inflammatoires et anti-allergiques ;
— vitamine C à « action prolongée » : 2 à 4 g/jour en au moins deux prises ;
— multiminéraux et plus particulièrement calcium, magnésium, zinc (ce dernier étant parfois nécessaire, sous surveillance médicale, à des doses pouvant dépasser 100 mg/jour) et manganèse (5 à 20 mg/jour) ;
— multivitamines B à des doses de 50 à 100 mg et en particulier vitamines B2 (riboflavine, 100 à 300 mg/jour), B5, acide panthothénique (500 à 1 000 mg matin et soir) et B6, pyridoxine (100 mg matin et soir en cures courtes) ;
— vitamine E, 400 UI/jour.

Si vous êtes un allergique « constipé ou colitique » chronique, n'hésitez pas à traiter cette affection et à insister sur les mesures diététiques et nutritionnelles visant à régulariser le transit.

Si vous pensez avoir des mycoses intestinales (ballonnements après les repas, aggravés par la prise de levures... : *voir Ballonnements)*, faites vérifier votre coproculture et traitez l'infection qui peut considérablement aggraver les symptômes d'allergie et diminuer ou retarder le résultat des mesures diététiques et de supplémentation nutritionnelle.

Alopécie

Perte totale, ou partielle, ou chute des cheveux (*voir Calvitie*).

Aluminium (excès d')

L'aluminium n'est pas à ce jour totalement « blanchi » à propos de son action dans la genèse de certaines lésions de dégénérescence du système nerveux et notamment dans la maladie d'Alzheimer.

Il n'est en aucun cas un métal essentiel ayant un rôle métabolique déterminé et connu.

Il n'est pas inutile devant certains symptômes inexpliqués et persistants de fatigue, de troubles caractériels, de perte de mémoire pour des événements récents de faire rechercher une sub-intoxication à l'aluminium et de faire pratiquer une analyse (si possible sanguine, mais dans ce cas le test du cheveu peut suffire et être plus simple et moins coûteux à faire réaliser).

Lorsque l'on examine certains de ces bilans, on s'aperçoit que ces sujets présentent des excès caractéristiques (parfois, et en même temps, en plomb et silicium) et on est en droit de s'interroger sur la nature des précautions à faire prendre dans leur environnement ou des thérapeutiques permettant d'aider l'organisme à moins en absorber et à mieux s'en débarrasser.

Les casseroles en aluminium ont pratiquement disparu mais les «boîtes» de boissons gazeuses sont constituées d'un alliage en contenant. Certaines eaux de boisson seraient purifiées avec du sulfate d'aluminium dont il pourrait rester des traces. La plupart des antitranspirants en contiennent, mais quel est leur coefficient d'absorption à travers la peau ?

Par contre beaucoup de sujets souffrant de troubles et de douleurs d'estomac ou de l'intestin absorbent très régulièrement «des pansements» composés en grande partie de sels d'aluminium et on pourrait également se poser certaines questions sur leur taux d'absorption et leur innocuité à long terme.

La réponse n'est pas simple et, en attendant des compléments d'information, on ne peut que recommander une certaine prudence, surtout dans l'automédication.

Quant au traitement de cet excès d'aluminium, le docteur Carl Pfeifer (Brain Bio Center de Princeton) propose de surdoser la ration en magnésium pour «déplacer» l'aluminium de son site actif dans le métabolisme. Cela semble, en effet, permettre certaines améliorations cliniques, mais l'hypothèse étiologique reste à vérifier.

Aménorrhée (absence de règles)

On appelle aménorrhée l'absence de règles. On parle d'aménorrhée primaire lorsqu'il n'y a jamais eu de règles et d'aménorrhée secondaire lorsqu'elles ont disparu. Les circonstances sont diverses : choc psychologique, amaigrissement, anorexie, certains traitements médicamenteux...

Le traitement des aménorrhées est souvent complexe et difficile car il nécessite de la part du médecin un bilan très complet à la recherche d'anomalies génétiques, anatomiques, hormonales, infectieuses, psychologiques.

En plus de ce bilan ou après avoir pris connaissance des résultats qui seront parfois strictement normaux un bilan nutritionnel sera utile.

Il pourra révéler :

— une alimentation déséquilibrée, carencée globalement ou plus spécifiquement en protéines, acides gras, vitamines ou minéraux ;
— des excès de café ou de divers médicaments qui perturbent l'absorption des nutriments, des excès de sucres à index glycémiques élevés, des apports insuffisants en sucres à index glycémiques lents (céréales non raffinées et légumineuses).

Des corrections spécifiques suffiront parfois à rétablir le cycle menstruel.

L'anémie ou la subdéficience en fer, zinc et folates ne sont pas rares.

Plus spécifiquement on pourra conseiller, après un choc psychologique, de la L-phénylalanine (500 mg/jour) et de la L-tyrosine à la même dose qui agissent sur l'ensemble des sécrétions de l'hypophyse. **Attention : ces deux acides aminés sont contre-indiqués en cas de phénylcétonurie** (*voir ce mot*) **et d'hypertension artérielle.**

Les troubles circulatoires (micro-circulation et veines) sont également à prendre en considération.

Certains nutriments préconisés aux chapitres *Impuissance* et *Stérilité* tels que la vitamine E, le sélénium et le zinc, peuvent être essayés.

Enfin la niacine, 50 à 300 mg/jour (vitamine B3) après les repas, en trois prises, et en suivant les précautions d'usage *(voir Hypervitaminose)*, pourra par son action vasodilatatrice et métabolique dénouer certaines situations.

Anémie

L'anémie est une diminution du nombre des globules rouges ou du taux d'hémoglobine (Hb) par défaut de production, hémorragies, saignements plus ou moins apparents et importants ou destruction globulaire (hémolyse).

Il s'agit donc d'une maladie complexe dont les origines peuvent être multiples et intriquées. Elle doit toujours conduire à consulter et fera parfois l'objet de consultations et d'examens très spécialisés.

En France, plus de deux tiers des mères présentent une anémie dès le deuxième trimestre de la grossesse *(voir deuxième partie)* qui peut avoir des conséquences à la fois sur la mère et sur l'enfant à naître.

Les anémies peuvent être microcytaires, c'est-à-dire avec un volume des globules rouges trop petit. Ce sont en général des anémies par manque de fer. L'examen clé qui permet au médecin de dépister ces anémies est, après la numération formule sanguine et la ferritine qui indique l'état des « réserves ou stocks » en fer.

Lorsque l'on constate un stock insuffisant, il faut savoir si :

— le fer est apporté en quantité suffisante dans l'alimentation ;
— s'il est absorbé correctement dans l'organisme ;
— s'il n'est pas perdu ni consommé par le biais d'hémorragies ;
— si plusieurs de ces causes ne s'intriquent pas.

D'autres catégories d'anémie se manifestent par des augmentations de volume des globules rouges. Ce sont les anémies macrocytaires et elles découlent plutôt d'une carence en folates et/ou en vitamine B12.

Il faut toujours garder à l'esprit :

— qu'une anémie est l'aboutissement d'un phénomène pathologique qui a pu se constituer presque silencieusement pendant de longues périodes et perturber considérablement l'équilibre et la résistance de l'organisme car la « bonne santé » du globule rouge est essentielle au métabolisme de l'oxygène et à la respiration : un des grands signes cliniques de l'anémie est justement l'essoufflement à l'effort et à la montagne ;
— que l'anémie peut révéler très précocement une maladie évolutive (saignements de polypes, saignements de varices œsophagiennes ou saignements de l'utérus...) et que la faire explorer et traiter précocement peut vous sauver la vie !

Quels que soient les causes et les traitements qui vous seront proposés, les mesures ci-dessous risquent d'en accélérer et améliorer les effets :

— d'abord un régime équilibré (surtout pas trop végétarien, encore moins végétalien...) avec, pour les anémies par manque de fer, un minimum de viande (foie de veau de qualité) — si cela vous est vraiment difficile d'en consommer, n'oubliez pas le soja, le cacao, le jaune d'œuf, les huîtres, la levure de bière, les germes de blé, les lentilles, les légumineuses, les épinards qui apportent des folates (et non du fer comme le croient les lecteurs de Popeye) et les fruits secs... en sachant que le « rendement » d'absorption du fer en provenance des produits végétaux est bien moindre que celui des produits carnés. N'abusez pas de café ou de pains

complets mal faits qui gênent l'absorption des minéraux en les chélatant ;
— enfin vous pouvez envisager de supplémenter :
• en vitamine C à action prolongée avec bioflavonoïdes. La vitamine C augmente l'absorption du fer. De plus, comme il est très difficile de connaître en permanence ses « justes besoins[1] », il est très probable qu'un bon nombre d'entre nous soient de façon épisodique dans un état « prépathologique » que l'on pourrait nommer : « préscorbut ». Cet état se manifesterait par des anémies ferriprives (par carence ou subcarence en fer), des petites hémorragies occultes (par exemple gingivales...) et des états inexpliqués de fatigue ;
• en vitamine B6, pyridoxine, 100 mg/jour. Car cette vitamine interfère positivement dans le métabolisme du fer et des folates. Elle peut donc être indiquée dans plusieurs types d'anémie ;
• en acide pantothénique (vitamine B5), 100 à 600 mg/jour : toujours indiqué en cas de fatigue, d'épuisement des surrénales, de troubles de l'absorption et d'anémies ferriprives ;
• en riboflavine (vitamine B2) et parfois en vitamine A (rétinol : sur prescription médicale aux doses supérieures à 10 000 UI/jour) dont on a retrouvé des déficiences dans les anémies par défaut de synthèse médullaire ;
• en vitamine B1 (thiamine) qui dans le cadre des anémies macrocytaires a permis, à la dose de 20 mg/jour, d'améliorer la réponse à des traitements par l'acide folique et la vitamine B12 ;
• en zinc et vitamine E qui seraient bénéfiques en particulier lorsque les synthèses médullaires se font mal, par exemple dans les suites de traitement radio- ou chimiothérapiques ;
• en cuivre qui améliore la réponse au fer dans certaines anémies ferriprives difficiles à traiter.

Les troubles de l'absorption digestive doivent être recherchés et traités :

— ceux de l'estomac : toute manifestation de douleur ou brûlure doit être interprétée comme l'expression possible d'une hyper- ou plus souvent d'une hypochlorhydrie. Il est bon de rechercher la présence d'un germe particulier : l'*Helicobacter pylorii (voir Ulcère digestif, Gastrite)* et de l'éradiquer avec le traitement approprié ;
— ceux de l'intestin : rechercher et traiter toute infection bacté-

1. Lire le chapitre 6 et l'annexe 4 de notre ouvrage *Forme et santé*, *op. cit.*

rienne, toute mycose chronique et en particulier les candidoses et les parasitoses.

Enfin, il ne faut pas oublier que l'intoxication chronique par certains xénobiotiques (substances étrangères à l'organisme) et en particulier le plomb, peut engendrer des anémies.

Celle provoquée par le plomb était reconnaissable « à l'œil » lorsque les biologistes comptaient les globules rouges au microscope. Il est possible que les analyseurs automatiques d'aujourd'hui ne permettent pas aussi facilement de la dépister, alors attention... au maniement de certaines peintures (céruse, peintures à l'aniline), aux fatigues des grandes villes et aux anémies accompagnées de douleurs chroniques abdominales qui n'ont pas de cause évidente.

Angine de poitrine

Voir aussi le chapitre sur « Les maladies cardio-vasculaires ».

L'angine de poitrine ou angor se manifeste par une douleur typique dans la poitrine avec irradiation dans le bras gauche et/ou dans le cou et correspond à la manifestation du myocarde (muscle cardiaque) privé d'oxygène à la suite d'une insuffisance circulatoire des artères cardiaques (coronaires).

Il faut savoir qu'il existe des formes atypiques ne donnant pas ou peu de douleurs ou des douleurs à type de colites, c'est-à-dire abdominales. Il faut y penser chez le sujet d'une quarantaine d'années, fatigué, présentant des antécédents familiaux ou personnels d'angor, des douleurs chroniques de la poitrine ou du ventre, du stress à type « d'inhibition de l'action »[1].

Dans ce contexte, n'hésitez pas à consulter au moindre doute car l'évolution peut se faire brutalement vers l'infarctus *(voir « Les maladies cardio-vasculaires »)* et il vaut mieux consulter avant... qu'après. Contrairement à sa mauvaise réputation (pratiquée avec prudence, elle doit être sans risques), l'épreuve d'effort qui vous fera pédaler et transpirer avec des électrodes placées sur la poitrine est un bon test de dépistage.

Reportez-vous au chapitre général sur « Les maladies cardio-vasculaires » afin d'envisager les supplémentations de façon plus détaillée.

1. Voir les livres du professeur Henri Laborit.

Angoisse, anxiété

Elles concernent, en France, la plus importante «demande» de consultation médicale...

Quand on connaît la surface financière des multiples laboratoires fabriquant des tranquillisants, hypnotiques et médicaments de l'angoisse, il y a de quoi être véritablement effrayé.

Car la pharmacologie moderne a cru découvrir les «remèdes miracles» du mal de vivre.

Mais le miracle fut de courte durée.

Les effets secondaires de ces molécules ne sont pas toujours négligeables : pertes de mémoire, dépressions, somnolences, et peut-être perturbations immunologiques... à tel point que presque tous les grands pays en réglementent aujourd'hui la consommation et la prescription médicale.

Tous ces remèdes ne sont cependant pas inutiles : ils permettent de venir à bout de «crises d'angoisse», d'attaques de panique et d'anxiétés circonstancielles. Mais le prescripteur comme le consommateur devraient savoir que, dans une majorité de situations courantes, une diététique équilibrée et une bonne supplémentation nutritionnelle permettraient d'en diminuer les indications, les prescriptions tant en durée qu'en quantités.

En ce qui concerne la correction diététique, c'est incontestablement la carence en protéines et simultanément une consommation excessive de sucres à index glycémiques élevés *(voir Glycémie)* qui augmentent la sensibilité aux affects et aux stress, aggravent ou simulent des «pseudo-spasmophilies» *(voir Spasmophilie)*, l'expression qualitative et quantitative de l'angoisse et de l'anxiété, le mal-être qui, selon les cas, vont produire un état permanent cyclique ou alternant de dépression et d'agressivité.

Le calcium, à raison de 500 à 1 500 mg/jour, en plusieurs prises quotidiennes, de préférence sous forme liée (chélatée) aux protéines est encore le principal «nutriment anti-anxiété». Les anxieux ont souvent dans leurs tissus des excès d'acide lactique. La prise de calcium transforme cet acide en lactate de calcium. Le malate de citrulline (Stimol®) pris à la dose de 2 g deux à trois fois par jour contribue également à réduire ce lactate *(voir Musculaire [fatigue ou douleur])*.

L'action relaxante du calcium, dont les sujets anxieux manquent souvent, est favorisée par la prise à doses filées de vitamine D et de vitamine A (rétinol) telles qu'on les trouve dans les huiles de foies de poisson.

Le magnésium doit être associé, soit dans des préparations complexes (calcium et magnésium chélatés), soit sous formes de différents sels associés et combinés : chlorures, lactates, pydolates, colloïdes et aspartates... On conseille d'apporter deux fois plus de calcium que de magnésium.

Les vitamines B (préparations de type B complexes) ont un effet relaxant et plus particulièrement :

— la vitamine B1 (thiamine) à raison de 100 mg/jour. Elle favorise les états de relaxation en diminuant la transformation du pyruvate en lactate par activation de la pyruvate déshydrogénase. Son action antalgique (anti-douleur) est expliquée de la même façon ;
— la vitamine B3 (niacine) augmente la conversion du lactate en pyruvate. Prise à raison de 200 à 500 mg, deux fois par jour, après les repas, elle a des effets relaxants mineurs mais constants à condition de respecter les précautions d'emploi et contre-indications (*voir Hypervitaminose*) ;
— la vitamine B6 (pyridoxine) à raison de 20 à 30 mg deux à quatre fois par jour contribue à la « bonne humeur » et à la détente. En favorisant les réactions de transamination elle diminue la transformation des pyruvates en lactate et active le cycle de Krebs ;
— la L-tyrosine est un acide aminé précurseur de deux neuromédiateurs : la dopamine et la noradrénaline. Elle participe également à la synthèse d'une hormone thyroïdienne : la thyroxine.

Lorsque nous sommes soumis à des situations de stress répétés et/ou intensifs, nous finissons par épuiser nos réserves en nutriments et micronutriments essentiels. Il en est ainsi du calcium, du magnésium, des vitamines B...

Comme ces situations de stress s'accompagnent souvent :

— de modes de vie et d'alimentation très irréguliers ;
— de « dépressions ou incapacités chroniques » du système immunitaire qui sont aggravées et entretiennent à leur tour des foyers infectieux chroniques et éventuellement des colites intestinales ;
— de situations de malabsorption digestive en micronutriments...

La situation de carence globale et multifactorielle en nutriments et micronutriments ne peut que se prolonger et s'aggraver tant que l'on :

— ne traite pas la malabsorption digestive chronique ;
— n'indique pas au patient des règles simples permettant de corriger son alimentation et d'éviter les hypoglycémies ;

— ne conseille pas une supplémentation efficace et adaptée à chaque situation individuelle.

La L-tyrosine fait partie de ces nutriments à la fois « hyperconsommés » et malabsorbés dans ces situations d'exposition aux stress trop prolongées, trop répétées et trop intensives.

Elle a été testée, avec succès, dans cette indication à l'Institut militaire de recherche sur la médecine environnementale aux États-Unis.

On la trouve aux États-Unis (un début de commercialisation existe en France) sous forme de comprimés à 500 mg et la dose efficace est comprise entre 1 000 et 2 000 mg/jour. Elle est également présente dans certains « complexes antistress », associée à la vitamine B6, à la vitamine C et à l'ornithine, et il est très important de noter qu'elle contribue grandement au traitement nutritionnel des toxicomanies (voir ce chapitre).

La L-tyrosine ne doit pas être conseillée à doses fortes chez les sujets hypertendus.

La L-glycine est un acide aminé non essentiel qui, avec l'acide glutamique et la cystéine, participe à la synthèse du glutathion. Elle participe donc de ce fait à la lutte contre les radicaux libres dont la production est toujours augmentée en cas de situations de stress. Elle contribue à traiter les hyperinsulinismes qui sont très fréquemment associés aux hypoglycémies *(voir Glycémie, dysglycémie)* accompagnant les situations de stress.

La L-glycine calme l'excitabilité des cellules neuromusculaires hyperstimulées en cas de stress excessifs et prolongés et pourrait, dans de nombreux cas, éviter le recours aux anxiolytiques classiques. Il a d'ailleurs été démontré qu'il existait, chez l'animal [1], sur les neurones, des récepteurs spécifiques à la glycine qui agiraient alors comme un véritable neuromédiateur inhibiteur de l'hyperexcitabilité et des tremblements.

On la conseille aux États-Unis à la dose de 3 à 5 g/jour et on l'associe souvent à l'insositol à la dose de 1 à 3 g/jour *(voir Insomnie)*.

D'une façon plus générale, les anxieux, angoissés, dystoniques, hypersensibles sont souvent des « mal nourris » ou plutôt des « mal nutris » et des carencés en nutriments essentiels.

Il est souvent intéressant de faire pratiquer un bilan minéral sanguin, qui risque de révéler des carences multiples : bore, silicium, zinc, manganèse, rubidium... et de vérifier l'absence d'intolérances ou d'allergies alimentaires, de syndromes de malabsorption intestinale, de pertes en fer par hémorragies occultes (ou d'un mauvais

1. File S.E., *Neurose Letter* 83 (1987), 318-322.

métabolisme du fer à la suite de subcarences en vitamine C) et d'intoxications par des métaux lourds.

Des mesures diététiques (alimentation plus diversifiée et plus riche en protéines, en produits de la mer et/ou en légumes de bonne qualité...) et des supplémentations parfois très simples permettent d'améliorer à terme et de façon définitive beaucoup de réactions inappropriées telles qu'angoisse ou anxiété et de diminuer le recours à des « drogues » qui par ailleurs, lorsqu'elles sont nécessaires, ne devraient pas dispenser de rechercher des solutions étiologiques et souvent nutritionnelles.

Anorexie mentale

L'anorexie mentale est une affection grave qui touche le plus souvent les jeunes femmes. Celles-ci, qu'elles soient obèses ou non, présentent une perturbation de leur image corporelle qui peut les conduire à refuser toute alimentation cohérente ou à des accès de boulimie après lesquels elles se feront vomir... La dénutrition peut conduire au décès par arrêt cardiaque consécutif à la chute du taux de potassium sérique.

Le traitement psychothérapique, psychanalytique et neuropsychiatrique sera souvent nécessaire, mais, et de façon synergique, la prise en charge nutritionnelle nous semble fondamentale. Beaucoup de ces jeunes filles présentent des troubles de la glycémie *(voir ce mot)* car leur état de « compulsion » et de boulimie les attire préférentiellement et parfois exclusivement vers les sucres rapides. Les carences les plus fréquentes sont celles de zinc et de fer. Ces carences associées conduisent souvent à l'insuffisance thyroïdienne que la supplémentation précoce permettra de rétablir. On pourra donc proposer :

— des protéines de haute densité (sachets, barres...) ;
— du fer (si le dosage de la ferritine est effondré) ;
— du zinc, sous forme de gluconate (10 à 30 mg/jour) associé à du lithium, gluconate ou pydolate (3 à 6 ampoules) ou orotate (en pharmacie et sur prescription médicale), 50 à 100 mg/jour, pour lutter contre l'aspect dépressif, et du sulfate de zinc à raison de 50 à 150 mg/jour car une étude du *Lancet* datant de 1984 fait part d'un succès thérapeutique répondant à cette supplémentation ;
— de la vitamine B6 (pyridoxine), 200 à 400 mg/jour ;
— du manganèse, 5 à 10 mg ;
— de l'aspartate ou du pydolate de magnésium et de la vitamine C qui seront presque systématiquement associés.

En cas d'échec, la réalisation d'un bilan analytique permettra de supplémenter plus spécifiquement les déficiences et subcarences, de rechercher, le cas échéant, une insuffisance thyroïdienne, un déséquilibre hormonal, une candidose chronique... et de les traiter *(voir Hypothyroïdie, Candidoses)*.

Antibiotiques (réactions aux)

La plupart des antibiotiques modernes, dits à « large spectre », peuvent détruire ou handicaper les bactéries « saprophytes » qui constituent l'essentiel de notre flore intestinale et participent à notre défense immunitaire et à la synthèse des vitamines du groupe B.

Il est donc parfaitement logique de faire suivre un traitement antibiotique de prises de suppléments nutritionnels :

— vitamines B « complexes », 50 à 100 mg de chaque ;
— acidophilus, 3 à 6 gélules par jour ;
— zinc et magnésium, car beaucoup d'antibiotiques agissent sur les bactéries en inhibant leurs capacités de se nourrir de zinc et/ou de magnésium. C'est d'ailleurs à cause de ce fait qu'il faut éviter de supplémenter en cours de traitement antibiotique afin de ne pas risquer d'en diminuer l'efficacité.

La vitamine C, quant à elle, peut et doit être prise en cours de traitement antibiotique car elle serait susceptible, dans certains cas, d'en augmenter l'efficacité anti-infectieuse.

Si vous avez pris de façon répétée et prolongée des antibiotiques à large spectre, il est possible que vous soyez porteur de mycose et en particulier de candidose chronique. Cette affection peut considérablement vous affaiblir, vous fatiguer, provoquer ou aggraver des allergies de toutes sortes... Il faut absolument la diagnostiquer et la traiter *(voir Candidose)*.

Anticoagulants (réactions aux)

Beaucoup de nutriments sont capables d'avoir une activité légèrement anticoagulante qui bien entendu est sans commune mesure avec celle des anticoagulants classiques. Elle n'en présente pas non plus les risques et les dangers et peut donc être préconisée et prolongée sans surveillance clinique ou biologique particulière.

Mais des synergies sont possibles avec les anticoagulants classiques, dont l'activité peut être augmentée, et il faut le savoir.

La vitamine C, les huiles de poisson et les huiles d'onagre prises à fortes doses peuvent plus ou moins avoir ce type d'action et probablement (comme l'aspirine à faibles doses) inhiber de façon réversible l'agrégation des plaquettes et stimuler la synthèse de prostaglandines et prostacyclines anti-inflammatoires et anticoagulantes.

La vitamine E, qui devrait, pour entre autre son action anticoagulante et anti-athéromateuse, être prescrite (ainsi que la vitamine B6) chez toute femme prenant des hormones ou des pilules contraceptives, peut, à doses fortes, interférer avec le métabolisme de la vitamine K et provoquer ou favoriser des hémorragies.

Anti-inflammatoires (réactions aux)

Les huiles de poissons, d'onagre, la vitamine C... ont des actions anti-inflammatoires et peuvent agir en synergie avec les diverses molécules anti-inflammatoires et antalgiques (dérivés d'aspirine, du paracétamol...).

Mais ces mêmes anti-inflammatoires pris de façon prolongée, même à faibles doses, peuvent entraîner ou favoriser des saignements occultes et des pertes de nutriments par chélation ou par diminution de leur absorption au niveau des muqueuses de l'intestin.

Il est donc conseillé de prendre en même temps que les anticoagulants les substances ci-dessus afin de tenter, à efficacité égale, d'en diminuer les doses et d'absorber des préparations multivitaminiques ou complexes B et multiminéraux afin de compenser les éventuelles pertes minérales.

Aphtes et stomatites

Les aphtes sont de petites ulcérations buccales et linguales parfois gênantes et très douloureuses. Leur origine est complexe et leur traitement également.

Ils surviennent souvent en situations d'affaiblissement du système immunitaire, après des traitements antibiotiques ou anticancéreux ou lors de l'évolution d'infections chroniques ou de carences alimentaires et nutritionnelles. Il faut rechercher des carences ou déficiences en fer, acide folique, vitamines du groupe B et particulièrement vitamines B12 et B6. Certains régimes de type végétarien mal équilibrés ou végétaliens faciliteraient la survenue de stomatites et d'apthes. Recherchez également des carences en acides aminés et donc en protéines.

Des allergies ou intolérances alimentaires peuvent être en cause. Il faut systématiquement rechercher l'allergie au gluten et avoir alors recours à des régimes d'exclusion et de réintroduction progressive des aliments afin de dépister les facteurs déclenchants. Ensuite on pourra mettre en route les traitements et supplémentations de l'allergie : zinc, manganèse, vitamine B6, calcium, vitamine C, huiles végétales... *(voir Allergies)*.

Appétit (troubles de l')

Voir aussi Anorexie.

Un bon appétit demeure bien souvent le gage d'une bonne santé. Il est souvent la conséquence directe et immédiate d'une bonne digestion, « de la bouche au côlon », d'un bon équilibre et d'une bonne synchronisation des enzymes digestives, d'une flore intestinale efficiente.

Une inappétence chronique et prolongée, surtout si elle s'accompagne d'un amaigrissement, doit conduire à consulter car elle peut signifier qu'une affection maligne se développe.

La coproculture, c'est-à-dire l'examen des selles en laboratoire, peut révéler un dysmicrobisme intestinal et en particulier une candidose chronique *(voir ce chapitre)* qui une fois traitée permettra à l'appétit de se rétablir peu à peu.

Les carences ou déficiences en fer, folates, vitamines B6 et B12 conduisent à des pertes ou diminutions d'appétit. Pensez à supplémenter et ajoutez à l'alimentation des levures alimentaires et des germes de blé si vous avez vérifié qu'il n'y a pas de candidoses.

En cas d'insuffisance digestive, vésiculaire ou pancréatique, on pourra tenter de supplémenter avec des enzymes digestives d'origine végétale. L'effet bénéfique de cette supplémentation servira en quelque sorte de test :

— extraits pancréatiques (à effet retard, ou non) ;
— papaïne et extraits de papaye ;
— bromelase ;
— pepsine ;
— extraits biliaires.

Vous pourrez prendre ces substances individuellement ou associées dans différentes préparations « complexes », absorbées de préférence en début de repas. Il faut également savoir que les pollens de fleur, les extraits polliniques, l'avoine ainsi que les céréales sous forme de teintures hydro-alcooliques sont de bons stimulants de l'appétit.

Artériosclérose, athéromatose

Voir aussi le chapitre sur les maladies cardio-vasculaires.

La pathologie cardio-vasculaire est encore une des principales causes de mortalité dans les pays industrialisés. Tous les auteurs sont d'accord sur la nécessité et l'efficacité d'une prévention précoce et active qui sera essentiellement nutritionnelle. Il faut donc :

- dépister les sujets à risques et d'abord ceux dont les parents furent atteints, ceux qui fument ou que leur mode de vie (stress, sédentarité, alimentation) prédispose à la maladie ;
- prodiguer le plus précocement et le plus simplement possible des conseils nutritionnels de base. Et c'est certainement à l'école qu'il faudrait commencer !
- éduquer les sujets à risque à s'autosurveiller, à « prendre en main leur santé, leur cœur et leurs artères en fonction de leurs objectifs de forme et de longévité », et non l'inverse.

Arthrites

Les arthrites sont des manifestations articulaires inflammatoires qui se reconnaissent par leur survenue brutale, parfois chez des sujets jeunes. L'articulation est classiquement chaude, rouge et douloureuse.

Ces maladies rhumatismales inflammatoires provoquent des douleurs souvent très violentes qui sont indépendantes des mouvements et sollicitations. Parfois, même, elles sont calmées par certains mouvements : sensation de « dérouillage » bien classique. Les articulations concernées sont chaudes et sensibles au toucher. Ces affections sont indépendantes de l'âge et leur évolution peut être rapidement invalidante. Elles sont souvent dues à la réaction inflammatoire locale vis-à-vis d'agents infectieux très divers : bactéries, toxiques, virus, antigènes inconnus... Elles guérissent parfois spontanément ou lorsque la cause de l'infection a été jugulée par un traitement adéquat. Souvent elles passent à la chronicité.

C'est la maladie auto-immune où le système immunitaire va continuer de former des anticorps qui attaqueront l'organisme (ici, l'articulation) alors même que l'agent infectieux qui a déclenché la réaction a disparu. Dans ce cas précis, il n'est pas aisé de retrouver cet agent et de proposer un traitement étiologique. Seul un traitement symptomatique (anti-inflammatoire, immunosuppresseur...) peut être proposé. Ces affections surviennent sur des « terrains génétiques » particuliers que distinguent certains groupes HLA. Rappelons que les « groupes HLA » (Human Leucocyte Antigene), découverts par le Français Jean Dausset qui reçut à ce titre un prix Nobel, expriment et traduisent la spécificité de la « réaction immunitaire » et donc inflammatoire de chacun.

La polyarthrite rhumatoïde, ou polyarthrite chronique évolutive, le rhumatisme articulaire aigu, les manifestations articulaires de diverses maladies auto-immunes comme le lupus érythémateux disséminé et la spondylarthrite ankylosante sont des exemples de telles maladies.

La supplémentation nutritionnelle de base est celle que vous trouverez à *Arthrose*. Une diététique et une supplémentation de ce type, bien conduites et suivies avec attention et persévérance doivent pouvoir conduire à une limitation en durée et en posologie des divers traitements anti-inflammatoires souvent nécessaires.

En dehors et à côté de la supplémentation de fond *(voir Arthrose)*, vous pourrez, dans et au cours de la phase aiguë :

— conseiller une diététique dite « atoxique », peu histamino-libératrice : pas de fromages fermentés, réduction des protéines et graisses d'origine animale et de certains aliments susceptibles de déclencher des allergies ou intolérances alimentaires tels que tomates, œufs, jus d'agrumes...
— et supplémenter avec :
  • du cuivre, mieux toléré sous forme de colloïde, de pydolate que de gluconate... Les sels de cuivre, contrairement aux sels d'or, sont sans danger. Ils potentialisent certaines molécules anti-inflammatoires dont les salycilés (aspirine et ses dérivés) ;
  • des sels d'argent (colloïdes) : ils peuvent être utiles dans les problèmes infectieux ;
  • des sels d'or : ils sont toujours utilisés mais font partie de la pharmacopée médicamenteuse ; ils ne sont pas sans danger et à ce titre ne peuvent être prescrits que par un médecin ;

• de la vitamine C avec bioflavonoïdes à des doses de 2 à plus de 10 g/jour peut pendant de courtes périodes potentialiser le cuivre et les anti-inflammatoires ;

• de l'acide panthoténique (vitamine B5, 200 à 400 mg/jour) présent dans la gelée royale et... le caviar, qui a été expérimenté dans une étude publiée dans le *Lancet* en 1963 ;

• des antioxydants tels vitamine E, sélénium et superoxyde dismutase (SOD) (à condition qu'elle soit préparée en gélules gastrorésistantes) peuvent être essayés. Une étude publiée dans *Lancet* 1981 fait état d'un succès avec la SOD prescrite par injections intra-articulaires à raison de 4 mg/semaine ;

• une substance apparentée aux vitamines du groupe B, l'acide paramaninobenzoïque (PABA) ; elle est disponible en France, sous forme de comprimés à 100 mg et d'une spécialité dosée à 500 mg par comprimé (Paraminan®). Des doses de 300 à 1 000 mg/jour contribuent efficacement à traiter les arthrites et rhumatismes inflammatoires ;

• des acides linoléiques et linoléniques (tournesol, onagre et huiles de poisson) : ils peuvent être conseillés à bonnes doses (3 à 6 g d'onagre et/ou d'huiles de poisson), pendant une courte période *(voir Inflammations)* ;

• des enzymes protéolytiques de type bromelaïne (Extranase®, Ribatran®) peuvent être utilisées, sans danger et à bonnes doses (6 à 8 comprimés par jour) ;

• de la DL-phénylalanine *(voir Arthrose)* à raison de 200 à 500 mg, deux ou trois fois par jour, bien à jeun, une demi-heure avant les repas.

Le bilan clinique et biologique recherchera des infections anciennes (streptocoques, chlamydiae, virus...), des foyers inflammatoires chroniques (granulomes dentaires, stomatites, sinusites chroniques, cicatrices cutanées...), des terrains antigéniques particuliers (HLA DR 4 plutôt dans la polyarthrite, B 27 dans la spondylarthrite ankylosante - *voir ce mot*), des lésions même minimes de psoriasis *(voir ce mot)* et les profils protéiques (*voir, dans la première partie, le chapitre « Bilan biologique de la santé »*) permettront de préciser le type d'inflammation, de poser un meilleur pronostic et de mieux choisir et suivre les effets de la thérapeutique et de la supplémentation nutritionnelle.

Il peut être important de faire réaliser une recherche de métaux toxiques et de tenter de les «chélater» si besoin.

Arthrose

L'arthrose est une maladie rhumatismale non (ou peu) inflammatoire dite également « de dégénérescence » car elle se traduit par une altération progressive du cartilage articulaire et par suite une douleur puis une perte de fonction de l'articulation. Cette maladie « de dégénérescence ou de vieillissement articulaire » survient, dans la deuxième partie de la vie, sur des articulations qui souvent furent trop ou mal sollicitées. Selon le professeur Eric Vignon, l'arthrose classiquement définie comme une destruction du cartilage articulaire est en réalité le fruit d'une association de lésions où se suivent ou se superposent l'hypertrophie, l'hyper-remodelage, l'ostéophytose, la synovite et où les chondrocytes (cellules du cartilage) jouent un rôle clé [1].

Cliniquement, ces maladies provoquent des raideurs, des douleurs souvent plus sourdes que violentes qui sont aggravées par le mouvement et la sollicitation des articulations concernées. Les examens radiologiques objectivent la dégénérescence des cartilages ainsi que des déformations osseuses en regard des articulations. Plus tard, on verra très nettement la disparition des espaces articulaires.

On commence seulement aujourd'hui à connaître « l'intimité » des processus enzymatiques qui nous permettent dans les meilleures conditions de conserver le plus longtemps possible la plasticité et la fonction de nos cartilages articulaires et, de ce fait, on découvre que l'importance de la nutrition et de la supplémentation nutritionnelle est capitale dans le cadre de la prévention et du traitement de fond des arthroses de toutes sortes.

Quelle que soit l'affection rhumatismale dont nous souffrons, il est possible de diminuer et de moduler la réaction inflammatoire par le biais de la seule alimentation.

La réduction des excès de graisses saturées d'origine animale (beurre, fromages gras, viandes grasses) au profit des graisses mono- et polyinsaturées permettra de privilégier la synthèse des prostaglandines non inflammatoires. Il est facile de diminuer les apports en graisses et protéines animales au profit d'autres aliments comme les céréales, les légumes, les fruits...

Cette rééquilibration des apports alimentaires est absolument essentielle à la réduction *in fine* de la réaction inflammatoire. Son incidence dépasse d'ailleurs le cadre de la seule rhumatologie.

1. *Le Quotidien du médecin*, 29 septembre 1992, et « L'arthrose en question », plaquette éditée par les Laboratoires Pharmascience.

Les autres critères d'une « diététique antirhumatismale » sont beaucoup plus simples :

— réduction des apports caloriques globaux (et réduction du poids afin de ne pas inutilement et trop violemment sursolliciter les articulations malades) ;
— diversification de l'alimentation afin d'éviter l'apparition de déficiences en nutriments essentiels dont en particulier les nutriments antioxydants. L'utilisation « a minima » d'aliments frais, correctement stockés, préparés, cuisinés... est à la base de ce bon sens que ne favorise pas notre actuel mode de vie ;
— apport liquidien maximal, en particulier dans les pays chauds afin de favoriser l'élimination rénale ;
— recherche et traitement de certaines intolérances ou allergies alimentaires *(voir Allergies)* qui pourraient servir de « starter » à des mécanismes auto-immuns qui déclenchent et/ou entretiennent la maladie.

Une fois les grands équilibres nutritionnels corrigés il devient souvent nécessaire d'avoir recours à des supplémentations. Ces supplémentations obéissent à deux critères :

— le critère purement nutritionnel où l'on ne cherche qu'à combler une éventuelle carence ou déficience. Il s'agit là de patients ou de situations dont l'examen individuel (mode de vie, d'alimentation, de stress, tabac, alcool... mais aussi antécédents familiaux et personnels, thérapeutiques antérieurs) permet de suspecter et prévoir de telles déficiences ;
— les critères pharmacodynamiques où on recherchera plutôt l'action spécifique et pharmacologique de tel ou tel nutriment. Citons ici l'action antalgique de la vitamine B1, l'action anti-inflammatoire du cuivre ou du manganèse, etc.

LA SUPPLÉMENTATION NUTRITIONNELLE

Supplémentation en acide gras : en l'état actuel des connaissances une supplémentation de 400 à 500 mg/jour d'EPA (acide éicosapentanoïque), soit 2 ou 3 capsules/jour mérite d'être tentée. Elle sera d'autant plus efficace que l'ensemble des conseils ci-dessus sera respecté et en particulier qu'un minimum de poisson (2 ou 3 fois/semaine) sera consommé. A cette posologie, et à condition de ménager des fenêtres thérapeutiques, elle sera sans effets secondaires et en particulier sans effets mesurables sur la coagulation. Dans certains cas, et après avis médical, ces doses pourront être largement augmentées.

De même beaucoup d'inflammations chroniques seront, à terme, améliorées par la prise de 3 à 6 capsules/jour d'huile d'onagre dosées à 500 mg ainsi que d'1 gélule par jour, en milieu de repas, de 300 mg d'extraits insaponifiables d'avocat et de soja.

Pourquoi ce besoin ? Beaucoup de sujets ont un déficit enzymatique qui intervient dans le métabolisme de l'acide linoléique et donc la synthèse des prostaglandines non inflammatoires. Cette enzyme, la delta-6-desaturase, est entre autres dépendante du métabolisme du zinc, du manganèse et de la vitamine B6. Comme beaucoup d'autres enzymes, elle fonctionne moins bien lorsque nous vieillissons et aussi lorsque nous sommes atteints de maladies inflammatoires chroniques. L'apport d'huile d'onagre permet de « sauter le maillon déficient » de la synthèse de ces prostaglandines car ces capsules fournissent à l'organisme l'acide dihommo-gammalinolénique à partir duquel la synthèse des PGE 1 pourra continuer normalement.

Rappelons ici qu'une supplémentation en onagre ou en capsules d'huiles de poisson n'a aucun intérêt thérapeutique si les apports de base en lipides (tels que nous les avons définis ci-dessus) ne sont pas correctement assurés.

De plus ces apports en huiles alimentaires polyinsaturées (tournesol, soja, noix ou même colza et carthame) nécessitent d'augmenter considérablement les apports en antioxydants et particulièrement en vitamine E.

La *supplémentation en fibres* est souvent nécessaire et 20 à 30 g/jour ne sont pas excessifs. Mais il ne faut pas confondre supplémentation en fibres avec prise de quelques comprimés ou biscottes au son.

L'apport en fibres doit être diversifié :

— légumes et fruits (la pomme est excellente) ;
— produits céréaliers complets ou semi-complets en quantités raisonnables (mueslis, riz, pâtes, pains, biscottes...) ;
— légumineuses ;

apportent un ensemble de fibres solubles et insolubles qui permettront d'améliorer le transit intestinal. Dans tous les cas, ces apports seront progressifs afin d'éviter la survenue de gaz, ballonnements et douleurs, et d'aggraver des colites chroniques, « réservoirs » de germes plus ou moins pathogènes qui affaiblissent l'immunité de l'organisme et perturbent ses mécanismes de synthèse enzymatique.

Les effets positifs sur les douleurs et raideurs ne tarderont pas à se faire sentir.

LES VITAMINES

Anti-infectieuse, accélérant le transit, favorisant (avec la vitamine P) la micro-circulation, antistress et surtout élément fondamental de la synthèse des collagènes, s'il n'y en avait qu'une, ce serait celle-là... La *vitamine C* favorise les effets antalgiques, antipyrétiques (contre la fièvre) et anti-inflammatoires de l'aspirine. De nombreux fabricants ont bien exploité cet effet en associant dans un même comprimé aspirine et vitamine C.

La prescription, répétée 3 à 6 fois par jour, d'une association de faible dose d'aspirine + cuivre + 500 mg de vitamine C nous a permis de calmer l'inflammation de certaines arthroses devenant peu à peu inflammatoires...

En phase aiguë la *vitamine B1* ou thiamine, 3 à 6 comprimés/jour de 100 mg a un effet antalgique, en particulier sur les lombalgies. On l'associe en général avec les *autres vitamines du groupe B* (B «complexes») dosées à 50, 75 ou 100 milligrammes.

La supplémentation en complexes B est d'autant plus nécessaire et utile si vous prenez depuis longtemps certains médicaments susceptibles d'altérer à la longue le métabolisme digestif et la flore intestinale (antibiotiques, immunosuppresseurs, anti-inflammatoires).

Chez certains sujets, ces vitamines du groupe B ont un effet antistress qui n'est pas négligeable. Leur efficacité à la fois antalgique et réparatrice peut être complétée par la supplémentation en ADN et ARN qui existe (sous forme orale) en compléments nutritionnels (comprimés dosés à 100 mg d'ADN/ARN) et, en pharmacie, sous formes injectables.

Il existe sur le marché pharmaceutique, depuis 1964, un médicament célèbre, et prescrit par de nombreux praticiens, qui associe : vitamines B1, B2, B5, B6, E, iode, magnésium, ATP, ARN et ADN dont l'efficacité anti-arthrosique vient d'être confirmée par un essai en double aveugle contre un anti-inflammatoire classique.

Dans un essai *in vivo* chez le rat, le docteur Mitronic[1] a montré que ce médicament pénétrait dans le cartilage, atteignait les chondrocytes (cellules impliquées dans le renouvellement du cartilage) et stimulait la synthèse des collagènes et des protéoglycanes.

1. Conférence de presse, laboratoire Biostabilex, sous la présidence du professeur Vignon.

La *vitamine A* provient à la fois d'apports alimentaires directs (foie, huiles de foies de poisson) et de la transformation dans l'organisme des carotènes et caraténoïdes en provenance du règne végétal (fruits jaunes, carottes, épinards, brocolis...).

Les *carotènes* ont des effets antioxydants qui permettent de penser que leur rôle est important dans la prévention de certaines maladies telles que le cancer du fumeur et d'importantes études épidémiologiques sont en cours afin de vérifier ces hypothèses.

En supplémentation nutritionnelle on utilise de préférence ces carotènes à la dose 10000 à 30000 UI/jour car, contrairement à la vitamine A d'origine animale (rétinol), ils sont absolument atoxiques.

Selon un médecin canadien, le docteur Reich, la vitamine A à des doses journalières voisines de 50000 UI/jour présente une action antistress, antispasmodique et antalgique. A la suite de ses affirmations nous avons conseillé de telles doses en cures brèves chez nos patients souffrant de contractures, de douleurs et de raideurs des muscles du dos (torticolis, dorsalgies diverses).

Bien qu'il soit difficile d'évaluer avec précision les résultats dans le cadre d'une clientèle de ville il nous semble que tous les patients en ont ressenti à moyen terme des bénéfices.

Rappelons que de telles supplémentations ne peuvent être conduites qu'en milieu médical afin de respecter les contre-indications à de telles doses (grossesse, troubles hépatiques...) et de ne pas atteindre des doses toxiques.

La *vitamine E*, de même que le *sélénium*, n'a pas, à notre connaissance, d'indications spécifiques dans les maladies rhumatismales de type arthrosique. Il est cependant possible que leur activité antioxydante contribue aux effets bénéfiques d'un traitement de fond.

Par contre, lorsque l'on augmente les apports nutritionnels en acides gras polyinsaturés, il faut impérativement augmenter les apports en vitamine E et une supplémentation de 400 UI/jour ne paraît pas excessive.

Beaucoup plus qu'une vitamine, la *vitamine D* se comporte dans l'organisme comme une véritable hormone puisqu'elle est produite dans l'épiderme sous l'action des ultraviolets B. L'alimentation (poissons) en apporte des quantités non négligeables.

La forme active est hydroxylée en 1 et 25 dans le foie et les reins.

Outre son activité bien connue sur le métabolisme phosphocalcique, on a découvert plus récemment que la vitamine D agissait sur la peau, la thyroïde, le pancréas, l'hypophyse, les muscles et surtout sur le système immunitaire où elle exerce des propriétés de régulation de la différenciation et de la prolifération des lymphocytes T et B ainsi que des monocytes.

Au niveau du métabolisme phosphocalcique la vitamine D augmente l'absorption intestinale du calcium, du phosphore, la mobilisation osseuse et en synergie avec d'autres hormones la minéralisation osseuse.

Dans le cadre d'un ensoleillement normal et d'un apport nutritionnel minimum en poissons, il ne devrait pas y avoir de carences en vitamines D.

Comme la vitamine A, la vitamine D doit être aujourd'hui davantage considérée comme un médicament dont il faut respecter les contre-indications et ne pas dépasser les doses.

Elle est cependant présente, à faibles doses et sous forme naturelle, dans certaines formules complexes qui sont beaucoup plus destinées à la prévention des décalcifications (ostéoporose) que des traitements des douleurs rhumatismales.

LES MINÉRAUX

Il semble que le maintien pendant toute une vie d'un *apport calcique* minimal et précoce d'environ 1 g/jour soit un des moyens d'échapper à beaucoup d'affections rhumatismales non inflammatoires. Cet apport peut et doit être augmenté en cas de maladie, de stress, de fatigue ou de convalescence mais aussi en post-ménopause et plus généralement avec l'âge.

Bien entendu l'apport alimentaire provient majoritairement du lait et des produits laitiers. Mais beaucoup de personnes, en vieillissant, digère mal les dérivés du lait ou présentent même des signes d'intolérance ou d'allergies.

Une supplémentation en calcium sera donc très souvent préconisée. Elle devra toujours respecter les rapports calcium/magnésium (cf. ci-dessus) et être associée à une supplémentation multiminérale et polyvitaminique.

La caféine, l'alcool et le tabac, les régimes trop salés et surtout trop riches en protéines augmentent l'excrétion du calcium. C'est un problème que connaissent bien les culturistes qui absorbent de grandes quantités de protéines pures et qui doivent donc faire très attention à leur supplémentation en calcium.

Mais comme les choses ne sont jamais simples, une alimentation carencée en protéines, ce qui est assez fréquent chez les personnes âgées, semble perturber l'absorption et la biodisponibilité du calcium.

Une alimentation trop riche en graisses animales ou trop riche en fibres (phytates) perturbe l'absorption du calcium alimentaire.

Une alimentation carencée en fruits et légumes conduit à une carence en bore. Le bore réduit l'élimination du calcium et du magnésium et augmente les taux sériques d'hormones sexuelles.

La prise, au long cours, de certains médicaments comme les anti-inflammatoires et les divers « anti-acides » et protecteurs des muqueuses digestives qui les accompagnent mais aussi les « anticalciques » (utilisés en cardiologie et dans certaines situations d'hypertension artérielle) est en théorie capable d'interférer avec ce métabolisme et c'est alors au médecin et/ou nutritionniste averti de vérifier cette hypothèse individuellement.

Des affections chroniques et durables du tractus digestif telles que les ulcères, les gastrites, les pancréatites et les colites peuvent également perturber considérablement l'absorption de sels minéraux.

D'une façon générale et plus encore dans la prévention à terme des affections de dégénérescence osseuse la prise de 400 à 500 mg/jour de *magnésium* est absolument recommandée.

Ces doses pourront être augmentées sans crainte en cas de syndromes d'excitation neuromusculaire, de crampes, de fasciculations (les muscles sont agités de mouvements involontaires) et de tous les signes que l'on range habituellement de façon un peu désordonnée dans la spasmophilie.

Beaucoup pensent que calcium et magnésium ne doivent pas être absorbés spontanément. C'est faux car les meilleurs reminéralisants sont les suppléments apportant ensemble calcium et magnésium dans un rapport de 2/1.

Il faut se garder de prolonger de supplémentations de ce type sans apports polyvitaminiques et multiminéraux équilibrés mais aussi adaptés au besoin spécifique de l'individu.

Il est temps ici de saluer le génie empirique du docteur Ménétrier, « inventeur » de la thérapie par les oligo-éléments et auteur de nombreux ouvrages, qui bien avant les connaissances actuelles avait pressenti l'efficacité et la complémentarité du manganèse et du cuivre dans le traitement des infections et des rhumatismes en infectieux et inflammatoires.

Le manganèse a une activité et un métabolisme souvent très complémentaires de celui du cuivre *(voir Arthrite)*.

Outre son action antiradicalaire et donc anti-inflammatoire en tant que cofacteur de la superoxyde dismutase mitochondriale il intervient dans la synthèse des mucopolysaccharides dont les chondroïtines sulfates et les protéoglycanes qui sont les constituants essentiels de la substance fondamentale des cartilages.

Toute affection articulaire au long cours réclame en théorie une supplémentation en manganèse.

Il est possible en outre que les « douleurs de croissance » chez les enfants et adolescents réagissent favorablement à une supplémentation en manganèse. Dans le même ordre d'idées, toute situation sollicitant le cartilage (croissance, sport, traumatismes...) devrait conduire à une supplémentation en manganèse.

Une supplémentation en *chrome* peut être envisagée chez certains patients, en particulier lorsqu'il existe, conjointement, des anomalies du métabolisme glucido-lipidique susceptibles d'être également ainsi améliorées.

L'activité anti-rhumatismale et « reminéralisante » de la prêle (très riche en *silicium*) n'a pas attendu les découvertes récentes de Glimcher pour être utilisée en thérapeutique empirique.

Les récentes découvertes biochimiques ont en effet démontré que la présence du silicium et son activité semblent essentielles au bon renouvellement de la matrice osseuse.

Il intervient dans les processus de calcification et de renouvellement de la matrice de l'os et ce indépendamment du métabolisme de la vitamine D.

Il intervient également dans la formation du cartilage et du tissu conjonctif par le biais des protéoglycanes de la matrice et des collagènes.

Son rôle est essentiel dans la croissance des os longs et des os du crâne chez le poulet et il participe à la réticulation du collagène et de l'élastine.

A côté du calcium et de la vitamine D, le silicium peut être considéré comme un traitement et une prévention de l'ostéoporose et plus généralement de toute affection risquant d'entraîner des fragilisations osseuses ou articulaires (arthrose).

Et le *zinc* ? Son apport excessif risque, nous l'avons vu, d'entraîner des carences en cuivre. Mais lorsque l'organisme doit faire face à des situations d'inflammation prolongée, les réserves de zinc s'épuisent et doivent être renouvelées.

Il ne faut jamais oublier que le zinc intervient en tant que cofacteur d'environ 200 enzymes parmi lesquelles un bon nombre d'enzymes antiradicalaires et donc anti-inflammatoires et d'autres enzymes impliquées dans les mécanismes de réparation tissulaire, de défense immunitaire et de synthèses hormonales.

Les situations qui nécessitent des augmentations d'apport en zinc doivent également s'intéresser aux apports de cuivre et certains auteurs pensent qu'au niveau des supplémentations, il ne faudrait pas que le rapport ZN/Cu soit de beaucoup supérieur à 10.

Rien n'est encore très simple ni définitif et c'est encore là tout « l'art » des nutritionnistes et médecins nutrithérapeutes que de surveiller et de moduler les apports entre les différents métaux par le biais d'une observation clinique et d'une surveillance nutritionnelle rigoureuse.

Nous l'avons vu précédemment les apports nutritionnels en protéines doivent être assurés idéalement (ni trop, ni trop peu) et cet équilibre semble jouer un rôle fondamental dans la prévention et la guérison des affections rhumatismales.

L'apport d'*acides aminés soufrés* (méthionine, lysine, cystéine) et de soufre colloïdal peut être également utile.

La DL-phénylalanine est un acide aminé qui inhibe l'activité de certaines enzymes intervenant dans le catabolisme des endorphines. Il s'agit donc d'une antalgique naturel (au sens orthomoléculaire de ce terme, c'est-à-dire naturellement contenu dans l'organisme) que le médecin pourra prescrire et qui sera efficace à des doses variant entre 200 et 500 mg. Son usage nécessite certaines précautions et il est contre-indiqué en cas d'hypertension artérielle, de phénylcétonurie et de certaines thérapeutiques antidépressives (IMAO).

EN CONCLUSION

Dans l'esprit d'une majorité de gens douleurs et raideurs articulaires sont considérées comme des signes plus ou moins précoces d'âge et de vieillissement.

De ce fait ils se résignent et attendent que les douleurs soient intolérables, que la limitation des mouvements soit importante pour consulter, et enfin traiter avec des remèdes dont ils savent très bien qu'ils n'ont pas d'action véritable et profonde sur l'évolution inéluctable de la maladie. C'est en quelque sorte la peur et parfois la honte de leur propre image qui retardent le traitement.

La nutrition et la médecine orthomoléculaires proposent une autre approche de la maladie osseuse et articulaire. Il s'agit d'une part de mieux comprendre l'influence et le poids de sa nutrition sur l'évolution, la conservation ou même l'amélioration de sa santé et de se prendre en main le plus tôt possible.

Il s'agit de soigner le plus précocement possible « la maladie moléculaire » pour reprendre les termes mêmes usités par Linus Pauling et réaliser ainsi une véritable prévention active et efficace.

Nous sommes certain qu'une éducation nutritionnelle précoce permettrait en outre de réaliser d'importances économies de santé.

Il ne peut exister de formules « toutes faites » applicables à toutes les situations et tous les métabolismes. Si nous devions cependant donner quelques conseils de base pour prévenir et/ou atténuer la maladie rhumatismale et articulaire, nous dirions :

— respectez les conseils diététiques de la première partie de ce texte ;
— supplémentez avec :
  - EPA, huiles de poisson, 500 à 800 mg/jour, et, à partir de la quarantaine et en cas d'allergies et d'inflammations chroniques, avec 1 500 à 3 000 mg d'huile d'onagre ;
  - vitamine C « retard » avec bioflavonoïdes, 500 à 2 000 mg/jour ;
  - vitamine E, 400 à 800 UI/jour ;
  - fibres, 10 à 20 g/jour, dans l'alimentation ;
  - 1 comprimé par jour d'une formule multivitaminique (avec vitamines du groupe B) et polyminérale ;
  - surveillance et correction des apports recommandés en calcium et magnésium sans oublier de boire (de l'eau), de faire du sport raisonnablement...

Asthénie, fatigue

L'asthénie ou fatigue peuvent avoir des causes multiples.

Cette fatigue ou fatigabilité à l'effort physique ou intellectuel peut être difficile à différencier de la dépression vraie *(voir ce mot)*. Il faut être attentif à l'apparition de phases d'anxiété et à l'aggravation matinale de la fatigue qui conduit à penser que la dépression n'est pas loin.

Il n'existe pas de régime ou de supplémentation permettant d'éviter la fatigue. Chaque situation ne peut être qu'individuelle et spécifique et il faut savoir que tout déséquilibre nutritionnel est susceptible de conduire à la fatigue chronique.

Les déséquilibres « par excès » : excès de nourriture, excès de sucres à index glycémiques élevés, excès de graisses animales saturées et souvent de fromage, excès d'alcool... et les déséquilibres « par déficiences » en éléments nutritifs essentiels qu'il s'agisse de macroéléments (sodium, potassium, fer...) ou de micro-éléments (zinc, folates, B1, B6, B12...) constituent des causes fréquentes de fatigue.

Classiquement la vitamine B5 (acide pantothénique) est recommandée pour stimuler les surrénales et nous l'associons, dans les états de fatigue, à des injections de vitamine B12 et parfois de folates. Les personnes âgées tirent souvent bénéfice de ces supplémentations simples qui évitent d'avoir recours à tous les psychostimulants dont l'efficacité et l'absence de dangers à terme ne sont pas toujours démontrées.

Nous associons ces supplémentations spécifiques à des supplémentations multivitaminiques et minérales (dérivés marins, algues, germe de blé, levures, pollen...) et à des plantes comme le ginseng ou l'eleuthérocoque qui sont d'ailleurs très riches en oligo-éléments.

Les carences en zinc peuvent également provoquer ou aggraver des asthénies.

Enfin, un bon nombre de consultations pour fatigue chronique sont probablement la conséquence d'intoxication par les médicaments et notamment par les tranquillisants et somnifères (benzodiazépines) et par les métaux lourds (plomb) ou d'autres xénobiotiques (substances étrangères à l'organisme).

L'octacosanol est un poly-alcool présent dans les céréales. On le trouve en grande quantité dans l'huile de germe de blé et ses propriétés ont longtemps été confondues avec celles de la vitamine E. Ses propriétés défatigantes (à la dose de 1 000 à 5 000 μg par jour) ont été testées dans les corps de marines de l'armée américaine. Il augmente, de plus, la résistance au stress physique. Il est donc recommandé en cas de compétitions, d'efforts physiques et musculaires intenses et prolongés.

Asthme

L'asthme est une maladie allergique complexe dont le diagnostic et le traitement doivent être confiés au seul médecin.

Beaucoup d'asthmatiques prennent continuellement des médicaments comme des sympathomimétiques, de la théophylline ou des corticoïdes qui peuvent à la longue perturber l'absorption et le métabolisme des principaux nutriments.

Toutes les mesures proposées au chapitre *Allergies* doivent ici être mises en route. Elles seront rapidement efficaces, surtout chez les enfants pour qui il faut être particulièrement attentif :

— à la correction diététique de base *(voir chapitre « Le préalable : la correction diététique de base »)*. Il faut en particulier éviter les régimes globalement trop riches en graisses animales saturées et trop fournis en sucreries et sucres à index glycémique élevé ;
— à l'enrichissement de la ration alimentaire en huiles polyinsaturées de première pression pour apporter des acides gras oméga 3 et oméga 6, anti-inflammatoires et anti-allergiques (mélange à

parts égales d'huile d'olive, soja, noix et tournesol), en s'assurant qu'il n'existe pas d'allergie individuelle à l'un des composants (en particulier noix et/ou soja);
— aux régimes d'éviction allergénique et anti-candida *(voir Candidoses)*, particulièrement efficaces chez les enfants.

La défense anti-infectieuse afin d'éviter à la fois le déclenchement de la maladie et sa surinfection doit être stimulée au maximum et on sera donc attentif à conseiller des doses suffisantes de vitamine C (1 000 à 3 000 mg/jour), de zinc (50 à 100 mg/jour), de vitamine B6 (100 mg/jour), d'acide para-aminobenzoïque (PABA, 500 à 1 000 mg/jour), de magnésium (400 mg/jour), de vitamines A (rétinol, ne pas dépasser 25 000 UI/jour sans avis médical) et de vitamine D (sous surveillance médicale : voir *Hypervitaminose*).

Les coprocultures faites chez les enfants asthmatiques retrouvent souvent des infections à germes, à candida albicans (ces enfants ont pris de façon répétée des traitements antibiotiques à large spectre) et des parasitoses qu'il est essentiel de traiter.

Un médecin canadien cité par Michael Lesser [1], le docteur Reich, a prescrit avec succès, sans problèmes toxiques ni effets secondaires, pendant des périodes de trois à six mois, de la vitamine A (60 000 UI/jour) et de la vitamine D (6 000 UI/jour) dans cette indication d'asthme ainsi que dans des situations d'anxiété et de dépression.

Le *Journal of Nutritional Medicine* [2] rapporte plusieurs observations de jeunes enfants asthmatiques améliorés par des injections de vitamine B12 (1 000 UI/jour, trois à cinq fois par semaine en injections intramusculaires). L'auteur, s'appuyant sur une expérience clinique de treize années, incrimine le lait de vache qui, au niveau gastrique, entraînerait une hypochlorhydrie et une mauvaise production de «facteur intrinsèque» entraînant à leur tour une mauvaise absorption de la vitamine B12, des nutriments et une aggravation des allergies alimentaires.

La complexité de l'intrication entre allergie respiratoire et allergie alimentaire n'est, à notre avis, plus à démontrer. Il faut donc, chez les asthmatiques, être particulièrement attentif à l'alimentation et tenter systématiquement des régimes d'éviction et des supplémentations nutritionnelles anti-allergiques qui peuvent considérablement améliorer les performances et permettre de diminuer les doses de médications anti-allergiques ou symptomatiques.

1. Dans *La Thérapie des vitamines et de l'alimentation*, Paris, Terre vivante, 1987.
2. Édité par Stephen Davies et Damien Downing (British Society for Nutritional Medicine).

Athéromatose

Voir Artériosclérose.

Audition (troubles de l')

Voir aussi Oreille (infections de l').

Les pertes de l'audition peuvent faire suite à un bouchon de cérumen : consultez votre médecin et surtout évitez de nettoyer les oreilles avec des cotons tiges et d'y laisser séjourner de l'eau (surtout salée) après la baignade.

Les infections mal soignées, qu'il s'agisse d'otites, de sinusites, de rhinites, peuvent également les provoquer *(voir Oreille).*

Dans d'autres cas, il peut s'agir d'otosclérose ou d'otospongiose, phénomènes de dégénérescence de l'appareil auditif interne qui touchent un pourcentage non négligeable de la population et qui peuvent entraîner des surdités progressives. Ces surdités sont susceptibles d'être aggravées pendant la grossesse. Leur traitement est chirurgical et peut conduire à la pose d'une prothèse mais leur prévention doit être du même ordre que celle proposée pour l'ostéoporose : calcium, fluor, silicium, manganèse, zinc, vitamine A, D (sous contrôle médical) et surtout vitamine C avec bioflavonoïdes... Cette supplémentation préventive devrait être entreprise dès la pose du diagnostic, ou mieux encore lorsqu'il existe un contexte familial. Il est encore difficile d'en évaluer les résultats, les sujets devant être examinés pendant de nombreuses années.

Auto-immunes (maladies)

Voir Immunité (troubles liés à l').

Avitaminose

Voir Carences en vitamines.

Ballonnements

Les occasions de ballonnements sont nombreuses.

Les insuffisances digestives hautes par hypo- ou hyperchlorhydries sont souvent la conséquence d'erreurs alimentaires prolongées qui sont accessibles à des corrections diététiques simples *(voir « Le préalable : la correction diététique de base »)*.

Ces insuffisances digestives favorisent qualitativement et quantitativement les allergies alimentaires qui doivent être systématiquement recherchées et éradiquées ainsi que les dysmicrobismes au niveau de la flore intestinale. Elles peuvent être améliorées par la prise de citrates de bétaine ou de choline ainsi que par des préparations complexes d'enzymes digestives (d'origine pancréatique ou biliaire, ou d'origine végétale : papaye, bromelase...).

Si vous avez pris de façon prolongée ou répétée des traitements antibiotiques (reportez-vous au chapitre ci-dessus), il est possible que vous soyez porteur de mycoses chroniques et en particulier de candidoses chroniques *(voir ces mots)*.

Bourdonnements d'oreille

Les bourdonnements et bruits perçus au niveau des oreilles peuvent avoir diverses origines :

— lésions de l'oreille interne dues à des toxiques, à des expositions à des bruits trop importants, à des maladies infectieuses... ;
— problèmes microcirculatoires au niveau de l'oreille ou de la circulation cérébrale ;
— problèmes circulatoires et arthrosiques au niveau des vertèbres cervicales.

Indépendamment de lésions irréversibles ou de malformations, ces « bruits » sont parfois très difficiles à traiter et même à atténuer ou améliorer.

Dans d'autres cas, les traitements et supplémentations en rapport avec les polyneuropathies et les problèmes d'athéromatose ou athérosclérose sont susceptibles de les améliorer très sensiblement. Reportez-vous à *Artériosclérose, athéromatose*.

La recherche d'intoxication par un métal toxique (plomb, cadmium, mercure...) doit alors être systématique ainsi que l'évaluation des marqueurs du stress oxydatif, de la fonction circulatoire artérielle et en particulier de la région cérébrale, cervicale et de l'oreille interne ainsi que les marqueurs de l'athérosclérose.

Bronchites

Les bronchites ou infections des muqueuses de l'arbre bronchique font souvent suite à des infections respiratoires hautes mal soignées. Elles surviennent chez des sujets affaiblis au niveau immunitaire et souvent grands fumeurs ou vivant dans un environnement pollué.

Elles peuvent compliquer des états grippaux et représentent une cause non négligeable de décès chez le sujet âgé. Dans ce cas elles doivent être traitées énergiquement par des antibiotiques adaptés.

Des traitements adjuvants à base d'aérosols d'huiles essentielles (pin, eucalytus, sarriette, thym, origan, marjolaine...) et d'oligo-éléments (cuivre, argent, soufre...) permettent d'améliorer l'efficacité des traitements médicamenteux et d'en diminuer la durée de prescription.

Souvent la kinésithérapie respiratoire est nécessaire et permet au sujet d'évacuer correctement les glaires encombrant l'arbre bronchique. L'ozonothérapie par voie rectale est facile à utiliser et permet au sujet fatigué et asphyxié de se réoxygéner. Elle a une action anti-infectieuse adjuvante qui est loin d'être négligeable.

La supplémentation nutritionnelle agira de même, c'est-à-dire à titre préventif et adjuvant :

— vitamine C : plusieurs grammes par jour (3 à 10 g). Nos préférences vont vers la prise de comprimés à action prolongée à 1 000 ou 1 500 mg avec bioflavonoïdes, 1 comprimé par heure, en n'oubliant pas de réduire très progressivement cette dose au bout de trois jours afin d'éviter un «effet rebond» de la maladie;
— vitamine A d'origine animale (rétinol, 1 à 3 capsules à 50 000 UI pendant quelques jours, jamais plus de deux semaines (sur prescription et contrôle médical), avec vitamine E (alphatocophérol), 499 à 1 200 UI/jour;
— magnésium sous forme de chlorures, 400 à 600 mg/jour;
— zinc sous forme de sulfate, 50 à 100 mg/jour;
— dérivés soufrés (soufre, acides aminés soufrés, N-acétylcystéine...) : en plus de leur action anti-infectieuse propre, ils ont une activité locale fluidifiante sur les sécrétions et une activité locale et régionale anti-inflammatoire, anti-oxydante et antipollution;

— sélénium : il peut et doit être associé au soufre. Il l'est de façon naturelle lorsqu'il est prescrit sous forme de sélénométhionine.

Lorsque des antibiotiques ont été prescrits de façon répétée et/ou prolongée, il est bon d'associer aux supplémentations ci-dessus des préparations de vitamines B complexes, de multivitamines et minéraux et de vérifier l'absence de candidoses chroniques et respiratoires et/ou digestives *(voir ce mot)*.

Brûlures

Le traitement et la cicatrisation des brûlures obéit aujourd'hui à des règles très strictes mais lorsqu'il s'agit de brûlures de faible intensité, premier ou second degré, et sur de petites surfaces, on peut les traiter soi-même.

Localement l'huile ou la pommade à la vitamine A et l'huile de vitamine E ont des actions antalgiques, calmantes et cicatrisantes.

Il est bon, selon Linus Pauling, de prendre également des suppléments de vitamine C avec bioflavonoïdes (2 à 3 000 mg/jour), de zinc (50 mg), de vitamine B1 (20 à 50 mg), de vitamine B2 (20 mg), de vitamine B3 (niacine, 100 à 500 mg), de vitamine B6 (20 à 50 mg), de gluconate de calcium avec 1 000 à 2 000 UI de vitamine D et 1 mg de vitamine K. Nous conseillons d'ajouter du silicium et des protéines. Ces suppléments activent également la cicatrisation et les défenses anti-infectieuses.

Les sujets qui bronzent mal (et brûlent) peuvent manquer de vitamine B6, de fer et/ou de zinc. On peut également leur conseiller de la vitamine A (5 000 à 10 000 UI/jour), de la vitamine E, 400 UI/jour, et surtout des carotènes qui peuvent légèrement (et sans danger) colorer leur peau.

Bruxisme

Voir Grincements de dents.

Café (excès de)

Le café est un « chélateur » de minéraux (il favorise leur élimination ou perturbe leur absorption) et de vitamine B1 (thiamine).

Les sujets qui en absorbent trop risquent donc des carences et ces carences peuvent provoquer ou aggraver des états de fatigue et de dépression.

De plus, ils réagissent comme de véritables toxicomanes qui ne peuvent plus arrêter leur drogue car le moindre arrêt ou diminution provoquera immanquablement des épisodes de nervosité, de tremblements ou de maux de tête.

Il faudra essayer de les sevrer progressivement, en les « surminéralisant » avec des préparations de type polyvitamines et multiminéraux, mais, si le café est consommé raisonnablement (pas plus de deux tasses par jour) on considère qu'il ne présente pas de réels dangers.

Calculs rénaux (lithiase)

Vous lirez certainement que la prise de vitamine C risque de provoquer la formation de calculs rénaux et en particulier de calculs oxaliques. Personnellement, nous n'avons jamais rencontré un tel problème même avec des doses de plusieurs grammes par jour.

En fait, il semble que chez l'homme une prédisposition génétique soit nécessaire et que des carences en magnésium et en vitamine B6 augmentent ce risque.

Il est donc conseillé d'hydrater suffisamment et de veiller à supplémenter en magnésium (et calcium) et vitamine B6 ceux qui prendront des doses de vitamine C supérieures à 1 g pendant de longues périodes.

Calvitie

Perte totale ou partielle des cheveux. Elle peut être cicatricielle, c'est-à-dire suivre ou accompagner une blessure, une agression (rayons X) ou une maladie cicatricielle ou non.

Les pelades sont des pertes totales de cheveux (ou de poils) qui peuvent être localisées (en plaques) ou généralisées. Elles font souvent suite à des chocs nerveux importants.

Les alopécies non cicatricielles et banales de l'homme ou de la femme ne sont pas rares. Impétigo, séborrhée, ulcères, teignes, inflammations du cuir chevelu ou pellicules en trop grand nombre peuvent en être la cause.

Les causes d'alopécies banales (ou plus simplement de mauvais aspect du cheveu : sec, gras, cassant, terne, fourchu...) sont multiples. On peut citer :

— les maladies : les colites chroniques, les infections chroniques à virus, bactéries, champignons ou parasites, l'hypertension, la nervosité, le diabète, les déséquilibres hormonaux, les maladies chroniques du cœur et du foie, les inflammations chroniques et... la grossesse ;
— les médicaments : prise au long cours d'aspirine, d'anti-inflammatoires, d'antibiotiques, de diurétiques, d'extraits thyroïdiens (traitements amaigrissants), de pilule anticonceptionnelle, de tranquillisants, rayons X et chimiothérapies anticancéreuses ;
— l'environnement : le soleil, l'eau de mer, la sécheresse, l'humidité, le froid ou la chaleur excessifs peuvent agresser la chevelure ;
— la génétique : il existe des familles à chauves et/ou à chevelus ;
— la nutrition : nous y viendrons plus bas.

Que faire en cas de problème de chevelure ?

— rechercher une cause générale ou locale et la traiter ;
— ne pas croire en une « pilule miracle » ;
— examiner ou faire examiner son « terrain nutritionnel » et d'abord rechercher une colite, c'est-à-dire une infection chronique de l'intestin qui entraîne une malabsorption des nutriments *(voir Coliques, colites, colopathies)* et la traiter en éradicant l'infection et en réensemençant la flore par l'acidophilus et si besoin le lactobacillus bulgaricus ;
— chercher des carences, par ordre d'importance en fer, zinc, sélénium, vitamines A, B et C... mais aussi en protéines (régimes végétariens mal équilibrés) et les traiter spécifiquement ;
— essayer les supplémentations ci-dessous, par ordre décroissant d'importance et de priorité :
  • zinc, 50 à 150 mg/jour ;
  • cystine et cystéine, 500 à 1 000 mg entre les repas, et B6 (une spécialité pharmaceutique bien connue les associe) ou soufre sous forme de gluconates ou colloïdes ;
  • vitamines B « complexe » + B5 (acide pantothénique) à bonne dose si vos cheveux blanchissent prématurément. Une de nos consœurs obtint une recoloration puis une repousse chez un patient avec le sélénium sous forme colloïdale (et seulement sous cette forme !) ;
  • vitamine C qui active la synthèse des collagènes (1 g/jour) ;
  • inositol à la dose de 1 g/jour, selon le docteur Adelle Davis [1].
  L'inositol est en outre un excellent calmant chez les hyper-

1. Nutritionniste hospitalier aux États-Unis, biochimiste, auteur de *Les vitamines ont leur secret*, Paris, Éd. Sand, 1984.

tendus et les insomniaques. Il faut le prendre au coucher, dilué dans un peu d'eau, et en fin de digestion ;

• éventuellement fer, souvent préparations polyminérales même faiblement dosées (plasma de Quinton®, ou complexes d'algues), parfois vitamine A ou carotènes.

Personnellement nous conseillons, dans certains cas, l'usage local et général des extraits placentaires et embryonnaires ainsi que des massages et drainages lymphatiques.

Des complexes « tout préparés » existent. Ils sont parfois insuffisants pour un problème spécifique. Essayez-les et ajoutez, si besoin, un ou deux suppléments selon vos problèmes spécifiques.

Candidoses (mycoses intestinales chroniques)

Les candidoses chroniques représentent à nos yeux un véritable problème de santé publique : pratiquement chacun d'entre nous en a souffert et a présenté ou présentera des symptômes ou des aggravations symptomatiques diverses en rapport avec ces candidoses.

Ces champignons ou levures qui existent naturellement dans notre flore intestinale la colonisent de façon anormale dans bon nombre de circonstances :

— alimentation déséquilibrée et carencée ;
— alimentation trop riche en sucres à index glycémique, en aliments trop raffinés et en graisses de mauvaise qualité ;
— prises trop prolongées et/ou trop fréquentes d'antibiotiques à large spectre ;
— allergies et intolérances alimentaires non traitées ;
— maladies du système immunitaire, convalescences, fatigues...

Cette véritable infection chronique peut interférer avec l'épineux problème des allergies et intolérances alimentaires : l'une aggravant l'autre, l'autre provoquant l'une.

De multiples symptômes non spécifiques permettent de suspecter cet envahissement de notre intestin par ces levures et champignons (il n'y a pas que le *Candida albicans*) :

— état de fatigue, d'anxiété, d'angoisse et de dépression sans autres explications ;
— allergies respiratoires, ORL (rhinites, sinusites, aggravation de l'asthme...) ;

— allergies cutanées (eczéma, urticaire...) ;
— mycoses cutanées (pytiriasis versicolor) ou unguéales ;
— mycoses gynécologiques récidivantes (pertes odorantes, souvent jaunâtres, irritantes à forte odeur) ;
— colites et toutes douleurs intestinales (chez l'enfant) et troubles divers du transit ;
— aggravation des douleurs gastriques (chercher l'existence d'une infection associée à *Helicobacter pylorii*) ;
— aggravation du syndrome prémenstruel *(voir ce mot)* ;
— hypoglycémies, dysglycémies, aggravation des diabètes et hyperinsulinismes *(voir ces mots)* ;
— prise de poids, rétention hydrique ;
— douleurs articulaires ;
— aggravation des problèmes cardiovasculaires et/ou d'athérosclérose...

Dans beaucoup de ces situations, il faut savoir suspecter le champignon, rechercher une cause déclenchante ou aggravante, faire un interrogatoire alimentaire détaillé :

— êtes-vous aggravé, intolérant ou prenez-vous en excès : des sucres rapides, des graisses saturées ?, des « snacks » et aliments tous préparés de type pizzas, pâtisseries, cakes, jus de fruits... ?, des fromages fermentés, du gruyère, des noix ou des fruits secs ?
— gardez-vous des restes trop longtemps dans votre frigidaire et le nettoyez-vous insuffisamment ?
— êtes-vous aggravé dans tous vos symptômes après la prise de certains aliments, après des traitements antibiotiques, en automne après la saison chaude ?
— ne supportez-vous pas les levures vivantes, les aliments qui contiennent des levures, y compris le pain et même les suppléments de vitamine B ?

Si vous répondez oui à certaines de ces questions, n'hésitez pas :

— demandez à votre médecin une confirmation en faisant faire une coproculture (analyse des selles) si possible dans un laboratoire bien rodé à ces méthodes ;
— traitez-vous médicalement et diététiquement ;
— observez bien la modification de certains symptômes ou certaines aggravations après le ou les premiers traitements après l'éviction de certains aliments suspectés de vous apporter très régulièrement ces champignons.

Ce problème des candidoses chroniques qui est peu connu en France a fait l'objet d'une vaste polémique aux États-Unis et en Angleterre. *The Yeast Connection* du docteur G. Crook a fait l'objet de multiples rééditions de 1983 à nos jours. Les adversaires des théories exposées tout au long de ce best-seller de 434 pages prétendent qu'il est très difficile, sinon impossible, de rapporter tant de symptômes à cette infection si banale et si commune... A tous les sceptiques l'auteur répond : « Traitez, traitez correctement, et vous verrez bien si les symptômes disparaissent en même temps que les souches de candida dans les selles... ! »

QUELS SONT LES TRAITEMENTS ?

Ils sont simples et peu toxiques pour les deux premiers : la nystatine et l'amphotéricine B doivent être prescrits par des médecins à des doses suffisantes pendant trois ou quatre semaines. Ces molécules franchissent très peu la paroi intestinale et n'ont donc pas d'effets généraux. Les effets secondaires sont dus à la libération trop brutale de « toxine » candidosique lorsque les doses sont trop fortes en début de traitement. D'autres molécules plus récentes mais plus délicates à manipuler (bien qu'elles le soient quotidiennement dans beaucoup de services hospitaliers et notamment en cancérologie et en sidologie...) servent à traiter les candidoses systémiques qui peuvent avoir dépassé le seul cadre de l'intestin ou récidiver avec les traitements classiques.

Les régimes d'éradication en aliments sensibilisants (histamino-libérateurs : tomates, épinards, fromages, boissons, légumes fermentés, conserves, charcuteries... et tyramino-libérateurs : fromages et viandes fermentées, charcuteries, poissons fumés, vin blanc, chocolat) ou porteurs de candida, les désensibilisations à la candidine ou avec des autovaccins et certaines supplémentations nutritionnelles avec différentes souches d'acidophilus et/ou de bifidus et bulgaricus sont essentiels afin d'assurer un résultat à terme et diminuer le recours aux médicaments.

Il faut être prudent avec les supplémentations en vitamines du groupe B et toute réaction pathologique ou de réactivation après la prise de ces complexes peut être considérée comme un signe de réinfestation.

Il n'est pas dans notre intention de prendre parti dans la polémique anglo-saxonne à propos du candida mais d'attirer l'attention du public français sur cette « maladie quasiment inconnue » qui, si elle existe, peut être la négation de toute velléité de supplémentation nutritionnelle efficace car se nourrir en nourrissant en même temps le champignon ne sert pas à grand-chose.

On peut d'ailleurs étendre le raisonnement à beaucoup de colites chroniques, à germes et bactéries, à parasites...

C'est pour toutes ces raisons que nous devrions être plus attentifs à notre transit intestinal, que nous devrions refuser tout traitement irritant et agressif des constipations et diarrhées que des mesures diététiques simples et des réensemencements physiologiques permettent d'améliorer et que nous devrions prendre conscience qu'une flore intestinale en bon état représente l'un des premiers garants de notre immunité et plus généralement de notre santé.

Carences en vitamines

Les avitaminoses ou carences vraies en vitamines ou nutriments sont rares, de nos jours, dans les pays industriellement développés.

Par contre des états de subcarence ou de déficience chronique peuvent être très prolongés et induire des troubles du métabolisme tels que mauvaises synthèses hormonales, anémies, déficiences immunologiques, asthénies, hypersensibilités neurovégétatives, etc.

Ce problème a été complètement traité dans l'annexe 4 de notre précédent ouvrage *Forme et santé, la médecine orthomoléculaire*[1]. Son diagnostic et son traitement constituent une phase essentielle et primordiale du diagnostic clinique et biologique en médecine nutritionnelle et une des raisons de pratiquer et de conseiller, quelles que soient les pathologies ciblées ou même en l'absence de toute pathologie, des bilans de forme et de santé[2].

Ces bilans *(voir première partie, « Bilan biologique de la santé »)* permettent de dépister des déficiences précliniques, de surveiller leur traitement et leur supplémentation et de réaliser de véritables préventions actives.

Voyons quelques exemples simples de problèmes liés au maintien de certaines subcarences ou déficiences simples :

- le manque de fer, bien avant l'anémie, est responsable de fatigues et de diminution d'efficacité du système immunitaire ;
- la déficience en vitamine C augmente probablement le risque de survenue de certains cancers, de problèmes immunitaires et de fragilités capillaires... ;

1. *Op. cit.*, p. 183 à 193.
2. Voir note 1, p. 38.

— les déficiences prolongées en vitamine A et caroténoïdes sont étudiées, au plan épidémiologique, en cancérologie. La grande étude française SU.VI.MAX que démarre cette année l'INSERM compte bien apporter des éléments de réponse à cette enquête ;
— les antioxydants (vitamine A, caroténoïdes, sélénium, glutathion...) semblent tellement importants aujourd'hui au sein de la lutte contre l'agression par les radicaux libres *(voir quatrième partie, « L'ensemble des affections dues aux radicaux libres »)* que l'on n'a pas très envie de se savoir « en carence » même faible ;
— des précarences ou déficiences en thiamine (vitamine B1) peuvent être provoquées par l'usage immodéré et/ou prolongé de thé, de café, de bétel et ce par l'intermédiaire de leurs tanins et de leurs acides. Il en est de même de la consommation de certains aliments trop raffinés, de poissons crus (en Orient), ou de l'anorexie. La pilule contraceptive et certains médicaments antibiotiques, anticonvulsivants, antimétaboliques ou antiparasitaires augmentent les besoins et pourraient provoquer des symptômes très frustres (perte d'appétit et de poids, atteintes cardiaques, atteintes neurologiques) de béri-béri subchronique très difficiles d'ailleurs à diagnostiquer ;
— les carences en folates (vitamine B9), bien avant l'anémie macrocytaire (à globules rouges trop gros), sont responsables de troubles neuropsychiatriques, de polyneuropathies, d'états dépressifs et asthéniques ;
— la symptomatologie des déficiences en acide pantothénique (vitamine B5), chez des sujets volontaires soumis à un régime même subcarencé se manifeste par des céphalées, des nausées, des fourmillements des extrémités... ;
— des déficiences en niacine (vitamine B3) (qui peuvent être facilement induites par certains traitements médicamenteux prolongés) provoquent des symptômes qui rappellent ceux de la pellagre : dermite, kératinisation de l'épiderme, glossite, troubles digestifs non spécifiques à type de douleurs gastriques, perte d'appétit, diarrhée. Beaucoup de ces signes sont d'ailleurs présents chez les schizophrènes qui bénéficient de prises de niacine ;
— la déficience ou subcarence prolongée en pyridoxine (vitamine B6) semble être impliquée dans un grand nombre de maladies métaboliques, vasculaires et neuropsychiatriques ;
— les déficiences même légères en calcium et en vitamine D sont responsables, si elles sont précoces et prolongées, de la survenue, des années plus tard, de cette terrible maladie : l'ostéoporose. Des douleurs osseuses, surtout au niveau des côtes et/ou du bassin, lorsqu'elles sont majorées par la pression et

accompagnées de douleurs à la racine des membres peuvent constituer un signe précoce de déficience en vitamine D et conduire à la prescription d'un bilan clinique, radiologique (ostéodensitométrie) et biologique *(voir Ostéoporose)* ;
— et ne parlons pas du zinc impliqué dans plus de deux cents systèmes enzymatiques, ni du bore ou... du rubidium dont nous ne savons finalement pas grand-chose.

Caries

Voir aussi Dentaires (problèmes).

La carie dentaire représente le troisième fléau dans les populations occidentales, après le cancer et les maladies cardiovasculaires : à l'âge de cinq ans, les enfants ont en moyenne cinq dents gâtées, plombées ou manquantes et les maladies dentaires coûtent extrêmement cher à la société.

Il est bien connu que la consommation de sucre raffiné prédispose à la carie dentaire. Mais c'est plus encore le sucre collant et caramélisé des sucreries qui, séjournant dans la bouche, favorise son acidification (demandez à votre dentiste de mesurer votre pH salivaire !) et permet aux bactéries agressives de se développer et d'attaquer l'émail dentaire.

La carie dentaire semble une maladie typiquement liée au mode de nutrition des Occidentaux : l'Occidental moyen consomme en deux semaines la quantité de sucre qu'un sujet de la reine Élisabeth Ire consommait en un an.

Le docteur Stanway rapporte[1] l'étude réalisée par le chirurgien d'un navire, en 1932, sur les habitants de l'île de Tristão Da Cunha. Il avait examiné les dents de 162 habitants de cette île qui, avant l'arrivée de leur navire était totalement isolée du monde occidental. 83 % d'entre eux n'avaient aucune carie et aucun enfant âgé de moins de cinq ans n'avait une seule dent gâtée. Le bateau laissa avant de quitter l'île de la farine blanche que les habitants réclamaient. Trois mois plus tard, au cours d'une visite, il constata que le nombre des dents saines avait diminué de 50 %...

Le docteur Yves Gauthier rapporte dans son ouvrage *Les Dents lumière*[2] les célèbres expériences du docteur Béguin de la Chaux-de-Fonds qui conseilla pendant des années à des enfants d'âge sco-

1. Dans *Pour bien manger, manger le brut*, Paris, Tchou, 1977.
2. Éd. Soleil, 1989.

laire une alimentation où le sucre complet[1] remplaçait le sucre raffiné et qui par ailleurs était enrichie en aliments complets (fruits secs, farines et pains complets, légumes crus). Les enfants qui purent suivre ses conseils tout au long de leur scolarité ne développèrent aucune carie (contre six caries en moyenne pour les enfants qui ne mangeaient que du sucre raffiné).

Le bon état des gencives et du parodonte influence également la bonne santé de l'émail dentaire.

Ne laissez pas le sucre séjourner dans votre bouche : lavez-vous les dents avec une brosse souple (seule cette dernière est efficace) et faites-vous détartrer régulièrement par votre dentiste. Le tartre renferme un ensemble de bactéries susceptibles de se comporter dans l'organisme comme de véritables « super-antigènes », des foyers infectieux chroniques et capables, probablement, de déclencher de véritables maladies infectieuses chroniques ou auto-immunes.

Le docteur Adrian Cowan[2] a observé sur 69 sujets qu'une supplémentation en vitamine C de 1 à 3 g/jour améliorait l'état des gencives. La vitamine C a une action antihémorragique et favorise la synthèse du collagène[3].

Le docteur Richard I. Vogel, de l'École dentaire du New Jersey, a Newhark, donna pendant plus de trente jours des suppléments de 4 mg (cette étude fut réalisée contre placebo) d'acide folique à un groupe de patients qui présentaient de l'inflammation et de l'infection gingivale. Les sujets traités présentèrent à la fin de l'étude environ moitié moins de troubles gingivaux. Dans une autre étude publiée dans le *Journal of Dental Research* il affirme que cet acide folique pris pendant soixante jours protégea de l'inflammation les gencives des femmes sous pilule[4].

Si vous voulez que votre famille garde de bonnes gencives et de bonnes dents, suivez les conseils ci-dessous et ne sucrez pas au miel (ou autrement) les tétines de vos nourrissons :

— brossez-vous régulièrement les dents, surtout après avoir mangé des sucreries ;
— consommez moins de sucre raffiné (blanc ou roux), de sucreries, de miel, de confitures, de céréales et farines raffinées ;

1. Ce sucre est obtenu par pression à froid de la canne à sucre et évaporation du jus. Il est très riche en sels minéraux. Il est disponible en France sous la marque Sucanat.
2. *Irish Journal of Medicine.*
3. *Encyclopédie des vitamines*, Québec Agenda.
4. *Ibid.*

— remplacez ces sucres et sucreries par des sucres dits complets : fruits secs et sucres extraits de jus de canne à sucre pressée à froid ;
— consommez plus de fibres alimentaires et donc de céréales non raffinées ;
— prenez de la vitamine C, 500 à 1 000 mg/jour avec des bioflavonoïdes, surtout si vous avez les gencives qui saignent. Pour le savoir : croquez une pomme ;
— supplémentez en vitamines B et particulièrement en acide folique (2 à 4 mg/jour) ;
— supplémentez en zinc (et donc en fruits de mer, levure de bière, germe de blé, céréales complètes) et en molybdène (sarrasin, germes de blé, légumineuses) ;
— consommez également du chrome, des acides gras linoléiques et linoléniques pour agir sur le métabolisme des hydrates de carbone ;
— traitez les perturbations de la glycémie, les intolérances alimentaires, les perturbations chroniques de la flore intestinale *(voir Glycémie)*.

Et n'ayez plus peur des mesures de prévention et d'hygiène (détartrage) que votre dentiste devrait vous proposer très régulièrement.

Cataracte

La cataracte est une opacification du cristallin qui touche 3 à 4 % de la population âgée de 40 à 50 ans contre 60 % au-delà de 60 ans.

Le vieillissement n'est pas la seule explication de ce phénomène qui conduit progressivement à la cécité. D'autres facteurs le favorisent : hyperglycémie et diabètes, hypertension artérielle, hypercholestérolémie et hypertriglycéridémie, exposition aux ultraviolets, tabac, alcoolisme... Le dépistage et la supplémentation précoce de tous ces états constitueront donc la meilleure et la première prévention de la cataracte.

En 1990, le docteur H.P. Théron, Centre hospitalier de Saint-Germain-en-Laye, Unité de recherche sur le cristallin, a publié dans *Visions* une étude sur 111 yeux observés sur une durée de 22 à 44 mois après supplémentation au magnésium ou au sélénium (960 μ/jour, sous forme colloïdale) et constaté un nombre non négligeable de stabilisations et d'améliorations dans les deux groupes avec un avantage dans le groupe sélénium.

Le docteur John Trevithick, professeur de biochimie à l'université Western-Ontario, a constaté expérimentalement sur des rats que des doses massives de vitamine E prévenaient la formation des cataractes même chez l'animal rendu diabétique.

Dans une étude portant sur 173 cataractes[1], Skalka H.W. et coll. précisent que 20 % des sujets âgés de moins de cinquante ans étaient déficients en riboflavine (vitamine B2).

Un acide aminé : la taurine, s'est révélé efficace, chez l'animal de laboratoire, dans la prévention (et parfois dans la régression) de la cataracte.

D'autres auteurs ont étudié expérimentalement les supplémentations avec : vitamine C, bioflavonoïdes, zinc et acides aminés soufrés (cystéine et méthionine) et ont obtenu des succès qui devront être confirmés chez l'homme. Sans attendre les conclusions définitives, il est possible de mettre très précocement une supplémentation en route, surtout si l'on est concerné par l'un des risques ci-dessus ou si l'on vit dans un pays très ensoleillé :

— diététique : éviter les sucres à index glycémique élevé, faire surveiller sa glycémie et ses facteurs d'athérosclérose (voir ces chapitres) ;
— et supplémenter en vitamine C «action prolongée» avec Bioflavonoïdes à 1 000 mg, 1 à 2 comprimés par jour ;
— Riboflavine (vitamine B2), 5 à 10 mg/jour et vitamine B type B complexes ;
— sélénium, 200 à 900 µg/jour (sur prescription et surveillance médicale au-delà de 200 µg) ;
— taurine, 500 mg deux fois par jour au moment des repas. Contre-indication : femme enceinte ou allaitante ;
— zinc : 50 à 100 mg/jour car les sujets atteints de certaines maladies s'accompagnant de déficiences en zinc développent plus volontiers des cataractes ;
— cystéine et méthionine ont été étudiés pour leurs effets antioxydants et de protection contre les ultraviolets.

Cauchemars

Beaucoup de cauchemars et «nuits agitées» seraient en relation avec des phases d'hypoglycémie nocturne *(voir Glycémie)*.

Évitez de manger trop de protéines animales au repas du soir. Consommez plutôt des sucres complexes à index glycémique bas (céréales et légumineuses, certains légumes). Évitez le soir, si vous

1. *Metabol. & Ped. Ophtal.* 5 (1) : 17 :20 1981.

êtes « sensible », la prise d'aliments provoquant des intolérances digestives (aliments fermentés, charcuteries, vin blanc, chocolat...) et prenez, avant de vous coucher, un verre de lait (qui apporte du calcium et du tryptophane), éventuellement sucré avec un peu de fructose et avec quelques raisins secs ou une ou deux bouchées de banane.

Et faites de beaux rêves !

Cellulite

Son traitement n'est ni simple ni définitivement arrêté.

Si tel était le cas, elle ne « nourrirait » pas périodiquement les pages des grands magazines féminins ou de santé.

On confond souvent cellulite et obésité. L'une peut aller sans l'autre. La cellulite se caractérise par une infiltration sous-cutanée, parfois douloureuse et souvent en « peau d'orange ». Comme l'obésité *(voir ce mot)*, elle peut être de localisation androïde ou gynoïde. Elle est cependant beaucoup plus fréquente chez la femme que l'homme et très dépendante :

— de l'équilibre diététique *(voir première partie, « Le préalable : la correction diététique de base)* et notamment de carences en protéines combinées avec une trop grande consommation de sucres à index glycémique élevé ;
— du stress *(voir ce mot)* ;
— de troubles veineux et troubles de la microcirculation *(voir ce mot)*;
— mais aussi d'un manque de sommeil, d'une grande consommation de tabac ou d'excitants... d'un manque d'exercice.

On peut conseiller plus spécifiquement, associés à une activité physique régulière (au moins quarante minutes de nage, de vélo ou de course, à son rythme et trois fois par semaine) :

— la vitamine B6 ou pyridoxine, 100 à 300 mg/jour ;
— la vitamine E, 800 UI/jour ;
— la vitamine C avec bioflavonoïdes et à « action prolongée » à la dose de 2 à 4 g/jour ;
— le sélénium, 100 µg/jour ;
— les multiminéraux contenant de l'iode et les extraits d'algue ;
— la proline et la lysine à la dose de 500 à 1 500 mg/jour, acides aminés qui stimulent la synthèse du collagène et des fibres élastiques ;
— tous les traitements à visée hépatotrope comme les acides ami-

nés soufrés, car *(voir Syndrome prémenstruel)* il ne faut pas oublier que le foie assure le catabolisme des hormones sexuelles et que le déséquilibre hormonal est souvent en rapport avec l'infiltration cellulitique, surtout lorsqu'elle apparaît en fin de cycle, avant les règles ;
- toutes les plantes à visée de stimulation de la microcirculation et des veines qui sont également des antiradicaux libres telles que le *Gingko biloba* et le *Chrysanthellum americanum.*

De bons massages (avec hydrothérapie, applications de boues en cours de cures thermales) ou des drainages lymphatiques manuels et même mécaniques (bottes) contribuent, avec la détente, la relaxation et les mesures ci-dessus, à améliorer ce symptôme.

Dans les cas extrêmes et importants, la chirurgie (liposuccion et ablations) qui sera toujours pratiquée par un spécialiste et en milieu hospitalier, sera le seul recours. Elle ne dispense d'ailleurs pas, sous peine de récidives au moins partielles, de toutes les mesures énumérées ci-dessus.

Pour le reste... nous ne sommes pas loin de rejoindre l'opinion du docteur Grosshams[1] : « Il est terminologiquement scandaleux de désigner d'un mot aussi médicalisé une disgrâce de la silhouette et médicalement prétentieux d'appliquer des raisonnements pseudoscientifiques à une situation qui n'a rien de pathologique. Le terme n'a pas cours à l'étranger... »

Céphalées, maux de tête

Voir aussi Migraine.

Les céphalées et maux de tête peuvent avoir de multiples causes et il n'est bien entendu pas question de les passer ici en revue. Elles doivent être différenciées des migraines qui ont une origine vasculaire et dont les mécanismes sont plus en relation avec certaines allergies.

Pour rester sur un « terrain » plus nutritionnel, en complément ou en cas d'échec des traitements classiques, et avant de renoncer ou de vous droguer tout au long de votre vie avec des antalgiques, pensez quand même :

1. Clinique dermatologique des hôpitaux de Strasbourg, *Revue du praticien*, n° 214 du 19 avril 1993.

— à tenter des régimes hypotoxiques (allégés globalement et plus particulièrement en graisses animales), régimes d'éviction (où l'on supprime des aliments et catégories d'aliments : aliments histamino-libérateurs et tyramino-libérateurs) et régimes anti-candida, car les intolérances alimentaires, les aliments libérateurs d'histamine et de tyramine (comme les fromages fermentés, entre autres) et les candidoses chroniques *(voir ce mot)* sont souvent en cause ;
— à réduire, mais toujours progressivement votre consommation de café (de thé et de chocolat...) ;
— à traquer les hypoglycémies *(voir Glycémie)* ;
— à rechercher des intoxications par métaux lourds ;
— et le cas échéant à supplémenter :

• en chélateurs du cuivre : zinc (50 à 100 mg/jour) et/ou dilutions « homéopathique » de cuivre, car ce métal est impliqué dans le métabolisme des amines neuro-actives telles la tyramine et la sérotonine et des catécholamines présentes dans les aliments déclenchants comme le chocolat et le citron (qui, lui, augmente l'absorption intestinale du cuivre) ;

• en choline qui expérimentalement améliore un certain nombre de céphalalgiques ;

• en lithium (sous surveillance médicale à doses fortes, mais sans problèmes sous forme de gluconates, orotates et colloïdes à doses faibles, qui augmentent d'ailleurs les taux de choline érythrocytaire [1]) ;

• en oméga 3 et donc en huiles de poisson qui diminuent la synthèse des leucotriènes, et prostaglandines pro-inflammatoires. De très petites doses d'anti-inflammatoires (un sachet par jour d'aspirine « enfant ») permettent de favoriser ce mécanisme qui inhibe de façon réversible l'agrégation des plaquettes sanguines et diminue, dans beaucoup de cas, la fréquence et l'intensité des migraines et céphalées.

1. *British Med. Journal*, 1984.

Chéloïde (cicatrice)

Voir également Peau (problèmes de).

Les cicatrices chéloïdes sont hypertrophiques, c'est-à-dire larges, rouges, parfois dures et inflammatoires. Elles surviennent chez des sujets bien spécifiques qui ont plutôt tendance à avoir des réactions immunitaires vives ou chez des sujets à composante allergique ou auto-immune.

Le traitement classique est chirurgical. On utilise parfois le laser ou des injections intralésionnelles de corticoïdes.

On peut tenter de les prévenir en vérifiant l'absence de déficiences en vitamine A et zinc.

Une supplémentation systématique en :

— multi-minéraux chéaltés, 2 à 3 comprimés par jour;
— zinc, 50 mg/jour;
— vitamine E, 499 à 800 UI/jour;
— vitamine A (rétinol) 25 000 à 50 000 UI/jour (en l'absence de grossesse);
— carotènes, 10 000 à 30 000 UI/jour;
— onagre, 1 500 à 3 000 mg/jour

peut être tentée.

Et localement : capsules de vitamines A (rétinol), E et onagre : percer les capsules et appliquer directement tout au long de la cicatrice.

Cheveux (troubles des)

Voir aussi Alopécie, Séborrhée.

Une belle chevelure est un reflet de bonne santé... et réciproquement.

En dehors de cas pathologiques évoqués au chapitre correspondant, il faut savoir :

— que bon nombre de maladies ou d'état «prépathologiques» risquent de se manifester précocement par une altération de la beauté et de la qualité du cheveu :
  • toutes les maladies infectieuses, chroniquement inflammatoires et notamment virales (grippe, mononucléose...);

Analyse des cheveux

Les analyses de cheveux réalisées sur des spectroscopes d'émission atomique furent très « à la mode » dans certains milieux de la cosmétologie et sont parfois utiles en médecine.

Il est facile de comprendre que l'analyse d'un fragment de 1 cm de cheveu peut constituer (du moins en théorie) une véritable « boîte noire » ou « enregistrement » de la fixation des éléments minéraux sur ce cheveu.

Mais cette concentration reflète-t-elle des concentrations tissulaires réelles de l'organisme ? C'est là tout le problème de la méthode analytique en général et pas seulement du cheveu.

Le zinc se trouve dans l'organisme dans quatre compartiments très différents et lorsque l'on s'intéresse au métabolisme du zinc en psychiatrie, c'est le zinc fixé dans les structures du tissu nerveux qu'il faudrait analyser et c'est bien entendu impossible. Dans ce cas, le zinc sanguin n'est pas forcément un meilleur indicateur que le zinc capillaire.

Cela dit l'analyse capillaire des minéraux est dans l'ensemble assez mal acceptée par le corps médical et pour plusieurs raisons :

— « couper les cheveux » n'est pas le propre des médecins ou des biologistes ;
— les causes d'erreur et de pollution externe sont nombreuses ;
— la méthodologie (préparation, dépollution, solubilisation) du cheveu est minutieuse et délicate ;
— la plupart des grandes études portent sur l'analyse du sang (plasma, globules, sang total) ;
— les normes sont spécifiques à chaque laboratoire et méthode de préparation et d'analyse du cheveu. Cela rend donc quasiment impossible toute étude comparative et toute étude scientifique multicentrique.

A notre avis, et pour avoir réalisé ou fait réaliser de nombreuses analyses, cette méthode pourrait, dans certains cas, présenter un certain intérêt, car :

— elle reste moins difficile et moins chère que l'analyse sanguine ;
— elle analyse une fixation de minéraux pendant une période prolongée : 1 cm de cheveu pousse en environ un mois.

Il faut cependant se méfier du « marketing » de certains laboratoires qui tentent de faire croire au public et aux médecins que cette analyse est essentielle et incontournable et surtout qu'en fonction des carences et/ou des excès constatés sur le cheveu, il suffirait d'en déduire des « potions thérapeutiques d'oligo-éléments »... La réalité est, malheureusement, beaucoup plus complexe.

• toutes les affections du tube digestif, quelle qu'en soit la cause, colites, gastrites... à champignons, bactéries ou parasites ;
• toutes les grandes pathologies cardiaques dont l'hypertension artérielle, hépatiques et endocriniennes (hyperthyroïdie) ;
• très souvent les anémies ;
— que la grossesse, la lactation prolongée « fatiguent » la chevelure qu'il faudra donc traiter et supplémenter ;
— que bon nombre de médicaments pris de façon trop prolongée l'altèrent également : anti-inflammatoires (dont l'aspirine et ses dérivés), certains antibiotiques, diurétiques, antihistaminiques, hypnotiques et tranquillisants, parfois les hormones (dont la pilule anticonceptionnelle) et d'une façon plus générale les traitements amaigrissants mal conduits ;
— que certaines affections locales, impétigo, psoriasis, séborrhée peuvent les altérer ;
— que les éléments « naturels » ne sont pas toujours bienfaiteurs. Soleil, eau salée, grand froid, humidité et sécheresse en excès nécessitent souvent une protection ;
— que toutes les « malnutritions » même subcarencielles finissent par s'y lire :
• déficiences en minéraux et plus particulièrement en fer, en zinc, soufre et silicium ;
• déficiences en vitamines B et plus particulièrement en acide pantothénique (vitamine B5), acide para-aminobenzoïque (PABA), biotinie (vitamine B8), acide folique et pyridoxine ; déficience en vitamine C qui entraîne une mauvaise synthèse du collagène ;
• déficiences en choline et inositol ;
• déficiences en acide gammalinoléique (onagre) ;
• excès de sucres rapides et/ou de lipides saturés d'origine animale ;
— que la durée, l'aspect, la couleur, et donc le grisonnement de la chevelure obéissent à des facteurs génétiques dont nous ne sommes pas maîtres ;
— que tous les shampooings doivent être bien correctement rincés afin de ne pas rester trop longtemps en contact avec la chevelure. Rincez vos cheveux avec une solution de vinaigre de cidre et d'eau.

Que faire (en dehors de toute pathologie) pour avoir des cheveux en bonne santé ?

— se peigner ou brosser chaque jour avec une brosse douce ;

— se masser le cuir chevelu (les drainages lymphatiques de la face sont recommandés) ;
— être en bonne santé et forme par tous les moyens indiqués dans cet ouvrage et plus particulièrement être attentif à son transit intestinal et à l'absence d'infections chroniques tant au niveau de l'intestin que de la bouche (foyers dentaires) ;
— avoir une alimentation équilibrée et si besoin supplémentée en fonction de ses besoins ou de certaines périodes particulières de son existence.

Les suppléments reconnus comme les plus efficaces sont :

— la L-cystéine, acide aminé soufré qui entre à 15 % dans la composition du tube capillaire ;
— les vitamines A, le bêta-carotène, les complexes B même faiblement dosés (contenant en particulier de l'acide pantothénique (B5), 100 à 300 mg/jour, de la biotine (B8), 5 à 15 mg/jour, de l'acide para-aminobenzoïque (PABA), 100 à 300 mg/jour, et la vitamine C ;
— les préparations multiminérales même faiblement dosées ;
— l'onagre à raison de 2 à 4 capsules par jour.

Dans les situations de « grisonnement précoce », il faut tenir compte de l'hérédité. Puis on recommande d'ajouter spécifiquement : acides pantothénique (200 à 400 mg/jour), folique (1 à 5 mg/jour) et para-aminobenzoïque (300 à 1 000 mg/jour), de rechercher un surmenage personnel ou professionnel, d'éviter ou de traiter le stress *(voir Stress)* et des intoxications exogènes par des métaux lourds ou d'autres substances.

Cholestérol (excès de)

Cette « épineuse » question du cholestérol ne peut qu'être traitée globalement dans le cadre des affections et maladies cardio-vasculaires, de leur prévention active et de leur traitement adjuvant par la nutrition et la médecine nutritionnelle.

Rappelons simplement qu'en dehors de certaines affections génétiques finalement très rares il n'y a pas de traitement des hypercholestérolémies, et plus généralement des hyperlipémies, qui échappe à une réforme nutritionnelle.

Rappelons également que cette réforme nutritionnelle qui est simple et non répressive *(voir première partie, « Le préalable : la correc-*

tion diététique de base ») pourrait être proposée très précocement à un grand nombre de Français qui globalement absorbent trop de « graisses cachées » saturées.

Nous ajouterons que cette réforme pourrait être enseignée aujourd'hui dans les écoles primaires car il est largement démontré qu'elle seule est en mesure de réaliser une véritable prévention primaire de la maladie athéromateuse.

Que le débat sur les taux de cholestérol, sur le « bon » ou le « mauvais » cholestérol reste un débat partial et tronqué s'il n'est pas intégré dans une véritable analyse individuelle des facteurs de risque : génétique, antécédents, marqueurs, mode de vie, tabac, hypertension, hyperinsulinisme... et que cette analyse ne peut être le fait que du médecin et non... des magazines à grand tirage.

Que ce débat est encore plus inutile s'il n'est pas situé dans celui d'un équilibre nutritionnel et enzymatique global qui doit tenir compte des carences en anti-oxydants (vitamine E, sélénium, vitamine C, bioflavonoïdes, caroténoïdes...) et donc des métabolismes enzymatiques impliqués (en dehors du simple problème des graisses) dans la genèse des maladies du cœur et de l'artère.

Cicatrisation

Voir aussi Chéloïde (cicatrice) et Croissance.

Les difficultés à réaliser une bonne cicatrisation, ou mieux encore à la préparer, par exemple avant une opération pour chirurgie esthétique, peuvent être facilement surmontées. Il faut pour cela réaliser un bilan nutritionnel et immunitaire au moins trois mois avant l'intervention et mettre en œuvre la supplémentation nécessaire.

Si ce bilan n'a pu être réalisé à temps, on conseillera la supplémentation ci-dessous :

- zinc, métal de la réparation tissulaire et de l'immunité : 50 à 150 mg/jour. On aura dans cette indication intérêt à associer les différents sels : sulfates, gluconates et orotates ;
- vitamine C « action prolongée », avec bioflavonoïdes, comprimés à 1 000 mg, 1 à 2 par jour afin d'assurer une bonne synthèse du collagène ;
- protéines sous forme de sachets de supplémentation avec de faibles apports glucidiques ou complexes d'acides aminés dosés

à 25 ou 50 mg car les carences en protéines (régimes hypocaloriques, végétariens mal équilibrés) ne favorisent guère la cicatrisation ;

— arginine et ornithine : deux acides aminés qui peuvent être pris isolément à hautes doses sur un estomac à jeun, c'est-à-dire au moins une demi-heure avant les repas avec un verre d'eau (500 mg/jour à 6 g/jour, ne pas dépasser 10 g/jour car il existe en théorie un risque de déformation osseuse au-delà et ne pas donner d'arginine en cas d'herpès). Ces deux acides aminés stimulent l'hormone de croissance (STH) et sont donc indiqués dans tous les retards de cicatrisation après des infections ;

— vitamine A (rétinol) accélère également la cicatrisation des plaies. Ne pas dépasser 10 000 UI/jour sans prescription médicale.

Coliques, colites, colopathies.

Voir aussi Ballonnements.

Les diverses colites, colopathies, troubles du transit à type de constipation ou diarrhée sont dus à des pathologies auto-entretenues de la flore intestinale qui laissent se développer des infections à germes, à candida et autres champignons et/ou des parasitoses *(voir Candidoses et Mycoses)*.

Leur supplémentation doit être réalisée dans le cadre d'une correction diététique globale (voir première partie) et parfois d'une réflexion à propos de « son » mode de vie : rythme des repas, détente au cours des repas, problèmes psychocomportementaux...

Les allergies ou intolérances alimentaires doivent être systématiquement recherchées et les régimes d'éviction *(voir Candidoses)* permettent d'abord de les dépister et ensuite de traiter bon nombre de colites.

Lorsque les colites et diverses infections durent depuis longtemps ou sont très importantes, il ne faudra pas oublier de conseiller des anti-oxydants : vitamine E et sélénium.

La prise de charbon végétal active est considérée, aujourd'hui, comme l'un des meilleurs traitements antispasmodiques et antitoxiniques même en cas d'empoisonnement aigu.

Beaucoup de colitiques chroniques sont déficients en calcium, magnésium, zinc, folates, vitamines D et K.

Lorsque la prolongation pendant de longues périodes de ces états de colite induit des asthénies, voire des états quasi dépressifs, les injections hebdomadaires de vitamine B 12 les améliorent considérablement.

Pratiquement tous les colitiques ont intérêt à faire des cures d'acidophilus associé au bifidus ou bulgaricus et de complexes B lorsqu'il n'y a pas de candidose intestinale associée.

Comportement (troubles du)

Voir aussi Hyperkinésie infantile.

Nous ne connaissons à ce jour aucun trouble du comportement qui, en particulier chez l'enfant, ne soit pas accessible à la médecine nutritionnelle et à l'approche diagnostique et thérapeutique orthomoléculaire.

Quelle que soit l'origine du (ou de ces troubles), quel que soit le contexte psychologique, environnemental ou génétique, il y a toujours quelque chose à faire :

— correction diététique générale (voir première partie) ;
— recherche de déséquilibres nutritionnels en carences et excès, de dysfonctions enzymatiques (évaluation de l'activité des enzymes impliquées dans la lutte contre les radicaux libres : super-oxyde dismutase et glutathion peroxydase) ;
— recherche d'intolérances ou allergies alimentaires, de malabsorptions intestinales chroniques dues à des infections à germes, champignons ou parasites ;
— recherche d'intoxications par des médicaments ou des xénobiotiques.

Depuis les troubles les plus mineurs du comportement jusqu'aux grands états caractériels et/ou d'agitation accompagnant des maladies graves (par exemple au cours des trisomies 21), nous avons toujours vu des améliorations rapidement perceptibles.

Conjonctivites

Voir aussi Œil (affections de l').

L'essentiel de ce problème est traité à la rubrique *Œil (affections de l').*

Rappelons simplement que chez le vieillard où la conjonctivite dite « sénile » est très fréquente comme chez l'adulte la prise des nutriments ci-dessous risque d'améliorer considérablement l'évolution d'une conjonctivite dont il sera pourtant essentiel de faire déterminer la cause (traumatique, allergique, infectieuse...) par un spécialiste car certaines conjonctivites mal ou non traitées peuvent devenir gravissimes.

Dans tous les cas la prise de vitamine A (5 000 à 10 000 UI/jour), de vitamine C, de vitamine E, de sélénium (100 µg/jour) et de zinc (50 à 100 mg/jour) sera recommandée.

En cas de terrain allergique on pourra préconiser les mesures indiquées à ce chapitre.

Constipation

Voir aussi Coliques, colites, colopathie.

Attention : certains constipés ne le sont que dans leur tête. La fréquence idéale des évacuations intestinales n'est pas décrite dans la Bible... Certains sujets présentant des côlons plus ou moins gros (dolichocôlons) doivent se « remplir » avant de pouvoir évacuer.

D'une façon générale la prise quasi obsessionnelle de laxatifs de toutes sortes qui induisent de véritables colites chroniques doit être absolument dénoncée.

Il faut d'abord boire suffisamment et parfois « boire sans soif », surtout dans les pays chauds, afin que les selles ne soient pas déshydratées. Il faut boire préférentiellement de l'eau et donc ne pas habituer les enfants aux boissons sucrées, même aux jus de fruits, en excès.

Il faut manger des fibres de toutes sortes et les introduire très progressivement dans la ration journalière pour atteindre 20 à 30 g/jour : fibres solubles de la pectine de pomme et de certains légumes (qui apportent en plus beaucoup d'oligo-éléments de toutes sortes, du potassium et du magnésium) et fruits (pruneaux, kiwis...), fibres insolubles des oléagineux et des céréales complètes et en particulier du müesli du matin qui constitue une excellente habitude diététique.

Il faut rechercher et traiter les colites *(voir ce mot)* et les intolérances et allergies alimentaires et se rappeler que l'intoxication au plomb provoque des douleurs abdominales et de la constipation.

La prise prolongée d'acidophilus, de bifidus et de bulgaricus à des doses qui ne peuvent être que strictement individuelles permet de résoudre un grand nombre de constipations.

On n'oubliera pas également d'être attentif aux carences en huiles alimentaires : huiles première pression à froid du mélange à parts égales olive, tournesol, noix et soja. Lorsque le goût est mal ressenti on peut émulsionner ces huiles dans des soupes ou des sauces (en les battant au mixer).

Si nécessaire, on pourra supplémenter :

— en capsules d'huile d'onagre qui peuvent présenter un effet laxatif à partir d'1 ou 2 capsules à 500 mg/jour ;
— en magnésium qui est très laxatif (et parfois trop irritant) sous forme de chlorures (poudre diluée ou comprimés) ;
— en choline, bétaine et lécithine (complexes lipotropes), sous forme de plusieurs ampoules mélangées dans une solution d'un litre ou un litre et demi d'eau avec l'acide ascorbique et le magnésium ;
— en vitamines B complexes et en levures s'il n'y a pas de candidose chronique ;
— en vitamine B5 (acide pantothénique) à la dose de 500 à 1 000 mg trois fois par jour qui spécifiquement accélère le transit intestinal ;
— en acide folique qui à la dose de 10 à 30 mg/jour (parfois 60 mg en cures courtes, sous surveillance médicale ; *voir Hypervitaminose*) permet d'améliorer certaines constipations rebelles ;
— en acide ascorbique pris à doses croissantes en une ou plusieurs prises par jour sachant qu'une cuillère à café ordinaire et rase en contient environ 4 g. On augmente donc progressivement les doses jusqu'à obtenir une « réponse » de l'intestin et on remplace l'acide ascorbique par de l'ascorbate de sodium en cas d'hyperacidité digestive.

Lorsque tous ces éléments sont maniés avec calme et raison et pris dans le cadre d'une réforme diététique globale, on rencontre peu d'échecs et le transit finit par se régulariser peu à peu, sans douleurs ni angoisses.

Contraception orale

L'usage prolongé de pilules contraceptives est une grande cause de carence importante en nutriments, le plus souvent en zinc et en vitamine B6.

Ces carences provoquent des symptômes tels que : peau sèche, prurits, eczémas, prise de poids, troubles du caractère, dépressions... qui sont spécifiques à chaque sujet et qui ressemblent aux symptômes traduisant des déficits ou déséquilibres hormonaux.

Est-ce la pilule elle-même qui contient une association d'œstrogènes et de progestatifs de synthèse ou son effet sur l'organisme (blocage de la fonction d'ovulation, perturbations de certaines fonctions enzymatiques et hépatiques) ? Toujours est-il que les femmes « sous pilule » se reconnaissent au bilan biologique par une augmentation importante du rapport cuivre/zinc et une augmentation de la céruloplasmine sur les bilans biologiques appelés « profils protéiques » *(voir première partie, « Bilan biologique de la santé »).*

L'étude du profil lipidique (cholestérol total et HDL, Lp(a) et LP A1) chez ces femmes permet de prévoir une intolérance vasculaire et lipidique qui survient très tôt dans des familles prédisposées. Il faudra être attentif aux apports lipidiques en oméga 3 et oméga 6 et limiter les apports en graisses saturées (beurre et fromages gras).

Il ne faut pas oublier que l'association pilule + tabac + stress + alimentation trop riche en graisses saturées (*voir première partie : « Le préalable : la correction diététique de base »*) + hérédité cardiovasculaire peut être dangereuse et provoquer des troubles vasculaires graves et même des embolies mortelles.

N'hésitez pas à tenir compte de tous ces paramètres avant de prendre la pilule et surtout à supplémenter :

— en complexes polyvitamines B ;
— en vitamine B6 (300 à 600 mg/jour) ;
— en acide folique (vitamine B9) qui entraîne une diminution de l'étendue des dysplasies du col de l'utérus ainsi qu'une diminution des risques de dégénérescence chez les femmes prenant des contraceptifs oraux [1] ;
— en acides aminés soufrés et lipotropes (méthionine, inositol, choline), bétaine, vitamine C et bioflavonoïdes associés en « action retard », et citrates afin de favoriser le catabolisme hépatique des hormones.

Utilisez les antioxydants protecteurs des fonctions vasculaires : vitamines E et C, sélénium et coenzyme Q10 *(voir quatrième partie : « Les maladies cardiovasculaires »).*

Insistez sur le magnésium (300 à 500 mg/jour) et la B6 en cas de troubles de l'humeur, du caractère, de crampes ; sur les vitamines B5 (acide pantothénique, 100 à 300 mg/jour), et B9 (acide folique, 2 à 15 mg/jour) en cas d'asthénie profonde et de dépression.

Cette dernière vitamine ayant une action de stimulation sur le métabolisme ovarien, il est possible qu'elle favorise le retour au cycle naturel après interruption de la contraception.

1. Documentation CEIV, 1990.

On aura recours dans certains cas de fatigue profonde et de dépression à des injections intramusculaires de vitamine B12 de 1000 µg chacune (surtout en cas de régimes « trop végétariens »).

Contusions, hématomes

La tendance spontanée à faire facilement des hématomes (bleus) peut témoigner d'une carence en vitamine C.

Pensez à supplémenter en :

— vitamine C avec bioflavonoïdes en comprimés à action prolongée à 1000 ou 1500 mg, 1 à 2 par jour ;
— bioflavonoïdes (rutine) seuls, 20 à 60 mg ;
— en nébulisat de *Chrysanthellum americanum*, 2 à 4 gélules par jour ;
— niacine, 100 mg/jour ;
— anti-oxydants : vitamine E, 400 à 800 UI/jour, et sélénium 50 à 100 mg/jour.

Convalescence

Voir Opérations chirurgicales.

Convulsions, épilepsie

Il faut tout d'abord savoir que l'usage prolongé de certains anticonvulsivants (barbituriques, phénytoïne...) peut provoquer des déplétions en vitamine D et folates. Faites vérifier les taux sanguins.

Chez l'enfant, un apport insuffisant en vitamine B6 (pyridoxine) pendant la gestation peut induire une hypovitaminose B6 dès la naissance. Cette carence perturbe le métabolisme de l'acide glutamique et notamment l'enlèvement de son radical acide et son passage en GABA (acide gamma-aminobutyrique) qui a des propriétés relaxantes et anticonvulsivantes. Cette carence en B6 serait donc à rechercher systématiquement chez tous les enfants faisant facilement des convulsions, par exemple au décours du moindre accès de fièvre.

Chez l'enfant, également, l'épilepsie peut être secondaire à une maladie cœliaque ou à une intolérance au gluten non diagnostiquée (voir ce chapitre) et peut, selon une étude récente du *Lancet*, être améliorée par le régime et une supplémentation en acide folique.

L'hypoglycémie intervient souvent comme facteur de sensibilisation et de déclenchement des consulsions et il arrive que son traitement (*voir Glycémie*) par une correction diététique appropriée diminue la fréquence, l'intensité et la durée des crises, chez l'enfant, comme chez l'adulte.

Des carences en folates, manganèse, magnésium et zinc ont été retrouvées chez bon nombre d'épileptiques. On pourra donc, en plus du traitement médical et pour en augmenter les effets, tenter de supplémenter en :

— manganèse (5 à 10 mg/jour) avec sulfate de zinc (50 à 100 mg/jour) et vitamine B6 (20 à 50 mg/jour) ;
— acide folique, 15 à 60 mg/jour ;
— magnésium (chlorure) qui aurait une action visible et positive sur certains électro-encephalogrammes d'épileptiques ;
— choline qui est conseillée au début à des doses de 4 g/jour qui peuvent être augmentées jusqu'à 12 à 18 g/jour en trois prises. Cette choline est efficace chez tous les sujets convulsifs et agités (dyskinésies) et essentielle lorsqu'ils ont pris pendant de longues périodes des « tranquillisants » ;
— diméthyl-glycine (DMG) à raison de 100 mg une à deux fois par jour, qui est essentielle pour permettre à l'homocystéine de se transformer en méthionine. Elle est de plus un précurseur de la glycine ;
— inositol (500 à 1 000 mg/jour) qui peut être préconisé pour ses propriétés naturellement neurorelaxantes ;
— taurine et acide glutamique (gélules ou comprimés de 500 mg) pris trois fois par jour qui se sont révélés efficaces et dont les taux semblent au plus bas au moment des attaques convulsives.

Bien entendu chez tous les sujets aux tendances convulsives (quelles qu'en soient les causes et sans se dispenser de toutes les recherches diagnostiques habituelles), on recherchera des allergies et intolérances alimentaires (sans oublier la classique intolérance au gluten) en essayant des régimes d'éviction *(voir Candidoses)* et on traitera ces allergies ainsi que les colites et candidoses intestinales chroniques qui leurs sont souvent associées.

Les intoxications au mercure, au plomb et à l'aluminium peuvent également induire des états convulsifs : faites vérifier les bilans sanguins en cas d'échec des autres démarches.

Coryza (rhume)

C'est une tradition bien établie aux yeux du public : la vitamine C est une vitamine «antirhume».

Mais réduire l'usage de l'acide ascorbique à la prévention ou au traitement des rhumes (ou plus généralement des affections virales dont la grippe) reviendrait à réduire l'usage de l'aspirine à la lutte contre les courbatures.

Cela dit, du simple rhume à la grippe tant redoutée, de virus en virus plus ou moins agressifs, nos muqueuses et notre système immunitaire sont parfois soumis à rude épreuve. Le temps et surtout la qualité du travail s'en ressentent tellement que l'on peut imaginer que le prix Nobel serait décerné à celui qui trouverait le moyen de nous prémunir de ces inconvénients sans gravité pour une majorité d'entre nous, mais parfois gravissimes pour les personnes âgées, malades ou immunodéprimées.

Avec la centaine de sérotypes viraux actuellement recensés et supposés à son origine, le banal «rhume de cerveau» n'est pas près de se laisser vaincre par des moyens spécifiques. Il paraît donc licite d'envisager la possibilité d'une stimulation non spécifique des défenses naturelles.

Linus Pauling, le «père» de la médecine orthomoléculaire, fut d'ailleurs, sinon l'un des premiers, au moins le plus ardent défenseur de la vitamine C dans cette indication.

Deux études récentes semblent lui donner raison.

Dans la première, le professeur Ronald Anderson (chef du département d'immunologie et de l'Unité du conseil médical de l'université de Prétoria) distingue plusieurs modes d'action de la vitamine C quant à ses propriétés immunomodulatrices en cas d'agression microbienne ou virale. Au niveau cellulaire, les macrophages et lymphocytes actifs semblent disposer d'une véritable réserve intracellulaire en vitamine C. Cette réserve est consommée et s'épuise en cas d'infection. A l'inverse, une carence en vitamine C s'accompagne d'une diminution de la résistance aux infections. Au niveau humoral, la vitamine C augmenterait les taux d'IgA et d'IgM ainsi que les fractions actives du complément. D'autres mécanismes sont également évoqués, en particulier des actions de stabilisation de membrane par effets anti-oxydants au niveau des leucocytes.

La seconde étude a été conduite par le professeur Elliot Dick, directeur du laboratoire de recherche sur les virus respiratoires à l'université de Madison. Elle concerne le devenir de deux groupes humains exposés au rhinovirus 16 : un groupe placebo et un groupe ayant reçu pendant vingt-cinq jours 2 g par jour de vitamine C. Elle conclut que certes la vitamine C ne protège pas le groupe traité contre l'infection, mais que par contre la durée de l'infection est réduite de 40% dans ce groupe. La sévérité des symptômes est également diminuée : trois fois moins de toux, moitié moins d'éternuements...

Ces deux auteurs conviennent des effets antiviraux de la vitamine C et proposent que d'autres études lui soient consacrées.

L'acide ascorbique possède un pouvoir antiviral qui est aujourd'hui clairement et scientifiquement démontré et que confirme notre expérience personnelle : 1 g par heure, *dès les premiers signes d'une affection virale bénigne*, ralentit immédiatement l'évolution de celle-ci à condition que cette prise de 8 à 10 g/jour soit prolongée pendant au moins trois jours et réduite, à partir du quatrième, très progressivement.

Si la vitamine C ne devait être consommée que pour cet usage, cela éviterait déjà bien des irritations nasales et des heures de travail (ou de plaisir...) perdues. On peut donc proposer de supplémenter :

— vitamine C, comprimés à 1000 ou 1500 mg à action retard avec bioflavonoïdes. Commencer d'emblée par 1 comprimé par heure. Persister pendant quelques jours et réduire progressivement la dose de 1 comprimé par jour ;
— cuivre en oligo-éléments à raison de 2 ou 3 ampoules par jour ou bien : manganèse-cuivre, 2 ou 3 doses par jour.

Il existe maintenant des présentations qui permettent d'apporter localement, au niveau de la muqueuse nasale, des oligo-éléments tels le cuivre et l'argent.

Couperose

Il s'agit d'une dilatation de microcapillaires dans le cadre d'une inflammation cutanée localisée et souvent fréquente à la face.

Elle est souvent d'origine familiale (génétique) et peut être aggravée par certaines intoxications (alcool, tabac, médicaments, métaux lourds...).

Voir Acné rosacée et Microcirculation (troubles de la).

Crampes

Classiquement on conseille, chez les personnes souffrant de crampes, de vérifier les taux plasmatiques de potassium sanguin (kaliémie) et de magnésium (magnésium plasmatique et globulaire).

Les crampes chez le sportif sont souvent un signe précoce d'hypokaliémie et cette hypokaliémie peut conduire à des troubles cardiaques graves. Il faut prévenir par une supplémentation adéquate et éventuellement du jus de pamplemousse, des bananes, des abricots...

On recommande également les anti-oxydants et en particulier la vitamine E (400 à 800 UI/jour) et le sélénium en cas de crampes diurnes et nocturnes.

Il est également recommandé de supplémenter :

— en vitamine B5 (acide pantothénique), 100 à 500 mg/jour;
— en octacosanol, alcool acide dérivé de l'huile de germe de blé, à la dose de 1 000 à 5 000 μg/jour;
— en vitamine B6 (pyridoxine), 100 mg/jour;
— en cuivre, 1 à 2 mg, qui peut être apporté localement (pommades au cuivre, lotions au cuivre - laboratoire Weleda);
— en niacine (vitamine B3), 100 à 500 mg/jour : cette vitamine a un effet vasodilatateur et donc aidera à augmenter l'apport tissulaire local en oxygène. Elle doit être absorbée après les repas et en respectant les précautions habituelles et contre-indications *(voir Hypervitaminose)*. Beaucoup de crèmes et pommades réchauffantes et vasodilatatrices, utilisées localement pour les crampes et les contractures musculaires, en contiennent.

Vérifiez également qu'il n'existe pas d'intoxication par le plomb et que l'hypoglycémie n'est pas dans le cas présent un facteur déclenchant de la crampe.

Crevasses

Les crevasses sont améliorées par l'application locale de pommade ou de crème à la vitamine A et à la vitamine D (huiles de poisson) ainsi que d'huile d'onagre et de vitamine E.

Elles surviennent dans le cadre de maladies capillaires et de carences minérales complexes. On pourra essayer de supplémenter en :

— vitamine A (rétinol), 5 000 à 10 000 UI/jour;

— vitamine E, 400 à 800 UI/jour ;
— huiles de poissons, 2 à 4 g/jour ;
— silicium sous forme de prêle ;
— vitamine C avec bioflavonoïdes, 1 à 3 g/jour ;
— multiminéraux même à doses faibles : gélules d'algues, extraits marins.

Croissance

Voir aussi Cicatrisation.

Il n'est pas question ici de vouloir « naïvement » faire grandir les enfants de petite taille... mais de simplement tenter de stimuler la sécrétion de l'hormone de croissance (ou HGH) par l'hypophyse. On cherche, en fait plutôt chez l'adulte que chez l'enfant, à stimuler cette sécrétion :

— dans les situations de « dépression immunitaire » (augmentation du nombre de lymphocytes) et les retards et difficultés de cicatrisation ;
— dans la supplémentation de certaines obésités *(voir ce mot)* où des régimes hypocaloriques trop prolongés et trop souvent répétés finissent par stimuler la « masse grasse » aux dépens de la masse musculaire ;
— dans la supplémentation adjuvante pour le traitement des stérilités masculines *(voir ce mot)* car l'hormone de croissance augmente le nombre et la mobilité des spermatozoïdes ;
— dans toutes les situations où l'on désire stimuler le métabolisme musculaire (sportifs, body-builders).

Quant aux problèmes de taille... on peut toujours essayer de mettre en pratique les mesures ci-dessous mais en respectant les contre-indications, les doses préconisées et en en parlant à son médecin...

Avant de tenter de stimuler la croissance et la cicatrisation il ne faut cependant jamais oublier que, ainsi que le répète très justement le cancérologue Lucien Israël, « Le cancer est le prix à payer pour la cicatrisation », c'est-à-dire qu'une stimulation de ce type ne doit jamais être faite de façon trop prolongée et surtout avant de s'être assuré qu'il n'existe pas chez le sujet traité de risques à stimuler les « facteurs de croissance » et donc à faire évoluer des maladies cancéreuses, qu'il s'agisse de tumeurs solides ou de maladies dysplasiques connues (lésions à risques d'évolution) ou de maladies sanguines (leucémies).

En matière de diététique, on devra bien entendu s'assurer que la ration alimentaire est suffisamment diversifiée et équilibrée et que, surtout, il n'existe pas de carence en acides aminés et en protéines assimilables : il semblerait que les régimes végétariens stimulent moins la croissance que les régimes diversifiés avec protéines d'origine animale.

En matière de supplémentation, on utilisera les suppléments proposés à la rubrique *Cicatrisation* : vitamine C, vitamine A et zinc.

L'arginine et l'ornithine stimulent l'hormone de croissance. Elles doivent être conseillées à bonne dose (plusieurs grammes) et prises sur un estomac vide afin de ne pas entrer en compétition avec les autres acides aminés et donc d'être efficaces. Les body-builders les utilisent pour accroître leur masse musculaire aux dépens de leur masse grasse. Plus particulièrement l'ornithine favorise le rôle anabolisant (croissance musculaire) de l'insuline.

Les récepteurs cholinergiques sont les intermédiaires de l'induction de la libération de l'hormone de croissance (HGH) par l'arginine. On a donc intérêt à prendre également de la choline et de la bétaïne qui inhibe la conversion de la choline en son produit d'oxydation qui est justement la bétaïne. Prendre de la bétaïne permet donc en fait d'augmenter le pool de choline.

La sérine est un acide aminé qui se convertit en glycine et cette dernière augmente également la libération d'HGH. On aura donc intérêt à prendre de la sérine et de la glycine *(voir Angoisse, anxiété)*.

L'arginine est contre-indiquée en cas d'affection où il existe une stimulation des « facteurs de croissance » (cancers, leucémies) et en cas d'infection virale évolutive (herpès).

Cystite

Pour aider au traitement des cystites et diverses inflammations de l'arbre urinaire on utilisera les suppléments préconisés à la rubrique *Inflammations* : infections et inflammation. Mais on devra, de plus :

— être attentif à l'hydratation car la déshydratation (très fréquente l'été) favorise la survenue et l'aggravation de toutes les infections des reins et des voies urinaires ;
— acidifier les urines en utilisant des préparations à base d'acide phosphorique ou acides organiques. Le vinaigre de pomme et le pamplemousse apportent des acides organiques, du potassium et des minéraux.

Nous faisons souvent mettre dans 1,5 litre d'eau : pamplemousse, vinaigre de pomme et parfois vitamine C (acide ascorbique en poudre, 1 à 2 cuillères à café rases, en sachant que chaque cuillère rase apporte environ 4 g de vitamine C). Nous diminuons les doses lorsqu'il y a un début d'intolérance digestive : brûlures gastriques, gaz, ballonnements, diarrhée...

Il est également facile d'ajouter dans cette « boisson » du sulfate de zinc (100 à 200 mg), du sulfate de manganèse (30 à 50 mg) et du chlorure de pyridoxine (100 à 150 mg). Demandez à votre pharmacien de vous associer ces trois substances en un seul flacon de « gouttes » facile à manier : chlorure de pyridoxine, 6 g ; sulfate de zinc, 7 g ; chlorure de manganèse, 3 g ; pour un flacon d'eau distillée de 60 ml en sachant que 0,1 ml = environ 10 mg de zinc élément.

Décalcification, déminéralisation

Voir aussi Ostéoporose.

Les problèmes de décalcification et de déminéralisation chronique peuvent être supplémentés et prévenus avec les mêmes éléments que ceux préconisés à la rubrique *Ostéoporose*.

Il faut savoir que l'usage prolongé de certains médicaments comme les corticoïdes, par exemple, peut fragiliser les os, d'où l'intérêt d'utiliser de préférence et en première intention les suppléments préconisés à la rubrique *Arthrose* pour traiter les douleurs rhumatismales et articulaires.

Le rachitisme de l'enfant est appelé ostéomalacie chez l'adulte. Il s'agit d'une déminéralisation localisée préférentiellement aux côtes, à la colonne vertébrale, au bassin et aux membres inférieurs. Ils se traduisent, l'un comme l'autre, par des signes cliniques particuliers (douleurs osseuses aggravées par la pression) et des signes radiologiques et biologiques (voir *Carences en vitamines*). Ils sont traités par l'administration de vitamine D et sous réserve de précautions essentielles *(voir Hypervitaminose)*.

D'une façon générale, les grands nutriments de la reminéralisation sont :

— la vitamine C qui active la synthèse du collagène ;
— le silicium qui peut être apporté par la prêle ;
— la vitamine D qui peut être apportée de façon naturelle par les huiles de poisson *(voir, pour plus de détails, Ostéoporose)*.

Démangeaisons

Voir aussi Peau (problèmes de), Allergies et Prurits

Les démangeaisons ou prurits ont de multiples causes : problème de peau, d'allergies, psoriasis, diabètes... mais aussi carences en fer, en zinc et surtout en acides gras.

La peau sèche et prurigineuse (c'est-à-dire qui démange) est souvent le signe précoce et annonciateur de l'ensemble des maladies allergiques. Il est rare de trouver un sujet présentant une simple rhinite saisonnière ou un asthme même occasionnel qui n'a pas la peau sèche et lorsqu'il est correctement supplémenté *(voir Rhinites et Asthme)* la peau reprend son aspect normal.

C'est l'histamine libérée au sein du tissu cutané qui induit la sensation de démangeaison (il faut fuir ou du moins « tester » les aliments dits « histamino-libérateurs » : blanc d'œuf, chocolat, fraises, tomates, certains poissons et crustacés, fromages fermentés, légumineuses et oléagineux) et c'est, médicalement, les antihistaminiques qui la soulagent.

En matière de supplémentation il existe des substances aux propriétés naturellement « antihistaminiques », il s'agit :

— de la vitamine C « action prolongée » avec bioflavonoïdes ;
— des anti-oxydants : sélénium et vitamine E ;
— du calcium, particulièrement sous sa forme de calcium chélaté, c'est-à-dire de calcium lié aux protéines ;
— de l'acide linoléique et plus encore l'acide dihommogammalinoléique (GLA) présent dans les huiles d'onagre, de bourrache et de cassis en capsules dosées à 500 mg (ou, pour l'huile d'onagre en ampoules dosées à 3 000 mg, Bionagrol®; sous la même marque cette huile existe en crème et huile pour usage local), qui stimulent les prostaglandines PG E1 anti-inflammatoires, antihistaminiques et donc antiprurigineuses.

Dentaires (problèmes)

Voir aussi Caries.

Le problème de la carie et de la santé dentaire a été traité à la rubrique *Caries*. Il faut ajouter ici que la santé des dents (et des gencives) est souvent le gage et le témoin d'une bonne santé générale.

L'examen de la bouche et des dents devrait faire partie de tout bilan de forme et de santé. Bien entendu, on recherche et on traite les caries mais on doit également faire examiner le bon état des racines par des tests au froid et par des radios intra-buccales ou des radios panoramiques de bonne qualité.

Certains bilans biologiques du type profils protéiques (dosages des protéines spécifiques dans le sérum ou batteries de tests de floculations informatisés) mettent en exergue des inflammations très spécifiques dont l'origine doit être souvent recherchée dans la sphère ORL, c'est-à-dire au niveau de la bouche, de la gorge, des oreilles ou... des racines dentaires. Ces dernières sont très souvent en cause. Un examen clinique et radiologique minutieux le confirmera.

Le problème des amalgames, de leur toxicité à terme pour l'organisme est beaucoup trop vaste et complexe pour être abordé ici. Il faut simplement retenir qu'un nombre non négligeable de sujets peuvent présenter des allergies à certains métaux (mercure, nickel, chrome, argent) utilisés pour la confection des amalgames (plombages). Ces allergies seront parfois la cause de lésions buccales qui disparaîtront après ablation des amalgames.

Reste le problème très controversé du passage de ces sels métalliques dans l'organisme à partir des amalgames ou au moment de leur pose. Beaucoup de paramètres comme la nature des alliages utilisés, les techniques de pose, et ultérieurement l'existence de microcourants entre les amalgames et la gencive ou d'amalgame à amalgame, ne permettent pas de conclure définitivement.

Il reste qu'à l'autopsie la quantité de mercure retrouvée dans le cerveau est proportionnelle au nombre d'amalgames et que la toxicité chronique de ces métaux lourds est bien connue.

Aussi, devant des signes de fatigue, des perturbations de la formule sanguine, des candidoses chroniques et récidivantes, des dépressions du système immunitaire qui restent inexpliqués, on peut se demander si la toxicité des composants des amalgames n'est pas en cause et en tirer les conclusions logiques. En plus de la dépose des amalgames suspects, on pourra alors proposer des supplémentations «chélatrices» (qui accélèrent la détoxication de l'organisme), essentiellement :

— acides aminés soufrés, méthionine, cystéine ;
— sélénium ;
— vitamine C ;
— zinc, manganèse, vitamine B6 et cuivre car les métaux toxiques prennent la place des «métaux nobles» dans les métabolismes.

Les troubles de l'articulé mandibulaire ou *syndromes de malocclusion* révèlent certes des malpositions anatomiques mais ils sont aggravés par des tensions musculaires qu'ils aggravent à leur tour. Ils s'accompagnent souvent de douleurs de la face, parfois de maux de tête ou de névralgies qui sont tellement importants qu'ils nécessitent le recours aux antalgiques puissants et aux antidépresseurs... Une simple cale qu'un praticien averti placera après un examen approprié peut réduire en quelques instants définitivement une douleur qui aura duré des années. Cette situation se retrouve souvent chez des sujets dits stressés, ou plutôt ayant une réponse au stress de type spasmodique, le spasme se situant ici au niveau de la mâchoire. Ce sont les «métiers d'autorité» qui sont les plus touchés, ceux qui «mettent le menton en avant»... Les «nutriments anti-stress» (*voir Stress*) seront conseillés en même temps que les soins dentaires.

Dépression

Ainsi que nous l'avons déjà dit, le symptôme «dépression» peut être confondu avec la simple fatigue ou le... «ras-le-bol» prolongé, qui n'est pas exceptionnel.

D'autres symptômes peuvent le masquer ou l'annoncer : le «mal au dos», le «mal au ventre» ou la «migraine»... et divers troubles de l'attention et de la mémoire. Ce sont les fameuses «somatisations», c'est-à-dire l'expression par un symptôme bien physique de ce qui est, en fait, une dépression évolutive ou larvée, un syndrome maniaco-dépressif où les phases d'hyperactivité maniaque alternent avec les phases d'abattement, de grande fatigue et de dépression...

Le diagnostic de dépression ne peut donc être que médical. Mais le médecin peut être abusé. Il y a donc beaucoup de dépressifs «qui s'ignorent» et qui font les «choux gras» des multiples «relaxologues» et autres spécialistes qui, quelle que soit la valeur théorique des thérapeutiques (homéopathie, acupuncture, sophrologie, massages...), ne peuvent pas correctement exercer du fait d'un faux diagnostic ou même d'une absence de diagnostic.

La dépression est difficile à reconnaître et à diagnostiquer. Elle est trop souvent traitée à travers et par ses symptômes : anxiété, angoisse, insomnie, douleurs musculaires.

C'est une mauvaise méthode qui conduira au fameux et très abusif usage des divers tranquillisants dont on sait que la France détient le triste record mondial.

Prenons donc exemple sur d'autres pays où il n'est pas question de « traiter » une dépression sans chercher à en reconnaître les causes et à proposer à l'intéressé d'y remédier : éducation, cadre de vie, culture, milieu familial et/ou professionnel...

C'est alors, et une fois cette démarche proposée, que l'usage « intelligent » des médicaments « antidépresseurs » peut être envisagé. Et c'est au cours de l'accomplissement de cette démarche que l'on pourra révéler ce qui nous intéresse ici :

LES FACTEURS NUTRITIONNELS DE LA DÉPRESSION

Car, qu'est-ce qu'un « antidépresseur » sinon une molécule qui vise à favoriser la bonne transmission de l'influx nerveux ? Or nous savons que cette transmission se fait grâce à un support « chimique » que l'on nomme « neuromédiateur ». Ces neuromédiateurs ne peuvent être correctement synthétisés et modulés que si l'état nutritionnel de l'individu est correct.

Et entre le « correct » et « l'optimum » il peut y avoir parfois de grandes différences d'humeur, de moral et... de plaisir à vivre.

LA DIÉTÉTIQUE ANTIDÉPRESSIVE

Cela tiendrait en peu de mots, mais combien d'erreurs et de misères se cachent derrière ces mots : ni trop, ni trop peu, de tout un peu et un peu de tout... C'est-à-dire qu'il n'y a pas de diététique antidépressive, mais que toutes les erreurs, y compris la sur- et la sous-alimentation sont susceptibles d'altérer la « chimie » de notre système nerveux.

N'oubliez pas non plus de vous intéresser à tous les facteurs de malabsorption digestive des nutriments : colites chroniques (notamment à *Candida albicans*), hypo- et hyperglycémies, intolérances et allergies alimentaires *(voir Glycémie, Allergies)*, mauvais état de la dentition, usage de certains médicaments ou aliments « chélatant » les nutriments.

Reportez-vous à la première partie de ce livre et essayez d'appliquer les principes de la correction diététique de base, ce sera déjà un bon début.

LA SUPPLÉMENTATION NUTRITIONNELLE DES ÉTATS DÉPRESSIFS

Vitamine C : n'oubliez jamais que l'un des premiers signes du scorbut est justement la dépression et la fatigue. Combien d'entre nous risquent d'être en état de subcarence ou déficience en vitamine C et donc en état plus ou moins occulte de préscorbut. Nous ne connaissons pas la réponse et nous ne la connaîtrons pas avant que les chercheurs ne nous aient donné les moyens de déterminer, pour chacun d'entre nous, quels sont nos besoins en cette précieuse vitamine. Alors, en attendant, n'hésitez pas : prenez 1 à 3 g/jour de comprimés à « action prolongée » et mangez des agrumes, des pommes de terre, des radis, du cresson, des kiwis, du persil...

La *vitamine B6* (pyridoxine) doit être systématiquement conseillée à des doses de 100 mg/jour et parfois, pendant de courtes périodes, à des doses plus fortes. Elle est essentielle à la synthèse des neurotransmetteurs (monomamine) et participe à la conversion du tryptophane en sérotonine. Cette sérotonine est essentielle à la « bonne humeur », à la bonne qualité et à la bonne architecture du sommeil qui s'exprime par le fait de rêver. C'est pour cela que l'on appelle souvent la vitamine B6 « gardienne des rêves » car le fait de ne pas rêver peut témoigner d'une carence en cette vitamine.

Le *zinc* et le *manganèse* doivent toujours être associés à la vitamine B6 dont ils sont les cofacteurs. Le zinc est conseillé sous forme de gluconates (ampoules à 10 mg), sous forme de sulfate (10 à 200 mg de zinc élément) et par certains sous forme d'orotates et de comprimés chélatés aux protéines. Les sujets dépressifs sont très souvent carencés en zinc, ce qui est relativement facile à vérifier biologiquement. Certaines structures de notre cerveau (hippocampe) sont très riches en zinc et sont probablement très sensibles à des subcarences en ce métal. Le manganèse est conseillé à la dose de quelques mg/jour.

L'*acide folique* (vitamine B9) est souvent déficient chez les dépressifs en particulier chez les personnes âgées qui ont une mauvaise absorption gastrique intestinale et une nourriture trop monotone et/ou insuffisante. Ce sont aussi ces mêmes personnes qui prennent souvent des « médicaments » perturbant l'absorption de cette vitamine. Une supplémentation de l'ordre de 5 à 30 mg/jour est parfois et très rapidement efficace sur de nombreux symptômes liés à la dépression (tristesse, mélancolie). La voie parentérale est nécessaire (et plus rapidement efficace) lorsque les problèmes digestifs sont importants.

Le zinc et l'acide folique sont essentiels dans le cadre de la supplémentation non hormonale (ou en adjuvants de la supplémentation hormonale) lorsque les états dépressifs sont provoqués ou aggravés par la survenue de la ménopause *(voir deuxième partie, chapitres « La ménopause » et « L'andropause »).*

Dans cette indication le gluconate et le pydolate de zinc sont souvent (et empiriquement) plus actifs que les autres sels.

La *vitamine B12* (cobalamine) est presque systématiquement associée à l'acide folique, bien que les carences vraies soient très rares.

On conseille une injection intramusculaire à 1 000 ou 2 500 mg, une à deux fois par semaine.

On a toujours intérêt à associer aux deux vitamines B ci-dessus les vitamines B complexes et plus particulièrement les vitamines B1 (thiamine), B2 (riboflavine), B5 (acide pantothénique) et B8 (biotine) qui ont été testées positivement dans certains états dépressifs.

Les déficiences en *fer* provoquent des états asthéno-dépressifs qui, chez la femme, sont cycliquement réactivés après les règles. La mesure de la ferritine qui indique le niveau des « stocks » de fer est systématiquement trop basse. D'autres sujets ont, tout au long de leur vie, une mauvaise absorption du fer qui induit des états chroniques de dépression psychique et immunitaire ainsi que des insuffisances endocriniennes (hypothyroïdies).

L'*équilibre magnésio-calcique* est fondamental. Il faut vérifier les taux sanguins de calcium, de magnésium intra- et extracellulaire et supplémenter en conséquence. Les médecins rompus à ce type d'approche savent conseiller, en fonction de chaque cas particulier, les justes doses de magnésium et les sels à utiliser (sulfates, chlorures, lactates, pydolates, aspartates et orotates) en fonction de l'importance et du site du déficit.

L'utilisation de l'*orotate de lithium* sous forme de gélules gastro-enrobées à 150 mg (qui ne se délitent qu'après le passage dans l'estomac) permet de contribuer au traitement de l'équilibre minéral de l'organisme. L'effet antidépresseur de ce sel de lithium est observable à cette dose qui ne présente aucun risque de toxicité et ne justifie pas de doser la lithiémie (taux sanguin de lithium).

Beaucoup de dépressifs ont des taux relativement bas de *potassium*. L'hypokaliémie doit être systématiquement corrigée ainsi que d'ailleurs l'hyponatrémie (taux de sodium bas). Une correction diététique conseillant d'une part de saler avec du sel gris non raffiné (qui apporte, avec le sodium, à l'état de traces tous les micronutriments marins), et d'autre part suffisamment de bananes, pamplemousses, levure de bière, abricots, fruits secs, lentilles... afin d'apporter du potassium permettra souvent d'éviter le recours aux supplémentations.

Lorsque, et c'est souvent le cas, des états allergiques sont associés aux états dépressifs, on sera particulièrement attentif à la ration lipidique et à vérifier l'absence de carences d'apport et d'absorption en *acides linoléiques et linoléniques*. Les acides gras oméga 6 de l'onagre ou de la bourrache seront utiles sous forme de 4 à 6 capsules par jour à 500 mg d'onagre.

On sera également attentif, et tout spécialement chez les personnes âgées ainsi que chez les sportifs et les surmenés, aux éventuelles carences en *acides aminés* et donc en protéines. La supplémentation en sachets ou barres de protéines de haute valeur biologique (d'indices chimiques les plus élevés possibles) est souvent nécessaire et donne de très bons résultats.

La phénylalanine est un acide aminé précurseur de la dopamine, de la noradrénaline, de l'adrénaline et de la phényléthylamine, métabolite à effet stimulant sur l'humeur et l'activité que l'on trouve dans le chocolat — qui lui doit donc ses effets antidépresseurs.

La L-phénylalanine, présente dans les protéines animales, est un précurseur d'un autre acide aminé : la L-tyrosine. Elle a une valeur nutritrionnelle et protéique.

La DL-phénylalanine apporte cet acide aminé sous ses deux formes (D- et L-phénylalanine) qui sont complémentaires dans le cadre du traitement des états dépressifs réagissant à cette supplémentation. Elle doit être conseillée, sur un estomac vide, à doses croissantes depuis 1 comprimé à 500 mg jusqu'à 4 à 6, en fonction de la réponse du patient. Elle est formellement contre-indiquée chez les sujets souffrant de phénylcétonurie (une maladie métabolique rare, *voir ce mot*) et chez ceux qui seraient soignés avec des antidépresseurs du type « mono-amine-oxydase ». Il faut savoir qu'à des doses supérieures à 2 g/jour elle peut provoquer des maux de tête, des états d'excitation, de la constipation, des nausées, des insomnies, de l'hypertension.

La phénylalanine, qu'elle soit utilisée pour contribuer au traitement des états dépressifs ou pour stimuler les capacités cérébrales et réduire l'appétit, est toujours plus efficace lorsqu'elle est prise avec 100 à 200 mg/jour de vitamine B6 (pyridoxine).

Le L-tryptophane, du fait de la contamination de certains lots de provenance japonaise par une impureté qui provoqua des accidents dont certains mortels, n'est plus disponible sous forme de suppléments nutritionnels.

En aval de la phénylalanine, la L-tyrosine est un acide aminé stimulant de l'humeur car précurseur de la dopamine et de la noradrénaline. Elle aide à réguler les états d'hyperinsulinisme que l'on retrouve souvent chez les sujets sensibles au stress et dépressifs. La glande thyroïde l'utilise afin de fabriquer la thyroxine. Elle est conseillée à des doses pouvant aller jusqu'à 6 g/jour et elle est bien entendu déconseillée en cas d'hypertension artérielle.

L'association de L-5-hydroxytryptophane, disponible sur prescription médicale et en pharmacie (200 mg/jour, en moyenne), et de L-tyrosine est particulièrement efficace dans de nombreux états dépressifs.

L'acide L-glutamique (400 à 1 200 mg), souvent associé à la vitamine B6, améliore les capacités d'éveil et de mémorisation ainsi que la conduction nerveuse.

Si tous ces nutriments et micro-nutriments ne permettent pas à eux seuls de traiter des états dépressifs, ils permettent presque toujours d'améliorer l'efficacité des antidépresseurs, de reculer le recours à ces molécules et de diminuer les doses ainsi que les durées de traitement.

Enfin il ne faut pas oublier de rechercher les signes cliniques et la présence dans notre organisme de certains xénobiotiques tels les métaux lourds (cadmium, plomb, mercure...) qui, en «prenant la place» de nutriments essentiels (zinc), peuvent considérablement perturber le fonctionnement de notre système nerveux.

Désir sexuel (absence de)

Voir aussi Impuissance masculine et féminine.

Pourquoi le ginseng et son homologue russe l'éleuthérocoque, la gelée royale, le pollen sont-ils réputés traiter les impuissances et les «pannes sexuelles»? A cause de leur richesse en nutriments de toutes sortes!

Alors pourquoi ne pas avoir recours directement à ces nutriments isolés et pris à des doses pharmacologiques, ce qui n'empêche d'ailleurs pas de prendre du ginseng si on y est habitué ou si on en a envie?

Il faut cependant reconnaître qu'une grande composante psychologique intervient : le désir procède d'une capacité d'érotisation et donc d'imagination et de rêve. Il est aussi une «histoire à deux»... La solution nutritionnelle ne peut donc constituer qu'un aspect du problème.

Une vie trop cloisonnée, trop répétitive ou à l'opposé trop prenante dans des activités purement matérielles et intellectuelles ne favorise pas le développement du cerveau droit qui commande à l'imagination et au désir.

La fatigue et l'«usure», c'est-à-dire l'agression radicalaire par la vie, les toxiques, l'alcool, le tabac et les médicaments, ne favorisent ni l'imagination positive ni le désir.

On pourra, dans ce cas, avoir recours aux antiradicaux libres (*voir quatrième partie*) : vitamines E et C, sélénium et acides aminés soufrés qui de plus auront une activité «antixénobiotique», c'est-à-dire qu'ils permettront à l'organisme d'éliminer (souvent par une accentuation du métabolisme de la cellule hépatique) les métaux lourds et toxiques tels que le plomb, le cadmium, le nickel... qui, accumulés dans notre organisme, provoquent des troubles vasculaires et enzymatiques.

La «capacité de désirer» dépend donc de votre vie. Si la réforme de votre mode de vie et de votre «équilibrage nutritionnel» ne suffisent pas, prenez :

— 50 mg de gluconate de zinc, une à trois fois par jour pendant plusieurs mois ;
— 300 à 600 mg de vitamine B6 ;
— et 10 à 20 mg de manganèse.

Et n'hésitez pas à interrompre ou à ralentir vos activités habituelles. Partez en vacances, plongez-vous dans la bonne littérature érotique... et dites-vous que le désir fait intégralement partie de la soif de la vie et donc de la santé et de la longévité.

Diabète

On distingue deux types de diabètes.

Le diabète de type I, dit « diabète maigre », est en général un diabète de l'adulte jeune. Ce diabète est, en l'état actuel des connaissances, insulino-dépendant. On ne peut donc se passer de remplacer la sécrétion défaillante du pancréas, l'insuline, par un apport thérapeutique d'insuline.

L'autre type de diabète, le diabète de type II, est encore dénommé diabète gras ou diabète de la maturité ou diabète non insulino-dépendant (DNID). C'est effectivement un diabète qui se révèle et s'aggrave avec l'âge, qui n'est pas traité par l'insuline mais par des médicaments dits « antidiabétiques oraux » et qui s'accompagne (ou est accompagné) d'un certain nombre de syndromes :

— obésité précoce, à dominante androïde *(voir Obésité)* ;
— hypertension artérielle ;
— rétinopathie dite « diabétique » avec perte de la vision ;
— complications cardiovasculaires : risques accrus d'infarctus du myocarde et de mort subite.

La supplémentation nutritionnelle peut (et doit) être envisagée dans les deux types de diabètes car elle vise non seulement la maladie mais ses complications majeures, c'est-à-dire artérielles, et ces complications sont communes aux deux maladies.

L'intérêt et les possibilités de la prévention active de l'évolution du DNID est à nos yeux un domaine privilégié pour la supplémentation nutritionnelle car, en France, beaucoup de sujets non dépistés et donc non traités pourraient être écartés de ces groupes à risques.

Selon le professeur Philippe Passa, de l'hôpital Saint-Louis à Paris, il existerait actuellement, en France, 300 à 400 000 sujets atteints de DNID, non dépistés, non traités[1].

Plus nombreux encore sont les sujets dits « hyperinsuliniques » et présentant par ailleurs :

— une hypercholestérolémie avec diminution du cholestérol HDL (bon cholestérol) et/ou hypertriglycirédémie ;
— une surcharge pondérale, même faible, mais à répartition androïde *(voir Obésité)*, c'est-à-dire avec une mesure du rapport taille/hanche supérieure à 0,8 pour les femmes et à 1 pour les hommes ;
— une hypertension artérielle même modérée.

Ces symptômes regroupés actuellement sous l'apellation de « syndrome X » sont considérés à risque cardiovasculaire élevé et justifient une prise en charge nutritionnelle précoce et efficace sur les paramètres décrits ci-dessus.

AU PLAN PUREMENT DIÉTÉTIQUE

— réduction de la ration calorique globale, de l'alcool, des sucres à index glycémiques élevés tels les sucreries, le sucre, le miel, les confitures, le miel... ;
— réduction des apports en graisse animale saturée (viande et fromage) en appliquant les règles de bases exposées en début d'ouvrage : éviter d'associer à un même repas viande et fromage, augmentation des poissons et produits de la mer, un repas végétarien par jour associant si possible céréales et légumes secs ;
— augmentation progressive (jusqu'à 20 à 30 g/jour) des apports en fibres solubles (pectine de pomme, légumes) et insolubles (céréales complètes, supplémentation de fibres de céréales) ;
— utilisation de fructose à la place du saccharose (sucre blanc) lorsque l'on doit sucrer certaines préparations.

EN MATIÈRE DE SUPPLÉMENTATION

La prise de levure alimentaire sur les légumes, les soupes et les céréales permet d'augmenter l'apport de *glucose tolerance factor* (facteur de tolérance au glucose) GTF ou FTG. Cette association moléculaire à faibles doses de chrome au centre d'un édifice comprenant deux molécules d'acide nicotinique et de trois molécules d'acides aminés : le glycocolle, la cystéine et l'acide glutamique a été découverte en 1955 par Mertz et Schwartz dans la levure de bière.

1. Interview QM 5073 du 25 novembre 1992.

Le GTF augmente *in vitro* l'action de l'insuline exogène sur le métabolisme du glucose par l'adipocyte et est sans action en l'absence d'insuline. Le chrome est donc bien un potentialisateur de l'action de l'insuline et, selon Anderson, il agirait en augmentant le nombre de récepteurs à cette hormone.

Le chrome agit en tant que cofacteur de plusieurs enzymes impliquées dans le métabolisme glucidique. En effet Mertz [1] a constaté que la concentration sanguine de chrome augmente ou diminue parallèlement à celle de l'insuline.

Selon R.A. Anderson, le chrome est un élément essentiel nécessaire au métabolisme des hydrates de carbone et des lipides. La carence alimentaire en chrome est associée à l'installation de diabètes de la maturité et des maladies cardiovasculaires.

L'apport alimentaire de chrome de la plupart des individus (inférieur en moyenne à 60 mg/jour) est en Europe comme aux USA inférieur à l'apport conseillé (selon la FDA de 50 à 200 mg/jour) et l'on peut donc raisonnablement envisager une supplémentation de sels de chrome trivalent de l'ordre de 200 à 400 μg/jour.

L'association pyridoxine (vitamine B6) (100 mg/jour), sulfate de zinc (100 à 150 mg) et manganèse (10 à 30 mg) sera conseillée car des taux sériques faibles de zinc et/ou de manganèse sont souvent observés chez le diabétique.

Le magnésium est un cofacteur de la glycolyse. Selon Cerellio [2], il ralentirait l'évolution des rétinopathies diabétiques.

Il en est probablement de même de la vitamine C (1 000 mg/jour), des bioflavonoïdes, de la niacine (vitamine B3) qui doivent être systématiquement ajoutés, même à faibles doses, à la ration du sujet à risques.

Les anti-oxydants sont conseillés très précocement afin de protéger de l'agression radicalaire et de l'évolution athéromateuse considérablement accélérée par les perturbations de l'équilibre insulino-glucidique : Vitamine E (400 à 800 UI/jour), sélénium (50 à 100 μg), coenzyme Q 10 (30 à 120 mg/jour), permettront de lutter contre l'oxydation toxique des LDL.

Les acides gras oméga 6 (capsules d'onagre à 500 mg, 3 à 6 par jour) stimulent le métabolisme des prostaglandines PGE1 et ralentiraient la survenue des complications cardiaques, circulatoires et neurologiques de la maladie [3].

La supplémentation en huiles de poisson (oméga 3) semble dimi-

1. *Arch. Biochem. Biophys.* 85 : 292-5, 1959.
2. *Diabetes Care* 5 : 558-9, 1982.
3. Jamal GA, *Lancet* 1 : 1098, 1986.

nuer l'insulino-résistance[1] et Kamada et coll.[2] ont préconisé une supplémentation en sardines à l'huile qui apporte de fortes doses d'acide éicosapentanoïque et de vitamine E.

Diarrhées

Voir aussi Coliques, colites, colopathies.

Il faut essayer de traiter les diarrhées en fonction de leur origine : toxique, microbienne, parasitaire ou mycosique (reportez-vous à *Ballonnements* et *Candidoses*).

Lorsqu'il n'est pas possible de traiter la cause, on pourra conseiller : de l'acidophilus + bidifus en gélules, 2 à 6 par jour ou en poudre : superdophilus, 1 à 3 cuillères à café une demi-heure avant les repas, et lactobacillus bulgaricus à la fin des repas.

Le charbon végétal active (1 à 6 cuillères à café par jour dans un peu d'eau) est toujours un bon moyen de traiter les diarrhées ainsi que les empoisonnements.

Ne pas oublier de reminéraliser l'organisme après des périodes de diarrhée et de supplémenter en zinc, en vitamine B12 et folates (parfois par voie intramusculaire) lorsque la diarrhée est suivie d'une période de fatigue.

L'acrodermatite entéropathique est une affection cutanée (érythème, pustules, retards de croissance, fatigue, dépression...) rare et héréditaire qui s'accompagne d'une forte déficience en zinc et qui est améliorée par la supplémentation en ce métal.

N'oubliez pas de rechercher systématiquement les intolérances ou allergies alimentaires, les éventuelles intoxications par des métaux toxiques (plomb, mercure...).

Douleurs

Deux nutriments particuliers sont conseillés afin de diminuer la douleur, quelle qu'en soit la cause ; il s'agit de :

— la vitamine B1 (thiamine) à forte dose, sous forme de comprimés à 100 ou 250 mg, plusieurs fois par jour. Il faut toujours vérifier l'absence d'allergie à cette vitamine qui peut dans cer-

1. *Netherland. J. Med.*, 1986.
2. *Diabètes* 35 : 604, 1986.

tains cas être plus efficace (sur prescription médicale) en injections intraveineuses lentes ;
- la biotine (vitamine B8) à la dose 5 à 10 mg par jour (1 à 2 comprimés), éventuellement associée à 1 ou 2 comprimés de complexes B dosés à 100 mg, pourra soulager spécifiquement les douleurs musculaires ;
- la DL-phénylalanine (DLPA ; *voir Dépression*) qui stimule le métabolisme des endorphines cérébrales. On la conseille sous forme de comprimés dosés à 500 mg en commençant par 1 comprimé pris en dehors des repas, sur un estomac vide. On augmente les doses jusqu'à 6 comprimés en trois prises et l'on réduit dès qu'il y a amélioration.

Il faut cesser cette supplémentation au bout de deux semaines s'il n'y a pas de résultat et se rappeler que la phénylalanine est formellement contre-indiquée en cas d'hypertension artérielle, de phénylcétonurie et de traitements antidépresseurs par les IMAO.

Dysglycémie

Voir Glycémie, dysglycémie.

Dyskinésie biliaire

Voir Vésicule biliaire.

Dyskinésie infantile

Voir Hyperkinésie (dyskinésie infantile).

Dysménorrhée

Voir Règles douloureuses (dysménorrhées).

Dystonie neurovégétative

Voir Secousses et spasmes musculaires.

Eczéma

Voir également à Peau (problèmes de), Allergies.

Beaucoup d'eczémas sont d'origine allergique. L'allergie peut être locale ou de contact (allergies à un métal — nickel —, à un textile, à un tissu — même et surtout « naturel », coton... car ces derniers sont souvent « traités » avec des colorants ou « assouplissants » qui peuvent être allergisants), à une lessive ou un assouplissant de lessive, à un produit cosmétique ou d'usage professionnel... Il peut aussi s'agir d'une maladie allergique générale et éventuellement digestive qui est souvent entretenue par une infection intestinale chronique (candidose, parasitose, collibacillose et souvent infections à staphylocoques chez l'enfant). Le traitement de l'infection et l'éviction de ou des allergènes *(voir Candidose)* amélioreront l'eczéma et très souvent le terrain allergique (atopique) qui est à son origine.

On peut recommander un certain nombre de supplémentations :

- zinc (30 à 100 mg) ;
- manganèse (5 à 15 mg/jour) ;
- vitamine C (1 000 à 3 000 mg/jour) ;
- 100 à 300 mg de vitamine B2 (riboflavine) ;
- 100 à 200 mg de vitamine B6 ;
- de 5 à 10 mg de biotine (B8) ;
- 300 à 1 000 mg d'acide para-aminobenzoïque ;
- 500 à 1 000 mg de calcium chélaté ;
- avec une réhydratation et une rééquilibration des apports en acides gras (diminution des graisses animales saturées, fromage, viande, augmentation des oméga 6, tournesol, soja, noix et capsules d'onagre ou de bourrache).

Il existe maintenant des « complexes » spécifiquement étudiés pour les problèmes de peau qui associent plusieurs des nutriments ci-dessus. Toutefois, on sera conduit à rajouter spécifiquement certains d'entre eux pour être vraiment efficace.

Emphysème pulmonaire

L'emphysème pulmonaire est une forme de vieillissement pathologique du tissu pulmonaire qui, en périphérie, c'est-à-dire en aval des petites bronches terminales, perd son élasticité et ses capacités fonctionnelles.

Il est souvent lié et associé à des états de bronchite chronique ou d'asthme. Il doit son origine à une libération enzymatique exagérée en relation avec une inflammation chronique (globules blancs). Ces enzymes sont dits « protéolytiques » car ils attaquent le tissu pulmonaire (paroi alvéolaire).

Si les infections chroniques, qu'elles soient virales ou bactériennes, les états de pollution (fumées industrielles ou de tabac) ou les allergies jouent un rôle dans la genèse de l'emphysème, il est probable qu'il existe une prédisposition d'ordre génétique.

Il se manifeste par des états d'essoufflement aggravés par l'effort. Cet essoufflement témoigne de l'insuffisance respiratoire qui conduira éventuellement à l'insuffisance cardiaque.

Le diagnostic, le suivi et le traitement de ce type de manifestations ainsi que toutes les formes de bronchites chroniques évolutives doivent être confiés au spécialiste. Il n'empêche que des mesures précoces de correction et de supplémentation nutritionnelles peuvent considérablement améliorer l'évolution et diminuer le recours aux médicaments (théophyline, corticoïdes) qui ne sont pas, à la longue, sans effets secondaires ni dangers.

Quelles seront les mesures proposées ?

— correction diététique anti-inflammatoire *(voir Inflammations)* : réduction des graisses saturées d'origine animale, alimentation plus végétarienne... utiliser les oméga 3 et oméga 6 en bonnes quantités en n'hésitant pas à bien supplémenter en vitamine E (au moins 800 UI/jour) ;
— mesures d'environnement : cesser le tabac (le sien et celui des autres), « changer d'air », quitter les vallées enfumées et humides ;
— 2 à 4 comprimés (ou plus en cas de poussées inflammatoires) de vitamine C « action prolongée » avec bioflavonoïdes à 1 000 mg ou 1 500 mg ;
— anti-oxidants à bonnes doses *(voir le chapitre « L'ensemble des affections dues aux radicaux libres »)* : sélénium, béta-carotènes, caroténoïdes et surtout acides aminés soufrés (méthionine, cystine et cystéine, sels soufrés). La L-acétyl-cystéine tient une place à part : elle est préconisée médicalement en situation d'emphysème et de bronchite chronique. Il semble qu'elle joue un rôle très particulier de défense anti-infectieuse et antiradicalaire qui pourrait lui donner une grande place dans le traitement de certaines infections ou complications respiratoires des maladies bactériennes, virales et auto-immunes ;
— toute supplémentation anti-infectieuse : cuivre, zinc, manganèse... et vitamine A (rétinol) ;

- on peut tenter d'associer du silicium, du germanium, de l'ADN/ARN afin de supplémenter la réparation tissulaire;
- un bilan de l'immunité, des déficiences et carences et éventuellement une recherche de l'intoxication par les métaux lourds sont envisageables. Ils permettront de préciser les supplémentations en anti-oxydants. Le traitement des pathologies digestives associées, des autres foyers infectieux (sinus, gorge, dents, gencives...) et des colites chroniques qui entretiennent les autres facteurs infectieux est capital.

Endométriose

Voir aussi Fibromes.

La présence de tissu endométrial dans l'abdomen est fréquente en cas de douleurs pelviennes ou abdominales, de stérilité, d'aménorrhée ou de dysménorrhée *(voir ces mots)*.

Le traitement classique consiste à administrer des progestatifs ou à provoquer une véritable « castration hormonale » telle qu'on l'observe physiologiquement à la ménopause (naturelle et non compensée) où l'on voit, habituellement, l'endométriose régresser spontanément.

La supplémentation nutritionnelle est du même principe que celle utilisée pour les fibromes et on se reportera donc à ce chapitre.

Énurésie infantile

L'énurésie infantile est classiquement traitée par les antidépresseurs et ces traitements réussissent lorsqu'ils sont accompagnés d'une prise en charge globale, familiale, et d'une psychothérapie de la relation mère-enfant.

Toute l'approche nutritionnelle exposée à la rubrique *Dépression* peut et doit être ici tentée. De plus quelques résultats positifs ont été obtenus après la prise de vitamine B1 (thiamine), 200 à 500 mg, et d'injections hebdomadaires de vitamine B12.

On vérifiera, bien entendu, l'absence d'intolérances ou d'allergies alimentaires, d'infections intestinales chroniques et de carence en fer, en zinc et/ou en magnésium.

Épilepsie

Voir Convulsions, épilepsie.

Épistaxis (saignement de nez)

Les hémorragies nasales peuvent être tout à fait banales et sans gravité, causées par la rupture d'un petit capillaire dans le cadre d'infections locales telles que rhinites, sinusites... ou à des assèchements des muqueuses dues à des conditions particulières de pression et d'hygrométrie.

Elles accompagnent parfois des infections fébriles telles que paludisme, scarlatines ou font suite à des traumatismes.

Elles surviennent au décours de maladies plus graves de la coagulation ou de sang (leucémies), ou d'artériosclérose avec hypertension artérielle. La tension artérielle doit d'ailleurs être systématiquement vérifiée ainsi que la coagulation chez les personnes d'un certain âge qui présentent des épistaxis récidivantes.

L'hémorragie est le plus souvent arrêtée par un pincement des ailes du nez pendant cinq à dix minutes. Les tamponnements et les méchages ne seront préconisés que dans les cas de saignements postérieurs. On a parfois recours à la cautérisation.

Les saignements répétés entraînent des anémies par carences en fer, cuivre et divers autres éléments qui devront être remplacés.

On recherchera des intoxications ou empoisonnements avec des produits toxiques (raticides) ou des médicaments (anticoagulants).

La vitamine C avec bioflavonoïdes permettra de lutter contre la fragilité capillaire.

La vitamine K1 (10 à 20 mg/jour) sera prescrite par le médecin dans les cas d'hémorragies par hypothrombinémie.

Dans tous les cas une numération formule plaquettes, un bilan hépatique, parfois un bilan de la coagulation et la recherche d'intoxication par des métaux toxiques ainsi qu'un bilan complet ORL et dentaire seront proposés.

Escarres

Les escarres sont des plaies ulcérées qui surviennent lorsque des sujets restent allongés trop longtemps sur une même région du corps. Elles peuvent être superficielles ou profondes et atteindre les muscles et l'os. L'humidité ainsi que certains facteurs métaboliques tels le diabète prédisposent aux escarres.

Il existe aujourd'hui des « matelas anti-escarres » et le personnel soignant connaît bien les mesures à prendre pour les prévenir et les traiter (toilette, hygiène, pansements...).

Chez les personnes âgées, des subcarences en protéines, fer et nutriments favorisent probablement leur survenue et leur évolution. Nous proposerons donc les supplémentations suivantes :

— protéines de haute valeur biologique et d'indices chimiques supérieurs à 100, en sachets (ou barres), et complexes d'acides aminés ;
— fer, folates et B12 (après une éventuelle vérification biologique) ;
— vitamine C « action prolongée » avec bioflavonoïdes à 1 000 mg avec d'éventuels suppléments de bioflavonoïdes (rutine), veinotoniques et deux préparations phytothérapiques, le *Chrysanthellum americanum* et la *Centella asiatica* (qui compose une spécialité bien connue, utilisée localement et par la bouche le Madecassol®) ;
— le zinc et les vitamines E, B6 et A pour activer la cicatrisation ;
— la vitamine B3 (niacine) pour activer la microcirculation *(voir Hypervitaminose)*.

Récemment et sur le plan local, on a proposé des applications de sucre en poudre et surtout de miel, mais les antibiotiques et des soins spécialisés seront parfois nécessaires dans les cas les plus graves.

Essoufflement

L'essoufflement peut être dû à de multiples causes pulmonaires ou cardio-circulatoires. Dans tous les cas un bilan médical paraît nécessaire.

Souvent, chez la personne âgée, la bronchite chronique, l'insuffisance cardiaque ou l'emphysème pulmonaire *(voir Bronchites et chapitre sur « Les maladies cardio-vasculaires »)* peuvent être en cause.

Chez des sujets plus jeunes l'essoufflement, aggravé à l'effort, qui s'accompagne souvent d'une augmentation du rythme cardiaque témoigne d'une anémie ou d'un état de subcarence en fer qu'un examen de sang révélera facilement. Il montrera une diminution de la concentration en hémoglobine des globules rouges qui seront trop petits par rapport aux normes (microcytose). Si l'on demande une « ferritine », elle sera trop basse (un chiffre inférieur à 25 témoigne d'une subcarence, chez l'homme comme chez la femme), signe d'un épuisement des stocks de fer. Cet état est souvent aggravé, chez la femme, après des règles trop abondantes et prolongées.

Il faudra bien entendu supplémenter en fer, mais également rechercher les origines de cet état :

— carences d'apport, végétalisme, végétarisme mal équilibré, régimes hypocaloriques... ;
— problèmes d'absorption : pathologies gastriques et coliques ;
— saignements occultes : œsophagogastriques, varices œsophagiennes, polypes, hémorroïdes, pertes sanglantes entre les règles, règles hémorragiques... ;
— subcarences associées : cuivre et vitamine B6.

Fatigue

Voir Asthénie, fatigue.

Fertilité (troubles de la)

L'infertilité, chez l'homme comme chez la femme, peut être la conséquence de maladies aussi diverses que :

— malformations ;
— infections chroniques des organes génitaux ;
— prise de certains médicaments (antihormones, chimiothérapies anticancéreuses, antibiotiques, anti-ulcéreux, antihypertenseurs, aldactone...) ;
— allergies.

Le bilan ne peut donc être que médicalisé mais le traitement reste souvent difficile.

Chez l'homme on a enregistré quelques résultats positifs après la prise de certains dérivés de la testostérone.

Il est donc compréhensible que la prise à fortes doses de zinc (100 à 250 mg) associé à la vitamine B6 (100 à 200 mg) contribue largement à améliorer les résultats. Le sperme est ainsi amélioré tant au plan quantitatif que qualitatif (nombre et mobilité des spermatozoïdes).

Il faut être attentif à l'équilibre nutritionnel général et conseiller une correction diététique de base *(voir en début d'ouvrage)*. On pourra proposer également :

— vitamine B2 (riboflavine), 100 à 600 mg/jour ;

— vitamine B5 (acide pantothénique), 300 à 500 mg/jour et parfois plus en cas de fatigue et surmenage ;
— fer et folates : il faut éviter les subcarences ou déficiences ;
— sélénium (100 mg/jour) et vitamine E (400 à 800 UI/jour) ;
— arginine qui, aux États-Unis, est préconisée à la dose de plusieurs grammes par jour, en plusieurs prises, sur un estomac vide afin de stimuler l'hormone de croissance. Il faut toutefois respecter les contre-indications *(voir Croissance)* et ne pas dépasser 10 g/jour.

Fibromes utérins et mammaires, endométriose

Les fibromes utérins et mammaires et les endométrioses sont des dégénérescences tissulaires bénignes et donc limitées qui surviennent dans les tissus utérins ou mammaires (ou autres...) en cas de déséquilibres hormonaux *(voir Règles douloureuses, Règles hémorragiques et/ou trop abondantes, Seins [maladies bénignes des], Syndrome prémenstruel).*

Ils sont en rapport avec une perturbation du rapport œstrogènes/progestérone ou une mauvaise synchronisation de leur sécrétion. Leur traitement classique consiste donc à administrer des progestatifs comme c'est le cas dans le SPM [1] et ils tendent à disparaître ou à diminuer lorsque la ménopause (non compensée par l'administration d'hormone) s'installe naturellement.

Au plan thérapeutique nutritionnel on tentera (comme pour le SPM) d'activer le catabolisme hépatique des œstrogènes par l'administration d'acides aminés soufrés et on proposera :

— méthionine, inositol, choline, bétaïne à la dose de 2 000 mg/jour ;
— les anti-oxydants *(voir le chapitre « L'ensemble des affections dues aux radicaux libres »)* : vitamines E et C, vitamine C « action prolongée » avec bioflavonoïdes à 1 000 mg), 2 à 3 g/jour ;
— capsules d'onagre 3 à 6 par jour ;
— zinc (50 mg/jour), B6 (1 000 mg/jour) et manganèse (10 mg/jour) ainsi que des plantes à activités de stimulation microcirculatoire ou veineuse et anti-oxydantes comme le *Ginko biloba* ou le *Chrysanthellum americanum.*

Localement, on peut conseiller des applications régulières de silicium (Conjonctyl®) en compresses humides, 1 à 2 fois/jour, sur le fibrome mammaire.

1. SPM : syndrome prémenstruel.

Fractures

En cas de rééducation après fracture, ou de période d'effort physique et musculaire, utilisez les nutriments proposés pour l'ostéoporose, et en particulier :

— vitamine C avec bioflavonoïdes, 1 000 à 3 000 mg/jour ;
— calcium chélaté, 500 à 1 500 mg/jour ;
— vitamine D, 400 à 800 UI/jour ;
— silicium sous forme de prêle ;
— manganèse, 5 à 10 mg/jour ;
— complexes mutivitamines et minéraux ;
— octacosanol, 1 000 à 3 000 μg/jour ;
— fluor aux doses préconisées en oligothérapie.

Fragilités capillaires

La fragilité capillaire (la longueur totale des vaisseaux, dans l'organisme, est évaluée à des milliers de kilomètres...) peut selon certains expliquer bon nombre de maladies ou coexister avec des affections où l'on observe les conséquences d'hémorragies occultes qui se traduisent biologiquement par des syndromes sub-anémiques et surtout des effondrements de la ferritine *(voir première partie, « Bilans biologiques de la santé »).*

Extérieurement on peut remarquer des tendances aux saignements gingivaux (ce n'est pas la seule cause) ou surtout des tendances aux hématomes plus ou moins spontanés.

La maladie qui reproduit le mieux ce tableau est sans conteste le scorbut qui témoigne d'une carence en vitamine C.

Il semble quelque peu anachronique de raconter une fois de plus l'histoire de ces marins sauvés de la mort par les Indiens qui leur firent boire des infusions d'aiguilles de conifères leur apportant la vitamine C dont ils avaient manqué pendant leur voyage.

En fait une étude attentive des habitudes alimentaires de beaucoup de nos contemporains qui ne mangent ni légumes ni fruits, soit par goût, soit par nécessité (?), permet de penser que les subcarences ou déficiences sont plus nombreuses et plus graves qu'on ne le pense. L'alimentation industrialisée et en particulier le « congelé » implique des procédés de fabrication qui n'assurent pas encore les concentrations vitaminiques optimales. Ces dernières sont d'ailleurs très discutées et discutables *(voir le chapitre « Apports quotidiens recom-*

mandés et supplémentations nutritionnelles »). En fin de compte, seul le résultat compte. Ce résultat, c'est la santé, c'est-à-dire en ce qui concerne ce chapitre une bonne circulation et microcirculation : pas d'ecchymoses, pas de taches purpuriques, pas d'extrémités de membres trop froides ou trop blanches ou gonflées d'œdèmes, ni de saignements des gencives...

Chez les sujets âgés et chez les personnes qui absorbent de façon prolongée certains médicaments comme : aspirine, anti-inflammatoires, dérivés de la cortisone, antibiotiques, pansements gastriques et intestinaux, médicaments pour la colite ou la constipation, tranquillisants, somnifères... mais aussi chez ceux qui boivent et fument excessivement (une cigarette consomme entre 20 et 25 mg de vitamine C de l'organisme !), les subcarences et déficiences risquent d'être réelles.

Outre les troubles que nous venons de citer, ces sujets sont souvent fatigués, fragiles au plan infectieux, et essoufflés...

Il arrive qu'une supplémentation de quelques centaines de milligrammes de vitamine C réduise l'ensemble ou une grande partie de tous ces symptômes. Pourquoi ne pas essayer :

— vitamine C comprimés « action prolongée » avec bioflavonoïdes dosés à 1 000 mg ou 1 500 mg, deux à trois par jour ;
— vitamine E (alphatocophérol), 400 à 800 UI/jour, qui protège la vitamine C de l'oxydation et agit également comme anti-oxydant ;
— sélénium, 100 à 200 μg/jour pour les mêmes motifs ;
— zinc, 50 mg/jour, dont la déficience a été remarquée au cours des purpuras séniles (et systématiquement en cas de peau sèche avec démangeaisons) ;
— *Chrysanthellum americanum* en gélules ou mieux en infusion. Cette plante active la microcirculation et possède des propriétés anti-oxydantes.

Frilosité

Les frileux sont souvent des sujets globalement fatigués ou déprimés *(voir Asthénie, fatigue et Dépression)*, globalement déminéralisés, anémiés ou seulement subcarencés en fer et/ou hypothyroïdiens. Il faut donc :

— vérifier la numération formule sanguine et la ferritine (stocks en fer) et ne pas hésiter à supplémenter si la ferritine est inférieure à 50 ;

- vérifier l'absence de pertes occultes de fer (hémorragies digestives, urinaires ou gynécologiques) et la bonne capacité d'absorption digestive ;
- associer la vitamine C, parfois le cuivre et/ou la vitamine B6 (100 mg/jour), des complexes multivitamines et surtout multiminéraux avec des concentrés marins et/ou des concentrés d'algues qui apportent tous les oligo-éléments existant à l'état de traces ;
- vérifier et traiter le métabolisme thyroïdien qui parfois réagira spontanément à la supplémentation en fer et en minéraux ;
- traiter la micro-circulation périphérique : vitamine E (400 UI/jour), rétinol (sans dépasser 10 000 UI/jour), sélénium (100 μg/jour) et *Chrysanthellum americanum.*

Furoncles, furonculose

Voir aussi Peau.

Les furoncles et infections cutanées à staphylocoques surviennent souvent sur des terrains fatigués, carencés, déminéralisés et parfois diabétiques ou dysglycémiques.

Il faut les traiter avec la stratégie nutritionnelle et les suppléments proposés à la rubrique *Acné* et ne pas oublier de vérifier l'absence d'infection intestinale chronique qui servira de « réservoir de germes » et de frein au rétablissement d'une bonne défense immunitaire.

Faire très attention aux excès alimentaires et surtout aux excès de sucres, sucreries et graisses animales.

Utiliser toujours la vitamine C, 1 000 à 6 000 mg/jour, la vitamine A (rétinol) sans dépasser 10 000 UI/jour et vérifier l'absence de carence ou déficience en fer (faire doser la ferritine) et/ou en zinc.

En l'absence d'allergies alimentaires et de candidoses intestinales chroniques, les comprimés de levure de bière (qui peuvent être enrichis au sélénium) sont très efficaces pour venir à bout des infections chroniques à staphylocoques.

Gastrite

Voir Ulcères digestifs et gastrites.

Glaucome

Le glaucome est une affection caractérisée par une augmentation de la pression intra-oculaire qui peut dans certains cas altérer modérément la vision et dans d'autres conduire à la cécité.

Le diagnostic et le traitement sont du domaine du spécialiste en ophtalmologie. En situation adjuvante, on peut toutefois proposer au plan nutritionnel :

— une correction diététique de base (voir première partie) avec régime d'éviction d'éventuelles allergies ou intolérances digestives ;
— de la vitamine B1 (200 à 300 mg) qui pourrait être déficitaire dans certains cas ;
— de la vitamine C « action prolongée » avec bioflavonoïdes à 1 000 mg, en augmentant les doses de flavonoïdes associés : rutine, 20 mg trois fois par jour.

Glycémie, dysglycémie

Hypoglycémie mal du siècle ?

Vous a-t-on dit que vous étiez anxieux, irritable, hypersensible, émotif ? ou névrosé, ou spasmophile ?

Avez-vous, en fin de matinée ou après un repas « bien arrosé » et « bien sucré », de grands « coups de pompe » d'abord physiques avec abattement, transpiration, nausées, ensuite psychiques avec sensation de découragement, de « ras-le-bol » ou au contraire impérieuses envies d'insulter votre voisin d'encombrement ?

C'est encore l'hypoglycémie qui fait tomber les ouvriers des échafaudages, en fin de matinée, ou qui rend la dernière heure de cours aussi pénible pour le professeur que pour les élèves.

Hypoglycémie ? On devrait plutôt dire *dysglycémie*.

De quoi s'agit-il ? D'une impossibilité à réguler correctement dans le sang le taux de sucre (glucose). Ce taux devrait avoisiner les « 1 g par litre de sang », s'élever jusqu'à certaines limites en cas d'absorption de sucre (pic hyperglycémique physiologique) et diminuer ensuite légèrement au-dessous de sa valeur d'origine (pic hypoglycémique physiologique) avant de reprendre lentement son taux de base.

Quels sont les facteurs intervenant sur la régulation de la glycémie ?

— facteurs diététiques ;
— facteurs pancréatiques, c'est-à-dire insuliniques ;
— facteurs digestifs : l'absorption des sucres peut être perturbée par des colites chroniques, des intolérances ou des allergies alimentaires ;
— facteurs endocriniens : régulation hépatique de la glycolyse et de la glycogenèse par l'intermédiaire du glucagon, métabolisme surrénalien et en particulier de l'adrénaline (qui est liée aux modalités de réaction au stress).

Il faut encore savoir que cette dysglycémie, lorsqu'elle n'est pas traitée :

— dure tout au long d'une vie (et souvent depuis la plus tendre enfance) ;
— conduit à tous les psy... thérapeutes, thérapies et médicaments et à tous les diagnostics de névrose, dépression, état maniaco-dépressif... ;
— fait le lit du diabète.

Elle fait l'objet, en France, d'un débat (parfois d'une polémique) car tous les médecins français ne lui prêtent pas autant d'importance sur « la santé publique » et par voie de conséquence sur votre santé que lui attribuent les médecins anglais ou américains (qui eux ne croient pas aux crises de foie « bien de chez nous »). Tentez votre chance... vous persuaderez ainsi votre médecin !

LES FACTEURS DIÉTÉTIQUES

C'est l'alimentation trop riche en sucres à index glycémique élevé qui provoque la dysglycémie et déclenche les principaux symptômes que nous avons évoqués au début de ce paragraphe.

Ces sucres « à index glycémique élevé » provoquent une sécrétion insulinique qui, lorsqu'elle est trop vive et trop répétée, va totalement déséquilibrer l'équilibre métabolique, endocrinien et neuropsychique de l'individu.

Ces réactions sont d'autant plus vives que les habitudes sont anciennes (et remontent souvent à l'enfance !), que la ration alimentaire est exempte de sucres à index glyclémique lent (farineux, céréales, légumes secs...), que la ration protéique est insuffisante et que l'apport en certains nutriments (potassium, chrome, manganèse, vitamines B...), qui pourraient provenir de la prise d'aliments plus complets et moins raffinés, est tout à fait insuffisante.

Le régime de régulation de la glycémie est donc relativement simple et, de plus, il donne une amélioration symptomatique très rapide ; voici celui que nous conseillons :

— éviter les sucres à index glycémique élevé : sucreries, miel, chocolat au lait, pommes de terre, pain, pâtes, riz blanc, toute préparation faite de farine blanche raffinée et le café... ;
— manger globalement plus de protéines maigres (viandes maigres, fromages maigres...), rajouter des fibres et de la levure alimentaire sur les crudités et salades ;
— ne pas rester plus de trois heures à jeun ;
— prendre un petit repas léger entre les principaux repas : fromage maigre + fruit sec ou biscuit de céréales complètes ;
— éviter les fruits et le sucré en fin de repas ;
— manger les fruits plutôt 1 heure avant ou trois heures après le repas ;
— si besoin, au coucher, prendre quelques fruits secs, une boisson et un fruit et éventuellement un demi-yaourt ;
— faire le petit déjeuner le plus copieux possible avec un maximum de protéines maigres (yaourts, fromages blancs, œuf coque ou dur, crème Budwig selon le docteur Kousmine ou müesli « maison »...) avec bien entendu des sucres lents (fruits secs, céréales complètes fraîchement moulues) ;
— lorsque l'on doit absolument sucrer une préparation culinaire, le faire avec du fructose, après cuisson ;
— faire de l'exercice quotidiennement sans oublier la respiration.

Toutes ces mesures « pédagogiques » ont pour but de réduire les éléments nocifs et d'apporter, par la diététique, les « éléments régulateurs ».

Devant tout symptôme physique et/ou psychique du type de ceux que nous avons évoqués, nous conseillons ce type d'« essai diététique » qui écarte très souvent le recours aux divers tranquillisants, anxiolytiques... ou qui permet de contribuer au sevrage.

De plus, nous conseillons d'emblée de lire au moins un des deux ouvrages ci-dessous qui décrivent très en détail les symptômes de la dysglycémie et de se situer personnellement : *Le Mal du sucre*, de Danièle Starenkyj [1] et *Sugar Blues* de William Dufty [2].

Il est parfois nécessaire de supplémenter :

— en levure de bière « alimentaire » qui apporte du chrome et plus

1. Éd. Orion.
2. Éd. Guy Trédaniel, 1985.

exactement du GTF *(voir Diabète)* et en fibres alimentaires solubles et insolubles (pectine de pomme, fruits secs, suppléments de son de céréales) ;
— en chrome, 50 à 200 μg/jour ;
— en potassium, car on constate souvent des hypokaliémies chez les hypoglycémiques qui ne consomment pas assez de légumes, de sucres lents, de fruits et de légumes secs ;
— en zinc (50 à 100 mg/jour) associé à ses cofacteurs habituels : la vitamine B6 (pyridoxine), 100 mg/jour, et le manganèse (10 à 30 mg). Le zinc est capital dans le métabolisme de l'insuline et la plupart des dysglycémiques et futurs diabétiques sont carencés en zinc ;
— en vitamine B3 (niacine), 100 à 600 mg/jour (et beaucoup plus dans les prescriptions des psychiatres américains, en plusieurs prises après les repas, en respectant les précautions d'emploi et les contre-indications car cette vitamine est un constituant essentiel du GTF qui permet au pancréas de moduler au mieux sa réponse insulinique) ;
— en vitamine B5 (300 à 1 000 mg/jour) qui facilite la régulation surrénalienne au stress.

LES FACTEURS PANCRÉATIQUES ET INSULINIQUES

Ils sont souvent héréditaires et familiaux. Mais il est souvent difficile de différencier la véritable composante génétique et la « névrose familiale et culturelle ».

Il faut y être d'autant plus attentif qu'à travers leur risque d'évoluer vers le diabète, ils s'expriment par des prises de poids plus ou moins insensibles à la simple réduction calorique, et/ou une hypertension artérielle précoce qui augmente considérablement les risques d'accidents cardiovasculaires *(voir Diabète)*.

Dans ce cadre, la diététique et la supplémentation ci-dessus doivent être rigoureusement suivies pendant... toute une vie et le recours à certains médicaments hypoglycémiants est souvent nécessaire afin de faciliter et de consolider les résultats.

LES FACTEURS DIGESTIFS

Aucune diététique ou supplémentation ne peut être complètement efficace si le sujet présente des intolérances ou allergies alimentaires plus ou moins liées à des colites chroniques et souvent à des candidoses qui doivent absolument être traitées et surveillées. Les perturbations glycémiques (en hyper- comme en hypo-) ne favorisant pas l'efficacité maximale du système immunitaire, elles facilitent le passage à la chronicité de ces infections. La relation est donc à double sens et nécessite une attention toute particulière à la supplémentation :

— en zinc et ses cofacteurs B6 et manganèse ;
— en vitamine C ;
— parfois en fer, en folates et en vitamine B12 dont il faut vérifier l'absence de déficiences par malabsorption ;
— en acidophilus et bifidus associés.

LA RÉGULATION DES AUTRES FACTEURS ENDOCRINIENS

On tentera d'évaluer le fonctionnement du métabolisme hépatique car il est essentiel à la régulation glycémique. Le foie stocke le glucose sous forme de glycogène et le libère par un mécanisme de glycolyse. Une hormone hépatique, le glucagon, est essentielle à ce métabolisme. Lorsque les sujets sont difficiles à équilibrer on vérifiera donc l'absence d'insuffisance cellulaire hépatique, d'infections chroniques (hépatites), de pathologie vésiculaire.

La mauvaise réponse surrénalienne au stress est particulièrement fréquente chez les sujets anciennement déprimés et « névrosés ». Elle provoque des réponses biologiques très particulières : les courbes d'« hyperglycémie provoquée » sont caractéristiques, en dents de scie, sans élévation ou abaissement du taux sanguin de glucose quelle que soit la quantité de sucre absorbé.

Il faut ici conseiller les supplémentations proposées à la rubrique *Dépression* et particulièrement :

— les acides aminés sous forme de suppléments protéiques de haute valeur biologique ;
— le magnésium sous forme de différents sels pris tout au long de la journée ;
— la vitamine C à action prolongée, parfois à fortes doses ;
— les vitamines B et en particulier B3, B5 et B6 parfois aussi à fortes doses (consultez les ouvrages de psychiatrie orthomoléculaire anglais ou américains) en respectant bien entendu les contre-indications et précautions d'emploi.

LES AUTRES FACTEURS

La régulation dysglycémie/stress et/ou névrose se fait bien entendu à « double sens » : le recours à des psychothérapies de relaxation, de visualisation, à la sophrologie et aux thérapies comportementales est souvent nécessaire et indispensable.

La pratique des sports d'endurance lorsqu'ils sont bien enseignés : un minimum de trente minutes, trois fois par semaine, de jogging, natation, bicyclette... avec un effort cardiorespiratoire mesuré (au moyen d'une « fréquence-mètre ») et calculé en fonction de son âge et de son entraînement ne peut qu'avoir des effets très positifs sur la régulation glycémique.

La respiration et surtout l'effort musculaire d'endurance permettent au glucose de mieux pénétrer la cellule musculaire, contribuent très favorablement à la régulation insulinique et plus généralement à la prévention des maladies psychiatriques et cardiologiques, à la santé et à la forme psychologique et physique.

L'OBJECTIVATION BIOLOGIQUE DE LA DYSGLYCÉMIE

Si vous pensez être dans l'une des situations ci-dessus, demandez à votre médecin de vous prescrire un examen d'hyperglycémie provoquée couplé à une réponse insulinique.

Cet examen nécessitera des précautions diététiques particulières les jours qui le précèdent, un jeûne de douze heures, et votre présence au laboratoire pendant au moins deux heures (et parfois plus pour rechercher des hypoglycémies tardives).

N'hésitez pas, cela peut « révolutionner votre vie » et celle de vos proches !

Goût (troubles du)

Voir Odorat (troubles de l').

Goutte

La goutte est une affection rhumatismale aiguë à évolution vers la chronicité qui est liée au dépôt de cristaux d'urates au niveau articulaire. Elle évolue normalement dans le cadre d'une hyperuricémie *(voir Uricémie)* qu'il faudra contrôler à terme afin d'éviter les récidives.

Le traitement médical de la crise aiguë fait appel à la colchicine et aux anti-inflammatoires qui ne sont pas toujours sans inconvénients ni effets secondaires. Le traitement de fond préconise des inhibiteurs de la synthèse de l'acide urique (allopurinol).

La diététique et la supplémentation seront celles proposées dans le cadre des arthrites (cuivre...) mais on prendra garde d'éviter de prendre au début, à trop fortes doses, les vitamines A, B, niacine, folates et C lorsque les taux sanguins d'acide urique (uricémie) sont trop élevés. Il faut augmenter parallèlement les doses de nutriments (comme d'ailleurs de médicaments) et les boissons. Deux litres d'eau faiblement minéralisée (Volvic, Eau du mont Roucous) dans lesquelles on ajoutera éventuellement le silicium et les extraits phytothérapiques.

Le silicium sous forme de prêle ou de silice colloïdal, associé à l'harpagophytum, à la reine des prés et à la teinture (TM) de colchique permettent également de réduire le recours aux anti-inflammatoires qui seront alors réservés aux situations plus rebelles et plus douloureuses.

Grincements de dents (bruxisme)

Beaucoup d'entre nous, et pas seulement des enfants, sont sujets aux « grincements de dents » (bruxisme) en dormant. Outre l'effet désastreux sur la dentition elle-même, cela incommode souvent l'entourage.

Un célèbre dentiste américain (le docteur Cheraskin), praticien de nutrition orthomoléculaire et auteur de nombreux ouvrages *(voir Bibliographie)*, a tenté de multiples supplémentations nutritionnelles pour résoudre ce problème. Dans un article co-écrit avec le docteur Ringsdorf[1], il confirme seize succès thérapeutiques obtenus avec l'acide pantothénique (vitamine B5) et le calcium. L'acide pantothénique est connu pour son action antistress et antifatigue *(voir Stress et Asthénie, fatigue)*. Il est disponible en France sous forme de comprimés dosés à 100 mg et entre dans la composition de la plupart des formules B complexe. Quant au calcium, nous le préconisons sous forme complexé (chélaté) à des protéines sans excéder 500 mg/jour et toujours en traitements discontinus. En cas d'échec, on conseillera au coucher de l'inositol, du cuivre en oligo-élément et/ou des préparations phytothérapiques relaxantes... Le drainage lymphatique manuel du visage et de la bouche permet de détendre les muscles de la face et d'éviter un « bruxisme réflexe » qui, dans certains cas, correspondrait à une nécessité de drainage.

1. « Bruxism : A Nutritional problem », *Dental Survey*, 1970.

Grippe

L'acide ascorbique possède un pouvoir antiviral qui est aujourd'hui clairement et scientifiquement démontré *(voir Rhinites)* et que confirme notre expérience personnelle : 1 g par heure, dès les premiers signes d'une affection virale bénigne, ralentit immédiatement l'évolution de celle-ci à condition que cette prise de 8 à 10 g/jour soit prolongée pendant au moins trois jours et réduite, à partir du quatrième jour, très progressivement.

Il existe par ailleurs des synergies d'activité anti-inflammatoire et antivirale entre vitamine C, cuivre et anti-inflammatoires dits « non stéroïdiens » (dont l'aspirine et ses dérivés).

Cette synergie est bien utilisée par les laboratoires qui proposent des associations vitamine C + cuivre d'une part et d'autre part aspirine + vitamine C.

Gueule de bois

C'est dans ce domaine que chacun essaye ses « trucs » qui marchent parfois... à condition d'y croire. Le mieux serait encore de prévenir car il nous paraît tout à fait dérisoire de vouloir traiter des troubles de la digestion survenant après certains excès auxquels on se sait parfaitement intolérant ou allergique.

Cela relève du « suicide alimentaire »... mais que c'est bon parfois !

Enfin si vous voulez un « truc » nutritionnel prenez, pendant et après (les excès), du sorbitol (que l'on trouve partout seul ou associé à d'autres substances), de la choline, de la bétaïne et de l'arginine (cette dernière jusqu'à 10 g/jour) qui, sous forme de citrates, calmeront les brûlures gastriques provoquées par certains « acides de raisin », et surtout de l'inositol. L'inositol ou vitamine B7 est disponible aux États-Unis et dans certains magasins de diététique, en France, soit sous forme de poudre soit en gélules dosées à 500 mg. Toutes les substances que nous venons de citer sont également associées dans des « formulations américaines » (complexes lipotropiques ou *fat realeaser*). Il faut en prendre (avec de la vitamine C) plusieurs comprimés par jour afin d'atténuer les effets de ces lendemains qui déchantent.

Hémorroïdes

Ce sont des « coussinets » recouvrant la partie inférieure du rectum. Elles sont dites externes lorsqu'elles sont au-dessous de la ligne anorectale et internes au-dessus.

Les hémorroïdes sont présentes chez un grand nombre d'enfants et d'adultes et ne constituent pas en soi une maladie.

Elles ne le deviennent que lorsqu'elles se compliquent :

— étranglement qui est en soi une urgence chirurgicale ;
— douleurs plus ou moins chroniques avec sensations de ne jamais bien vider son rectum ;
— saignements qui doivent absolument motiver une consultation chez un spécialiste qui pratiquera une rectoscopie afin d'éliminer une autre cause, telle un cancer.

Il existe de multiples traitements externes (anesthésiques, ligatures, cryochirurgie, applications de crèmes ou suppositoires calmants et veinotoniques...).

Au plan d'une éventuelle supplémentation nutritionnelle, il faut traiter les hémorroïdes comme l'on traite les troubles veineux et traiter également la constipation *(voir Varices et insuffisances veineuses et Constipation)* qui est un facteur nettement aggravant.

Localement, on pourra appliquer de l'huile de vitamine E (alphatocophérol) et des pommades ou suppositoires au zinc (titanoréine®).

Hépatites

Les hépatites virales chroniques qui représentent aujourd'hui un véritable problème de santé publique doivent être recherchées et diagnostiquées chez tout sujet présentant des troubles digestifs chroniques accompagnés de fatigue, nausées, amaigrissements, douleurs articulaires et musculaires.

Lorsqu'elles sont à risque évolutif important, on les traite avec des infections d'interféron alpha. Mais il s'agit d'un traitement lourd et souvent prolongé pendant six mois.

De plus les traitements à l'interféron alpha provoquent de la fièvre et sont parfois difficiles à supporter. Ils induisent de véritables syndromes de carence en vitamine C qui ressemblent au scorbut. Ils seront souvent mieux tolérés lorsque supplémentés de grandes quantités d'acide ascorbique (3 à 6 g/jour), de cuivre et parfois de magnésium et calcium afin d'éviter la survenue d'états de fatigue qui conduiraient à l'arrêt du traitement.

Beaucoup d'hépatites ne sont pas ou peu évolutives, mais induisent à terme des symptômes digestifs et de la fatigue.

Au plan diététique, il est bon d'appliquer la correction de base exposée en début d'ouvrage et d'éviter les graisses animales saturées à tous les repas et l'alcool.

La supplémentation visera à stimuler le système immunitaire et la production naturelle d'interférons et d'interleukines :

— vitamine C, 1 000 à 3 000 mg en deux prises à action prolongée, le matin et le soir ;
— vitamine A, rétinol, sous surveillance médicale, car l'on peut tenter des doses supérieures à 25 000 UI/jour. Le cancérologue Lucien Israël qualifiait cette vitamine d'« interféron du pauvre ». Il voulait dire ainsi qu'elle était en mesure, et à un prix de revient sans comparaison avec celui de l'interféron, d'avoir un effet immunostimulant semblable et surtout un effet dit « redifférenciant », c'est-à-dire capable d'éviter l'évolution de l'hépatite vers le cancer du foie ;
— anti-oxydants : caroténoïdes, vitamine E, sélénium et acides aminés soufrés avec bétaïne et choline sont utiles lorsqu'il y a à la fois inflammation et insuffisance fonctionnelle de la cellule hépatique ;
— vérifier l'absence de déficiences en folates et ne pas hésiter à supplémenter ainsi qu'en vitamine B12 (1 000 à 2 500 UI, deux ou trois fois par semaine, lorsque l'évolution de l'hépatite s'accompagne de grande fatigue et dépression).

Herpès

L'herpès qu'il soit buccal ou gynécologique témoigne souvent, lorsqu'il apparaît ou réapparaît, d'une déficience passagère, cyclique et/ou chronique du système immunitaire.

Ce virus fait partie de ces agents antigéniques que l'on suspecte d'intervenir dans la genèse de certaines maladies dites auto-immunes et en particulier dans l'athérosclérose. Il est donc important de proposer un programme de supplémentation qui tentera de le réduire au maximum :

— diététique sans ou avec le moins possible de sucres à index glycémique élevé et avec le moins possible d'aliments contenant de l'arginine : chocolat, cacahuètes, noisettes, noix, germes de blé et céréales complètes ;

- vitamine C à « action prolongée » avec bioflavonoïdes, 2 à 3 g/jour en deux prises ;
- zinc, 30 à 100 mg/jour sous forme de divers sels associés (sulfate, gluconates, colloïdes, orotates et zinc chélaté aux protéines) ;
- L-lysine, acide aminé efficace si on en prend des doses suffisantes : 1 à 6 g/jour, à jeun, entre les repas jusqu'à cicatrisation, puis 500 mg/jour en traitement d'entretien ;
- acidophilus qui a été expérimenté avec succès.

Localement, on peut proposer des capsules d'huile de vitamine E, des pommades à la vitamine A et au sulfate de zinc à 0,05 % dans lesquelles on peut incorporer, pour 100 g de pommade une ou deux gouttes d'HE, de thym, romarin ou géranium.

Hyperexcitabilité neuromusculaire

Voir Secousses et spasmes musculaires.

Hyperglycémie

Voir Glycémie, dysglycémie.

Hyperkinésie (dyskinésie infantile)

Il s'agit d'enfants agités qui ne peuvent pas rester assis, souvent hypernerveux et hypersensibles, présentant des tremblements, des tics, des périodes d'oscillations et d'alternance de contractions et détentes musculaires.

C'est la fameuse « allergie cérébrale » des Anglo-Saxons. Elle coexiste souvent avec des états allergiques somatiques (respiratoires et/ou digestifs) que l'on diagnostique par des tests cutanés (pricks-tests) et des taux élevés d'histamine et d'Ig E dans le plasma sanguin.

Cette affection concernerait 3 à 10 % des écoliers américains.

Selon une étude publiée dans le *Lancet*[1], l'intolérance-allergie alimentaire jouerait un rôle fondamental dans ce syndrome.

Cette étude a permis de suivre 185 enfants qui furent améliorés

1. 1992, I, 1150-53.

par un régime oligo-antigénique (suppression des aliments « allergisants », histamino- et tyraminolibérateurs et réintroduction progressive de ces aliments ou catégories d'aliments - *voir Candidoses*) avec supplémentation en zinc, magnésium et polyvitamines. Elle étudiait également la possibilité de désensibiliser les enfants aux aliments incriminés : chocolat, lait de vache, œufs, froments, colorants...

Tous les enfants sauf quatre avaient des symptômes associés au syndrome d'hyperactivité : douleurs abdominales et céphalées. Ces symptômes étaient également améliorés par le régime et la supplémentation.

On doit donc systématiquement « essayer » chez ces enfants perturbés et agités, en plus des régimes d'éviction antigéniques, des supplémentations en :

— vitamine C à « action prolongée » en deux prises quotidiennes (selon l'âge) ;
— polyvitamines B et vitamine B6 (50 à 100 mg/jour en plusieurs prises) ;
— zinc (10 à 30 mg) avec quelques milligrammes de manganèse ;
— magnésium sous forme de différents sels pris en plusieurs prises quotidiennes ;
— choline ou lécithine, parfois déanol *(voir Mémoire [troubles de la])*.

En France, cette étiologie allergique est très discutée et l'on incrimine plus volontiers l'équilibre nutritionnel global ou l'état des relations parents-enfants [1].

Hypersensibilité affective

Voir Nervosité, hypersensibilité affective.

Hypertension artérielle

Voir aussi chapitre sur « Les maladies cardio-vasculaires ».

Elle est reconnue aujourd'hui comme un indéniable facteur de risque d'accident cardiovasculaire. Certaines formes sont précoces et héréditaires : trois millions d'enfants américains en sont atteints. Leur

1. Interview du professeur Leynadier (Centre d'allergie, hôpital Rothschild, Paris) dans *Le Concours médical* 114-29 du 26 septembre 1992.

« dangerosité » est d'autant plus importante que d'autres facteurs de risques (tabac, maladie lipidique, diabète...) coexistent. En dehors de « cette maladie génétique », on ne retrouve pas de cause évidente à la grande majorité des hypertensions.

La maladie évolue souvent à bas bruit et ne provoque pas de signes ou symptômes caractéristiques. Cependant toute personne présentant, et ce de façon chronique et inexpliquée, des maux de tête avec vertiges, bourdonnements, mouches volantes, fatigue, insomnie, irritabilité ou palpitations... *(voir Vertiges, Bourdonnements d'oreilles, Asthénie et fatigue, Insomnie, Palpitations)* devrait consulter afin d'éliminer cette possibilité.

Chez l'adulte la tension normale est de 14/8, mais des variations sont tolérables d'autant que la mesure de la tension artérielle (TA) n'est pas, contrairement à ce que l'on pense habituellement, un acte simple ou facile. En dehors des variations dues à un appareil mal adapté ou à une mauvaise technique, de multiples facteurs (alimentation, horaires, tabac, stress et « peur de la blouse blanche ») modifient la tension.

Si tous les médecins s'accordent à traiter les hypertensions franches et donc à hauts risques, le problème reste entier pour les hypertensions (HTA) limites qui représentent l'immense majorité. Faut-il traiter ? Quel sera le bénéfice de ce traitement non seulement sur la TA, mais sur le risque et la mortalité cardiovasculaire ? Et ce bénéfice ne sera-t-il pas annihilé par les effets potentiellement toxiques (iatrogènes) d'un traitement médicamenteux qui se prolongera tout au long d'une vie ?

De plus le risque de « surtraitement » existe et on en connaît les dangers qui, chez le sujet âgé, sont probablement aussi importants que ceux de « sous-traitement ».

Les mesures globales de prévention non médicamenteuse doivent permettre d'aider à résoudre un bon nombre de cas limites. La diététique et la supplémentation de l'hypertension, que ce soit à titre préventif ou en situation adjuvante d'un traitement médical, doivent être comprises dans le cadre de la maladie cardiovasculaire en général *(voir chapitre sur « Les maladies cardiovasculaires »)*. Toutefois, on peut ici énumérer les conseils et supplémentations spécifiques :

— correction diététique : allégement en graisses saturées et protéines d'origine animale, enrichissement en acides gras mono-insaturés (huile d'olive) et poly-insaturés, oméga 6 et oméga 3 (huiles de tournesol, de noix, de soja, d'onagre, huiles de poissons), avec augmentation de la ration de vitamine E afin d'éviter

un accroissement de la lipoperoxydation ; augmentation des rations de fibres solubles et insolubles ;
— restriction de l'alcool et du tabac, parfois des excitants (caféine) ;
— vitamines A (rétinol) — **ne pas dépasser 10 000 UI/jour sans avis et surveillance médicale** —, B complexe et niacine (anti-athéromateuse et vasodilatatrice) — **respecter les précautions d'usage** —, vitamine C avec bioflavonoïdes ;
— calcium, potassium et magnésium (doser et supplémenter) dans le cadre d'une restriction sodée mesurée ;
— zinc avec vitamine B6 dans le cadre d'une intoxication tabagique (cadmium ?) ;
— coenzyme Q10 qui serait en état de subdéfience chez les hypertendus *(voir le chapitre « Les maladies cardiovasculaires »)*.

Il faudra, très spécifiquement, rechercher des signes subcliniques et biologiques d'intoxication au plomb et en cas de positivité traiter cette intoxication *(voir Saturnisme)*.

Les maladies générant ou accompagnant l'hypertension doivent être recherchées dans le cadre d'un bilan global qui englobe et dépasse largement le domaine de la maladie cardiovasculaire :

— prédispositions génétiques ;
— facteurs d'environnement, de mode de vie ;
— terrain diabétique ou à risque d'évolution vers le diabète non insulino-dépendant, hyperinsulinismes et syndromes dits « de résistance à l'insuline » *(voir Diabète)* ;
— surcharges pondérales et obésité de type plutôt androïde *(voir Obésité)* ;
— réactions négatives au stress, fatigue ;
— maladies des reins (de l'organe et de la filtration ou de la vascularisation : sténose des artères rénales...) ;
— maladies des surrénales (hyperaldostéronismes primaires ou secondaires, augmentation des cathécolamines...).

La prise en charge en profondeur de l'hypertension ne peut être que le fruit d'une synergie nutritionnelle et médicamenteuse, d'une collaboration entre l'intéressé, le généraliste et le ou les spécialistes qui devront surveiller attentivement l'évolution des organes cibles : vaisseaux, cœur, reins... C'est en effet cette évolution et cette détérioration organique, beaucoup plus encore que la surveillance des chiffres tensionnels, qui constituent le principal risque de cette maladie : insuffisance cardiaque, détérioration artérielle, accroissement du risque d'accidents vasculaires...

Hyperuricémie

Voir Uricémie et Goutte.

Hypervitaminose

Les risques réels d'hypervitaminose sont faibles et bien connus et en particulier (par risque décroissant) :

— pour la vitamine D qui est de loin la plus toxique. Elle provoque des calcifications tissulaires (cœur, reins, poumons, artères) et des déminéralisations osseuses. Chez l'adulte, la toxicité aiguë apparaît pour des doses quotidiennes de 50 000 UI mais 1 000 à 2 000 UI prises quotidiennement et pendant de trop longues périodes peuvent provoquer des lithiases rénales. Il ne faut pas dépasser une dose quotidienne de 800 à 1 200 UI pendant un traitement séquentiel d'un maximum de six mois (de préférence pendant les mois d'hiver où l'exposition aux rayons solaires est à son minimum). Le médecin vérifiera avant toute prescription que le taux sanguin de calcium n'est pas trop élevé (hypercalcémie), ce qui constitue alors une contre-indication. Par la suite, on fera doser chaque mois : la calcémie, la phosphorémie, les phosphatases alcalines (pour vérifier l'efficacité thérapeutique de la prescription) et la créatinémie (pour vérifier qu'il ne se constitue pas d'hypercalcifications au niveau rénal) ;
— pour la vitamine A d'origine animale (rétinol) qui peut provoquer une hypertension du liquide céphalo-rachidien avec nausées, vomissements, maux de tête et parfois des dermatoses sèches, prurits, perte de cheveux, ongles cassants, faiblesse musculaire, saignements de nez... Chez l'adulte, une consommation de 100 000 UI/jour peut développer une toxicité aiguë et une consommation prolongée et supérieure à 25 000 UI/jour une toxicité chronique. Chez l'enfant, il faut être très prudent car des sujets « sensibles » peuvent développer des symptomatologies très variables avec des doses quotidiennes supérieures à 10 000 UI/jour.

La prescription de ces vitamines (en France, considérées comme des médicaments) doit se faire sous contrôle médical et ne sera jamais poursuivie au-delà de trois mois consécutifs avec au moins deux mois d'arrêt.

Les autres vitamines, actuellement considérées comme des nutriments, présentent des risques faibles et sans comparaison. Certains sujets sensibles peuvent présenter des intolérances sans que l'on puisse parler de toxicité vraie :

— le bêta-carotène, utilisé comme anti-oxydant, ne provoque aucun signe d'hypervitaminose A. Pris à très fortes doses il colore la peau et les conjonctives ;
— la thiamine (vitamine B1) ne présente aucune toxicité par voie orale. En injections, et à des doses dépassant plus de cent fois les apports recommandés, elle peut entraîner (chez les sujets sensibles) des asphyxies, avec céphalées, convulsions et des allergies ;
— la niacine (vitamine B3 ou PP) qui aux États-Unis est conseillée à des doses de 2 à 3 g pour traiter les syndromes psychotiques ne doit jamais (à ces doses) être prise de façon prolongée car elle risque de provoquer des fibroses et nécroses hépatiques irréversibles. Plus généralement, et par la bouche, des doses quotidiennes de niacine (et non de niacinamide) provoquent des rashs cutanés (rougeurs) avec vasodilatation et sensations de picotements et fourmillements. Ces sensations disparaissent au bout de quelques jours lorsque le traitement n'est pas interrompu. Elles sont totalement sans conséquences et témoignent de l'effet vasodilatateur et bénéfique de cette vitamine. Elles sont fortement atténuées lorsque l'on absorbe la supplémentation à doses progressives (en commençant à 50 mg par prise et par une prise) et après les repas. Au bout de quelques jours, à condition d'augmenter très progressivement le nombre de prises puis les doses à chaque prise, ces sensations ne sont même plus perceptibles. Si on interrompt quelques jours, il faut alors reprendre à nouveau de façon progressive. Il est prudent de ne pas dépasser, pour des traitements prolongés, 500 à 1 000 mg/jour sans prendre l'avis d'un médecin ou d'un nutritionniste ayant l'expérience de cette supplémentation ;
— la vitamine B6 (pyridoxine) peut, lorsqu'elle est conseillée pendant plus de trois ans à des doses quotidiennes supérieures à 200 mg (et parfois de l'ordre de 2 à 3 g), provoquer des neuropathies sensitives régressives à l'arrêt du traitement ;
— l'acide folique (vitamine B9) peut masquer, lors d'un apport excessif et non justifié, un état carentiel en vitamine B12 et corriger l'anémie en laissant évoluer la neurotoxicité. C'est pour cette raison que souvent, on dose simultanément ces deux vitamines. L'acide folique inhiberait l'action des anticonvulsivants prescrits chez les épileptiques. Des doses de 15 mg/jour semblent absolu-

ment atoxiques. Des doses supérieures ne doivent pas être prises en continu et/ou de façon trop prolongée ;
- l'acide para-aminobenzoïque (paba) assimilé aux vitamines du groupe B ne doit jamais être pris quotidiennement à plus de 2 000 mg/jour. Les traitements n'excéderont pas deux mois et seront discontinus, de l'ordre de quatre jours par semaine ;
- la vitamine C est absolument atoxique et on n'a pas rencontré d'incidents pour des doses qui peuvent atteindre la centaine de grammes par jour. Certains sujets, à des doses de quelques grammes ou parfois moins, présentent des intolérances digestives : ballonnements, nausées, vomissements, diarrhées... et la formation de lithiases oxaliques ne semble en fait possible que chez des sujets prédisposés génétiquement, déshydratés et carencés en magnésium.

Comparé au risque médicamenteux, le risque vitaminique semble donc tout à fait improbable à condition de respecter les quelques précautions bien connues du public, des diététiciens et de médecins.

Ce risque est probablement, à terme, beaucoup plus faible que celui d'hypovitaminose ou de déficience chronique en nutriments (que nous avons décrit en début d'ouvrage).

Hypoglycémie

Voir Glycémie, dysglycémie.

Hypothyroïdie

L'hypothyroïdie ou ralentissement de l'activité thyroïdienne apparaît :

- souvent avec l'âge, plus chez les surmenés et déprimés ;
- après certains traitements médicamenteux ou des irradiations thérapeutiques (cancers du sein) à proximité de la thyroïdie ;
- au décours de situations prolongées de stress, de surmenage, de certaines maladies de l'immunité ou maladies auto-immunes touchant partiellement ou totalement le tissu thyroïdien ;
- au cours des carences en iode : goitre carenciel.

Elle se manifeste par un ralentissement psychomoteur (fatigue, dépression, émotivité) accompagné parfois de prise de poids, de frilosité...

En plus de la thérapeutique qui consiste à supplémenter en hormones thyroïdiennes et éventuellement à traiter la maladie auto-immune, il sera bon :

— de conseiller une alimentation bien diversifiée sans carences en protéines ni acides gras;
— de vérifier que les apports en iode (sel gris « complet ») sont suffisants;
— de vérifier et de traiter d'éventuelles déficiences en fer : faites contrôler votre numération formule sanguine et ferritine;
— de vérifier l'absence de déficiences en chrome, manganèse, zinc, magnésium, potassium et en vitamines B, et éventuellement supplémenter en préparations multiminérales et multivitaminiques;
— de vérifier qu'il n'existe pas chez ce sujet d'hypo- ou dysglycémies et de les traiter;
— d'apporter, en dehors des repas, à doses suffisantes, sur un estomac à jeun, de la L-tyrosine qui est un acide aminé précurseur de la L-thyroxine (respecter les contre-indications).

Immunité (troubles liés à l')

Une immunité maximum pour une santé maxima, telle devrait être notre objectif. Mais attention : il n'en faut ni trop, ni trop peu.

Trop peu : c'est la survenue et le passage à la chronicité de toutes les infections (bactériologiques, virales, parasitaires...) quels que soient leurs sites. Ces infections affaiblissent à leur tour notre système immunitaire qui n'arrive plus à « reprendre le dessus ». La solution consiste en un traitement anti-infectieux adapté et le passage à des médicaments antibiotiques, antiparasitaires et/ou antimycosiques est souvent nécessaire, ne serait-ce que de façon courte mais bien adaptée aux germes incriminés.

A l'opposé, les maladies auto-immunes témoignent d'un sytème immunitaire déréglé qui, réagissant à une ou plusieurs sollicitations antigéniques (virus, bactéries...), ne contrôle plus ses réactions et pérennise la réaction immunitaire et inflammatoire, en se retournant contre l'hôte et ses tissus nobles (articulations, pancréas, thyroïde...). Beaucoup de maladies rhumatismales, endocriniennes et vasculaires appartiennent à cette catégorie.

La régularisation et la normalisation du système immunitaire, quels que soient la cause et la conséquence de son dysfonctionnement ainsi que le traitement envisagé, peuvent être facilitées nutritionnellement :

— au plan diététique : régimes équilibrés, « de tout un peu, un peu de tout », en ayant fait précéder le régime spécifique du sujet en cause par une recherche des allergies et/ou intolérances alimentaires et des infections intestinales chroniques. Il ne faut jamais oublier que la flore intestinale, de par son contact permanent avec l'intestin (plaques de Peyer) fait partie des éléments majeurs de régulation de notre système immunitaire. Après avoir trouvé un régime sans allergènes et avoir commencé de traiter les diverses colites et colopathie :

• on réduira les sucres à index glycémique élevé qui favorisent la survenue des hypo- et dysglycémies très immunodépressives ;

• on réduira la consommation de graisses animales saturées (essentiellement fromage et viandes) qui est également immunodépressive lorsqu'elle est excessive. A l'opposé on sera particulièrement attentif à la ration lipidique végétale tant au plan quantitatif que qualitatif. Un apport varié et équilibré en acides gras linoléiques et linoléniques, oméga 6 et oméga 3, est essentiel à la structure optimum des parois cellulaires qui joue un rôle primordial dans l'immunité. Pour toutes ces raisons, nous recommandons de varier les différentes sources d'huiles végétales et d'alterner ou mélanger les huiles d'olive, tournesol, noix et soja. Une supplémentation avec des huiles de bourrache et de poisson sera parfois nécessaire ;

• on s'assurera enfin qu'il n'existe pas de carences en protéines et donc en acides aminés. Car les acides aminés sont les briques de tout notre organisme à commencer par notre système immunitaire. Un régime carencé (insuffisant globalement ou végétarien mal équilibré) ne pourra jamais permettre une immunité normale.

— au plan de la supplémentation nutritionnelle, on s'assurera d'abord qu'il n'existe pas de carences manifestes. L'examen clinique de la peau, des yeux, des ongles, des cheveux, des extrémités... permet déjà de « se faire une idée », mais le recours à certains examens est souvent utile :

• au minimum une numération formule sanguine, avec vitesse de sédimentation (qui permet d'éliminer une maladie grave et/ou infectieuse), un dosage du fer et/ou de la ferritine, du magnésium et du zinc globulaires, deux métaux qui ne doivent absolument pas être déficient (même de peu) ;

• dans beaucoup de cas le profil protéique et éventuellement la numération lymphocytaire avec ses catégories et sous-catégories qui permettent de préciser le dysfonctionnement immunitaire, sa gravité, son évolution et les possibilités thérapeutiques ;

• la mesure de certains index nutritionnels tels que le PINI (laboratoires spécialisés pratiquant les « profils protéiques »), qui permettent de savoir si l'apport nutritionnel est correct dans le cadre de cette utilisation ;

• de façon plus approfondie et pour des cas plus difficiles, des dosages de certains minéraux et un profil oligo-élémentaire comprenant plusieurs métaux dont le sélénium, le lithium, le cobalt et le rubidium qui semblent être impliqués dans la régulation de la réponse immunitaire et surtout les métaux toxiques (plomb, cadmium, mercure dont la présence dans l'organisme peut, à elle seule, expliquer et entretenir une immuno-dépression) ;

• un profil vitaminique, dans certaines circonstances : folates globulaires et vitamine B12 lorsque l'on craint la mauvaise influence d'une nutrition insuffisante et carencée en protéines, dosage de la vitamine A et de sa protéine porteuse le RBP (Retinol Binding Proteine) en cas de risques cancérologiques, et d'autres dosages qui commencent aujourd'hui à être pratiqués ;

• d'autres études plus approfondies tels le dosage des acides aminés urinaires et surtout le profil d'acides gras membranaires permettant de vérifier qu'il n'existe pas à terme d'influence nutritionnelle néfaste et/ou de subcarence ou déficience chronique provoquant ou entretenant un déficit immunitaire.

De telles études et investigations pourraient être pratiquées en accompagnement de divers traitements médicamenteux et notamment en cancérologie, rhumatologie, psychiatrie... où « la nécessaire agression thérapeutique » pourrait être atténuée par une supplémentation nutritionnelle adaptée et bien réglée.

Prendre isolément les nutriments immuno-régulateurs n'a donc plus grand sens car la supplémentation dans ce domaine devrait être affaire de spécialistes (capables d'en suivre les effets et les progrès tant au plan clinique que biologique). Rappelons cependant :

— la vitamine A (rétinol), « médicament nutritionnel » au-delà de 10 000 UI/jour, « interféron du pauvre » selon Lucien Israël, capable de stimuler la « redifférenciation cellulaire » ;
— la vitamine D, second « médicament nutritionnel » à usage strictement médical qui a des propriétés proches de celles de la vitamine A ;
— plus facile à manipuler : la vitamine C dont les propriétés ne sont pas toujours aussi faciles à démontrer que celles de la vitamine A et de la vitamine D. Les doses préconisées sont très variables selon les auteurs mais son absence de toxicité *(voir Hypervitaminose)* per-

met, en fonction des tolérances individuelles, de tester de fortes doses. Reportez-vous à la rubrique *Coryza, rhume*, à notre ouvrage *Forme et santé*[1] et au livre de Linus Pauling *Abusez des vitamines*[2] ;

— le cuivre qui, même à faibles doses, entre en synergie avec la vitamine C dans le cadre de la défense antivirale *(voir Grippe)* ;
— le zinc et ses cofacteurs : vitamine B6 et manganèse qui sont presque toujours utiles dans le cadre de la régulation immunitaire. Il faut rappeler ici que le zinc est essentiel à la synthèse de nombreuses hormones dont l'hormone thymique et que son taux sanguin baisse, avec l'âge, parallèlement à la bonne qualité des défenses immunitaires ;
— le magnésium qui semble essentiel à la réponse immunitaire humorale (immunoglobulines) et thymique[3] ;
— le sélénium dont les taux sériques sont abaissés au cours de la plupart des infections chroniques et des cancers ;
— les vitamines B2 (riboflavine), B5 (acide pantothénique), B9 (acide folique) et B12 (cobalamine) qui ont été décrites, chez l'homme comme chez l'animal, par différents auteurs, comme des immunomodulateurs.

Parmi les acides aminés on a étudié :

— la L-carnitine qui augmente *in vitro* l'activité lymphocytaire et diminue l'immunosuppression induite par les lipides[4] ;
— la diméthylglycine qui augmente l'immunité humorale et cellulaire à la dose de 120 mg/jour[5] ;
— la déficience en L-glutamine qui est immunosuppressive[6] ;
— la taurine qui augmente l'activité phagocytaire et bactéricide des neutrophiles chez le rat[7].

Impuissance masculine et féminine

Voir aussi Désir sexuel.

Si la prostitution est habituellement considérée comme le plus vieux

1. *Op. cit.*
2. *Op. cit.*
3. Lévy J.A., *Basic and Clinical Immunology* 4th ed., Los Altos, Ca, Lange Medical Publications, 1982, pp. 297-305.
4. Simone S. and al., *Acta. Vitaminol. Enzymol.* 4 (1-2) : 135-40, 1982.
5. Graber C.D., *J. Infectious. Dis.* 143 (1) : 101-5, 1981.
6. Kafkewitz D., Bendich A., *Am. J. Clin. Nutr.* 37 : 1025-30, 1983.
7. Masuda M. and al., *Jap. J. Pharmacol.* 34 (1) : 116-18, 1984.

métier du monde, l'impuissance (masculine) reste également la « plus vieille maladie du monde » et surtout « l'affaire de tous les siècles et de toutes les époques » pour les charlatans et imposteurs de la médecine...

La majorité des hommes qui consultent pour ce syndrome présentent une maladie ou une dysfonction qui soit n'a pas été reconnue ni diagnostiquée soit n'est pas correctement traitée. On peut citer :

— pathologie cardio-vasculaire chronique et hypertensions dont le traitement par certains médicaments (diurétiques et bêtabloquants) crée ou favorise l'impuissance ;
— diabètes plus ou moins larvés et précédés de phases d'« intolérance au glucose » *(voir Glycémie, dysglycémie)*, en relation avec la constitution précoce d'athérosclérose et donc d'une pathologie cardio-vasculaire ;
— intoxications chroniques à l'alcool, à la « suralimentation » et aux excitants ou calmants de toutes sortes ;
— obésité, maigreur, anorexie *(voir Obésité et Anorexie)* ;
— névroses diverses qui devront être diagnostiquées afin de ne pas méconnaître les possibilités d'une psychothérapie voire d'une analyse.

En dehors et une fois toutes ces considérations prises en compte, on doit savoir que le zinc, présent en grande quantité dans le sperme, est absolument nécessaire à la synthèse des hormones sexuelles, tant chez l'homme que chez la femme, et représente donc la clé de voûte de l'impuissance masculine ou de l'anorgasmie féminine et on pourra proposer en totalité ou en partie le programme suivant :

— gluconate ou sulfate de zinc, 50 à 150 mg/jour ;
— vitamine B6, 100 à 600 mg/jour ;
— l'ensemble des anti-oxydants (vitamine E, sélénium), les acides aminés soufrés, choline et lécithine de soja, la nicotinamide (vitamine PP) **à prendre avec les précautions d'usage** *(voir chapitre « Précautions pour prendre certains nutriments »)*, et de bonnes doses de vitamine C « action prolongée » avec bioflavonoïdes (2 à 6 g/jour) afin de traiter les troubles de la circulation et de la microcirculation dépendant de l'évolution des maladies que nous avons citées ci-dessus ;
— vitamine B5 (acide pantothénique), 500 à 1 500 mg/jour qui stimule les surrénales ;
— L-phénylalanine, L-tyrosine et L-glutamine, 250 à 500 mg/jour de chaque pris à doses efficaces et à jeun. (**Attention ces deux**

acides aminés sont contre-indiqués en cas de phénylcétonurie et d'hypertension artérielle.)

Il ne faut pas hésiter à avoir par ailleurs recours :

— au ginseng, éleuthérocoque, gelée royale, pollens *(voir Désir sexuel)* ;
— éventuellement aux extraits organiques ou embryonnaires (thymus, surrénales, artère, testicule ou ovaire...) et aux extraits placentaires (à condition que ceux-ci soient de qualité réglementaire et que leur administration se fasse sous contrôle médical) ;
— parfois à la supplémentation hormonale qui doit toujours être le plus physiologique possible (hormones naturelles à des doses naturelles, donc contrôlées biologiquement et médicalement) pour ne pas induire de freins ou d'atrophies organiques.

Incontinence urinaire

Voir Énurésie infantile.

Indigestion chronique

Voir Intoxication alimentaire.

Inflammations

La réaction inflammatoire fait partie des réactions de défense de l'organisme. Elle accompagne la défense contre les antigènes et les infections.

Lorsqu'elle est insuffisante, on est probablement dans le cadre soit d'une dépression immunitaire *(voir Immunité [troubles liés à l'])* soit d'une mauvaise reconnaissance de l'antigène, ce qui nous ramène encore vers une dysfonction immunitaire.

Lorsque cette inflammation est physiologique et normale, c'est-à-dire que l'on en connaît les raisons et qu'un traitement est en cours, elle peut, par contre, être ressentie comme douloureuse et difficile à supporter.

On a, dans ce cas, recours aux antalgiques anti-inflammatoires (dont l'aspirine est le premier en date) qui permettront de « mieux supporter » le traitement qu'il faut toutefois prendre garde à ne pas supprimer complètement (à l'exception de situations très particulières où il peut, en lui-même, mettre la vie en danger : œdèmes respiratoires, cérébraux, cardiaques...).

Une bonne situation nutritionnelle sera toujours un gage de bonne réponse thérapeutique et de diminution du risque de complications.

On n'oubliera pas de conseiller, parfois à bonnes doses, des anti-oxydants : vitamine C, vitamine A (sous contrôle médical), caroténoïdes, vitamine E et sélénium ainsi que les métaux régulateurs de la défense immunitaire et anti-oxydante qui est toujours hyperstimulée dans ce type de situation : cuivre, zinc et manganèse.

Ces métaux interviennent dans le métabolisme d'enzymes fortement impliquées dans les réactions de défense et d'inflammation comme la superoxyde dismutase et la glutathion péroxydase.

Les prostaglandines PG E2 sont les intermédiaires (pro-inflammatoires) de la réaction inflammatoire dont l'équilibre et la régulation sont assurés par le rapport prostaglandines PG E1/prostaglandines PG E2.

Or un bon équilibre nutritionnel en acides gras oméga 3 et oméga 6 favorise considérablement la synthèse des PG E1 ainsi que d'autres facteurs physiologiquement « anti-inflammatoires », d'où l'importance et l'essentialité des apports en huiles de tournesol, d'olive, de soja, de noix, parfois de carthame, d'onagre, de bourrache ou de certains poissons.

La supplémentation nutritionnelle qui dans le cas présent ne nécessite pas d'investigations biologiques approfondies peut donc toujours venir « au secours » des médicaments anti-inflammatoires. Elle permettra d'en réduire, à efficacité égale, la posologie et de diminuer la durée du traitement.

Lorsque la réaction inflammatoire n'est plus contrôlée par l'organisme qui ne sait plus l'arrêter et/ou la moduler en fonction de ses besoins et de ses intérêts, on entre alors dans le très important chapitre des maladies auto-immunés *(voir Immunité [troubles de l'])* qui dans tous les cas nécessiteront des bilans plus approfondis et dont même la supplémentation et la nutrition devront être confiées au spécialiste.

Insomnie

Voir Angoisse, anxiété, Dépression.

On distingue grossièrement deux types d'insomnie :

Le premier type se rapporte à un état dépressif dont l'insomnie peut d'ailleurs être un symptôme précoce. Il s'agit de sujets se plaignant d'une mauvaise qualité de sommeil. Ils se réveillent plusieurs fois dans la nuit, parfois au petit matin et sans possibilité de se rendormir...

Ces sujets sont souvent frileux, fatigués tout au long de la journée, mal réveillés et... dépressifs. Il faut les reminéraliser, rechercher d'éventuelles déficiences en vitamines et acides aminés. Reportez-vous à la rubrique *Dépression*.

Médicalement, ils seraient davantage améliorés par certains antidépresseurs que par des anxiolytiques vrais ou hypnotiques (somnifères) qui finissent par aggraver leur dépression de fond.

La niacinamide (vitamine B3) a été testée, chez l'animal, à la dose de 1 g au moment du coucher dans ce type d'insomnie [1]. On constate qu'elle a en effet sur ce type de patient un léger effet de « tranquillisant ou antidépresseur ». La prise de vitamine C à « action prolongée » à raison de 1 à 3 g le soir semble augmenter l'effet. Certaines personnes « sensibles » disent beaucoup mieux dormir avec que sans vitamine C.

D'autres sujets de type dépressif ont besoin de vitamine B6 pour bien dormir et surtout « bien rêver » et se réveiller en forme. La vitamine B6 associée à de substances lipotropes de type choline ou bétaïne leur fait presque l'effet d'un somnifère.

Le second type d'insomniaque est plutôt anxieux, agité, angoissé. Il n'a pas envie de dormir, d'aller au lit (enfant) et ne trouve pas facilement le sommeil. Au plan diététique, il faut alors éviter les gros repas le soir avec trop de graisses saturées d'origine animale et surtout trop de protéines animales. Un repas du soir de type végétarien, avec des sucres à index glycémique lent, facilitera le métabolisme de la sérotonine qui est en fait l'inducteur du sommeil.

Chez ces sujets, on sera particulièrement attentif à l'équilibre magnésio-calcique et la prise, le matin, de 1 à 2 comprimés de calcium/magnésium (de formulation « américaine » où le calcium et le magnésium sont dans un rapport de 2/1) et une demi-heure à une heure avant le coucher de 3 à 6 comprimés est déjà efficace.

On peut préconiser les suppléments proposés à la rubrique *Angoisse, anxiété* : le glycocolle, parfois le magnésium, et plus spécifiquement l'inositol à la dose de 500 à 1 500 mg en poudre ou en comprimés.

Le tryptophane n'est plus disponible en supplémentation nutritionnelle aujourd'hui. Il correspondait à ce type d'insomnie. On peut par contre (et sur prescription médicale) préconiser de l'OH-tryptophane.

1. *Nature*, 278 : 563-65, 1979.

Beaucoup d'insomnies, quel qu'en soit le type, et certaines sont mixtes, sont en relation avec des troubles digestifs. Il est donc essentiel de rechercher les intolérances et allergies alimentaires, de vérifier le bon métabolisme de la cellule hépatique et l'absence de lithiases (calculs) vésiculaires.

D'autres sont en rapport avec des troubles circulatoires, des variations nocturnes de la tension artérielle ou de la glycémie mineurs mais annonciateurs de troubles plus graves : n'oubliez pas de vérifier la circulation artérielle et de faire un bilan lipidique et glucidique (rechercher une hypoglycémie et des signes précoces d'athéromatose).

Insuffisance thyroïdienne

Voir Hypothyroïdie.

Insuffisance veineuse

Voir Varices et insuffisances veineuses.

Intolérance au glutamate

Voir Restaurant chinois (syndrome du).

Intolérance au gluten (maladie cœliaque)

Cette malabsorption génétique de la fraction glutéinique des protéines de blé est à l'origine d'une malnutrition, parfois d'une anorexie et de diarrhées importantes.

Selon le neuropsychiatre italien Giuseppe Gobbi [1], cette maladie explique des cas rebelles d'épilepsie infantile, associée à des calcifications cérébrales *(voir Convulsions, épilepsie)*, qui serait améliorée par le régime sans gluten, c'est-à-dire sans protéines de blé et une supplémentation en acide folique.

Il précise que le diagnostic n'a pas été porté dans l'enfance du fait de l'absence de troubles digestifs et que les calcifications cérébrales qui seraient à l'origine de crises seraient dues à la carence chronique en acide folique.

1. *The Lancet*, 22 août 1992, p. 439.

Intoxication alimentaire

Les intoxications alimentaires sont aujourd'hui traitées dans leur phase aiguë par le charbon végétal activé qu'il ne faut pas avoir peur de prendre à la cuillère, dilué dans un peu d'eau.

Il est logique de faire pratiquer, par la suite, une analyse de selles et une coproculture, éventuellement de vérifier le métabolisme hépatique. On trouve souvent des candidoses chroniques et des allergies ou intolérances alimentaires lorsque des sujets se plaignent d'intoxications alimentaires chroniques, d'insuffisance digestive ou de ce mal qui n'existe qu'en France : la « crise de foie ».

Lorsque ces états sont prolongés et/ou répétés, on retrouve des erreurs diététiques manifestes qui remontent parfois à l'enfance et des carences en vitamines B, particulièrement en folates.

Le traitement d'une éventuelle candidose et la supplémentation en folates (5 à 15 mg/jour) améliorent beaucoup de diarrhées chroniques. La supplémentation en acidophilus est aussi efficace en situation de diarrhée que de constipation mais il est parfois difficile de trouver la « juste » dose.

Pensez à vérifier l'absence de calculs ou de « boue » vésiculaire chez les gros mangeurs de graisses, à rechercher également et à traiter les infections ou colopathies chroniques, les allergies et les états anxieux et dépressifs.

Intoxication au plomb

Voir Saturnisme.

Intoxication médicamenteuse

Le foie détoxique la plupart des médicaments introduits dans l'organisme. Les intoxications médicamenteuses sont donc très souvent des maladies de la cellule hépatique (hépatocyte) qui produisent des symptômes tels que nausées, fatigue, teint jaune... et des signes biologiques tels que augmentation des « transaminases », des « gamma GT », etc. Elles surviennent plus volontiers chez des sujets chroniquement infectés par un ou plusieurs virus (hépatite C, Epstein-Barr virus...) et chez ceux qui ont déjà fait des réactions à des médicaments tels qu'antibiotiques, anxiolytiques, antidépresseurs, anti-inflammatoires, etc.

La plus grande prudence thérapeutique doit alors être de règle.

Une diététique globalement trop riche et trop grasse est souvent mal supportée et les régimes riches en fibres sont bénéfiques.

On peut supplémenter :

— en vitamine C qui aide à la détoxication hépatique ;
— en anti-oxydants, pour les mêmes raisons : vitamine E, 800 UI/jour, sélénium et surtout sélénométhionine, acides aminés soufre et plus généralement toutes les substances lipotropes ;
— des injections de vitamine B12 (1 000 UI, une à deux fois par semaine) et co-enzyme A (1 000 μg, deux à trois fois par semaine) traitent la fatigue « hépatique » et aident à la détoxication.

Leucorrhées (pertes vaginales)

Voir aussi Candidoses.

Beaucoup de leucorrhées ou pertes vaginales sont causées par des infections et en particulier par des candidoses ou autres mycoses.

Lorsqu'elles sont chroniques et récidivantes, elles témoignent parfois d'insuffisances de l'immunité et disparaissent sans traitement lorsque l'on traite ces insuffisances. C'est ainsi que nous avons vu bon nombre de patientes supplémentées, suivant les cas avec du zinc ou des vitamines A ou C, qui revenaient à la consultation suivante en signalant la disparition de leurs pertes.

Comme pour les candidoses cutanées, il n'est pas rare que ces femmes présentent de façon chronique des candidoses intestinales ou coliques à *Candida albicans* (ou tout autre champignon). Ces états chroniques de mycoses sont parfois difficiles à traiter car ils dépendent, outre d'une immunodéficience parfois légère (qui n'est pas toujours retrouvée), de conditions locales de défense, au niveau des muqueuses, d'acidité et de trophicité, d'imprégnations hormonales et donc de multiples paramètres en rapport avec l'hygiène de vie, l'hygiène sexuelle, le stress, l'alimentation, la prise de certains médicaments...

Une supplémentation bien conduite n'est pas toujours suffisante et nous avons parfois recours à des anti-infectieux en cures brèves (antibiotiques, antifungiques...), à des autovaccins ou à des régimes *(voir Candidoses)*.

D'autres types de leucorrhées survenant chez des femmes souvent plus jeunes ne sont pas infectieuses. Elles sont sous la dépendance de déséquilibres hormonaux souvent transitoires et guérissent lorsque l'on traite ces déséquilibres *(voir Syndrome prémenstruel)*.

Lithiase

Voir calculs rénaux.

Lithiase biliaire

Voir Vésicule biliaire (troubles de la).

Mal de mer, mal des transports

Si vous avez peur que les « médicaments antinauséeux » ne vous fassent perdre les beautés du paysage, si vous avez peur d'avoir le mal de mer, d'avion ou de voiture :

— ne mangez pas trop de protéines et/ou de graisses animales la veille du voyage. Prenez des sucres à index glycémique bas (riz, pâtes) afin de bien caler votre estomac et votre glycémie. Évitez l'alcool et les lectures dans les virages ou la houle ;
— la veille, prenez 100 mg de vitamine B1 (thiamine) trois fois dans la journée et 50 mg de B6 le matin et le soir. Continuez le jour du voyage et pendant le voyage.

Maladie cœliaque

Voir Intolérance au gluten.

Malocclusion

Voir Dentaires (problèmes).

Mastose, mastite

Voir aussi Syndrome prémenstruel.

Les maladies bénignes des seins (en dehors des suites de grossesse et de l'allaitement, *voir deuxième partie*) sont la conséquence d'un déséquilibre hormonal dont l'exemple type reste le syndrome prémenstruel.

Lorsque l'on adopte le type de supplémentation conseillé à cette rubrique, on a pratiquement la surprise de voir tous les problèmes mammaires s'amenuiser considérablement avant de disparaître.

Souvent une simple correction diététique, introduisant plus d'acides gras mono- et polyinsaturés aux dépens des graisses saturées (beurre, fromages gras...) et accompagnées d'une bonne supplémentation en vitamine E (D-alpha tocophérol), de 400 à 800 UI/jour, de vitamine A (rétinol), 10000 à 20000 UI/jour, de vitamine B6 (pyridoxine), 50 à 100 mg/jour, d'acide gammalinoléique (onagre), capsules dosées à 500 mg, 3 à 4 par jour, et localement de silicium (Conjonctyl®) permettent de venir à bout des mastoses sans avoir recours aux supplémentations de progestatifs (dérivés plus ou moins naturels de la progestérone) qui ne sont pas toujours bien tolérés ni faciles à doser.

Outre le succès thérapeutique que l'on constate souvent au bout de quelques semaines, on peut supposer que ce type de supplémentation a un effet préventif sur le cancer *(voir quatrième partie, « Les maladies cancéreuses »)* qui inquiète beaucoup de femmes souffrant de mastoses et de nodules mammaires.

Maux de tête

Voir Céphalées, maux de tête et Migraine.

Mémoire (troubles de la)

Voir aussi Asthénie, fatigue, chapitre « Le vieillissement ».

Les problèmes de mémoire et de concentration sont à l'origine de nombreuses consultations.

En dehors des difficultés liées au surmenage scolaire et à la préparation des examens, le fait de « perdre la mémoire » est souvent lié au « vieillissement ». Retrouver la mémoire... ce serait retrouver une mémoire mythique de la jeunesse que l'on a oublié de développer et d'entraîner tout au long de sa vie.

Dire que l'on a la mémoire qu'on mérite serait peut-être un peu fort, mais cependant le tabac, l'alcool, le stress en excès et de nombreux médicaments (tranquillisants, somnifères...) l'altèrent. Une bonne mémoire témoigne donc aussi d'une bonne santé au plan vasculo-nerveux et à ce titre il n'existe pas de médicament ni de supplément nutritionnel spécifique et miraculeux.

Certains états prédépressifs et asthéniques, où de multiples paramètres biologiques témoignent d'une mauvaise immunité, de mauvaises synthèses protéiques (hormones, neurotransmetteurs...) s'accompagnent bien entendu d'une mauvaise mémorisation. Il ne faut pas oublier également que le cholestérol et plus généralement les « stérols » sont à l'origine de ces précieux transmetteurs chimiques dont l'acétylcholine est l'un des plus importants pour le fonctionnement de nos capacités mémorielles et intellectuelles : il faut donc prendre garde, d'une part, à ces états de « dépression biologique » qui accompagnent (ou précèdent) la dépression au sens médical et psychologique et, d'autre part, à ne pas provoquer de tels états par des médications ou des régimes trop hypolipémiants et hypocholestérolémiants.

On peut donc tenter de suivre les conseils ci-dessous afin de cultiver et entretenir sa mémoire :

- correction diététique générale *(voir « Le préalable : la correction diététique de base »* : éviter les sucres à index glycémique élevé, le tabac, l'alcool (un bon foie contribuera autant à une bonne mémoire qu'un bon cerveau !) et surtout les médicaments à visée tranquillisante, anxiolytique (contre l'anxiété) et hypnotique (pour dormir) et ceux qui font baisser (souvent trop) le cholestérol alors qu'une correction diététique et nutritionnelle serait suffisante ;
- prenez de la vitamine B1 (thiamine), 100 à 250 mg, trois fois par jour, et des complexes B qui sont indispensables à la transformation des glucides complexes en glucose, c'est-à-dire en énergie assimilable, et d'abord les aliments qui en contiennent : levure de bière, céréales complètes... N'hésitez pas à doubler ou tripler les doses de vitamine B1 si vous fumez, buvez ou fonctionnez sur un rythme de vie bien stressant ;
- prenez également de la vitamine B3 ou PP (niacine) qui d'une part, de par son effet vasodilatateur, augmentera le débit vasculaire dont l'oxygénation cérébrale et, d'autre part, favorisera la synthèse de l'acétylcholine. Prenez toujours cette vitamine sur un estomac plein, donc après les repas, en augmentant progressivement les doses, sans dépasser (sans contrôle médical) 50 à 200 mg, trois fois par jour (pour des traitements prolongés). Si vous constatez, en début de traitement, des rougeurs et démangeaisons (ce qui est rare à cette dose), ne vous affolez pas, cela passera au bout de quelques jours et ne présente aucune gravité. Si ces sensations persistent prenez plutôt de la nicotinamide (disponible en France et en pharmacie sous forme de comprimés

dosés à 500 mg) : un demi-comprimé trois fois par jour car elle ne produit aucun effet secondaire ;

- consommez de la lécithine. La lécithine est un émulsifiant des graisses présent dans le foie et précurseur de la choline qui, dans le cerveau, se transforme en acétylcholine, un neurotransmetteur indispensable au bon fonctionnement de la mémoire. La lécithine de soja est disponible, en France, sous forme de capsules dosées à 1 200 mg. Nous préférons la conseiller sous cette forme plutôt que sous forme de granulés qui se conservent parfois assez mal ;
- la choline est une vitamine du groupe B qui est utilisée dans le traitement des affections hépatiques et qui a des propriétés anti-athéromateuses. Les Américains l'utilisent à des doses de 2 à 6 g/jour pour stimuler la mémoire car elle est un précurseur de l'acétylcholine. Certains prétendent qu'elle ne franchit pas la barrière méningée, mais il est possible qu'à ces doses et combinée à certains sels elle pénètre dans le cerveau : le deanol ou demanol (2-di-méthalamino-éthanol) est un précurseur de la choline contenu, en France, dans certaines spécialités à visée psychostimulante, qui, lui, franchit la barrière méningée. Aux États-Unis, le National Institute of Mental Health et le docteur Sitaram, directeur de la clinique Lafayette à Detroit, ont testé la choline avec succès, à des doses de 10 g/jour dans des tests de mémorisation de lecture. Il semblerait qu'elle puisse être contre-indiquée à de telles doses chez des sujets dépressifs et hypotendus ;
- la L-glutamine est un acide aminé précurseur de l'acide gamma-aminobutyrique (GABA) et de l'acide L-glutamique. Elle est recommandée lorsque les troubles mémoriels (et intellectuels) sont dus à un excès d'alcool car ce dernier prive l'organisme de ses réserves en GABA. L'acide glutamique considéré par certains comme un véritable « carburant du cerveau » est présent dans quelques spécialités médicales psychostimulantes. Il peut être conseillé à raison de 500 mg, trois fois par jour ;
- la L-tyrosine est un autre acide aminé précurseur de la dopamine et de la noradrénaline. C'est un précurseur de l'hormone produite par la thyroïde : la thyroxine. Elle accroît la vigilance, la résistance au stress et aide à lutter contre certains états dépressifs qui accompagnent les déficiences mémorielles. Elle est conseillée à des doses allant de 500 à 2 000 mg/jour ;
- la L-phénylalanine est un précurseur de la tyrosine et des neurotransmetteurs dopamine, norépinéphrine et épinéphrine. Elle est conseillée à la dose de 250 à 500 mg/jour. Tyrosine et phénylala-

line seront absorbées sur un estomac vide au moins une demi-heure avant les repas et sont contre-indiquées en cas d'hypertension artérielle ;

— des suppléments d'arginine, d'ornithine et de méthionine sont également conseillés par le Brain Bio Center de Princeton aux États-Unis (docteur Carl Pfeiffer).

Les médecins et nutritionnistes que nous connaissons conseillent plutôt des associations de ces nutriments et acides aminés (aux doses de 500 à 1 000 mg/jour, en dehors des repas) avec le déanol ou démanol (voir ci-dessus) afin d'optimiser les capacités mémorielles et d'apprentissage dans les périodes de préparation aux examens.

Lorsque la « mémoire flanche », il faut éventuellement faire vérifier nos niveaux de zinc, présent en grande quantité dans une structure cérébrale essentielle, l'hippocampe, mais aussi de folates et de B12 dont les faibles taux, chez des personnes âgées, aggravent les troubles mémoriels car l'acide folique, intervenant dans la synthèse des neurotransmetteurs norépinéphrine et sérotonine, est essentiel au bon fonctionnement du système nerveux.

N'oubliez pas de vérifier également l'absence d'intoxication par des métaux toxiques tels que plomb et mercure *(voir Dentaires [problèmes])*.

Ménorragies

Voir Règles abondantes.

Microcirculation (troubles de la)

Voir également Acrocyanose, Couperose et Varices et Insuffisance veineuse.

Afin de traiter les troubles de la microcirculation capillaire, on pourra conseiller, par voie générale :

— la vitamine C « action prolongée » avec bioflavonoïdes à 500 ou 1 000 mg/jour avec des bioflavonoïdes (rutine...) ou des « protecteurs vasculaires » à base de *Ginko biloba* ;

— parfois de la niacine (en respectant les précautions d'emploi) à la dose de 50 à 200 mg/jour en plusieurs prises après les repas ;

— du silicium, prêle ou dérivés inorganiques ;

— des antioxydants : vitamine E, 400 à 800 UI/jour et du sélénium (100 à 200 μg/jour).

Migraine

Voir aussi Céphalées.

Les migraines sont des maux de tête typiquement « de la moitié de la tête » qui surviennent cycliquement et sont précédés de sensations bien reconnaissables par le sujet.

Chez la femme, elles sont parfois « liées aux règles » ou plutôt au syndrome prémenstruel *(reportez-vous à ce mot)*. Dans d'autres cas elles peuvent être aggravées ou déclenchées par les pilules anti-conceptionnelles et tous traitements hormonaux (œstrogènes ou progestatifs).

Elles surviennent souvent sur un terrain allergique (antécédents ou accompagnement de prurit, asthme, eczéma...) chez des sujets dont le taux sanguin, plasmatique et globulaire d'histamine est élevé. La diététique et la supplémentation les améliorent presque toujours. Ainsi :

— essayez une diététique hypotoxique : moins d'alcool, de café et de boissons caféinées, moins de graisses d'origine animale, moins de protéines animales ; et plus généralement : moins d'aliments « histamino-libérateurs » (fromages, charcuteries, tomates, oranges, bananes...), moins d'aliments « tyramino-libérateurs » (chocolat, fromages, levures alimentaires...) ;
— veillez à dépister les intolérances et allergies alimentaires au moyen des régimes d'éviction allergénique, ainsi que les candidoses intestinales chroniques *(voir ce mot)* ;
— essayez une diététique de régulation glycémique car les « hypoglycémies-dysglycémies » déclenchent les crises migraineuses *(reportez-vous à Glycémie, dysglycémie)* ;
— utilisez les suppléments conseillés pour les céphalées ainsi que les suppléments « antihistaminiques » :
  • calcium chélaté, 2 à 6 comprimés par jour ;
  • vitamine C « action prolongée » avec bioflavonoïdes ;
  • zinc (50 à 100 mg/jour), vitamine B6 (50 à 100 mg/jour) et manganèse (20 à 50 mg/jour) ;
— la phénylalanine est efficace chez certains sujets. Commencez à en prendre 250 mg, deux fois par jour en dehors des repas. Respectez les contre-indications et les précautions d'emploi *(voir*

Dépression). Le terrain « dépressif » (avec le terrain allergique) se retrouve assez souvent chez les migraineux.

Enfin n'oubliez pas que derrière une migraine qui résiste peuvent se cacher une sinusite, une allergie respiratoire, un problème dentaire, une dépression nerveuse, une hypertension artérielle, un glaucome, une tumeur de la tête... et n'hésitez donc pas à consulter votre médecin.

Musculaire (fatigue ou douleur)

Voir aussi à Sport, Crampes, Asthénie et fatigue.

La fatigue et la douleur musculaire peuvent être la conséquence :

— d'un effort physique trop prolongé et ou trop intense ;
— des suites d'une maladie : les maladies virales banales comme la grippe, en particulier chez l'enfant, laissent derrière elles un état de fatigue et des courbatures qui peuvent être intenses et mesurables.

Il existe d'autres états dits « de fatigue chronique » dont l'origine est encore mal connue (virus ? déficits immunitaires ?...) qui s'accompagnent aussi de faiblesse et douleurs musculaires.

Le problème de l'asthénie post-grippale a été partiellement élucidé par le professeur suédois G. Friman [1] qui a confirmé que les performances musculaires à l'effort étaient nettement diminuées chez les sujets qui présentaient des perturbations métaboliques au niveau d'une enzyme : la lactate-déshydrogénase. Ces perturbations réalisaient une véritable « asphyxie musculaire » qui pouvait même altérer la structure anatomique (myofibrille) du muscle.

Toute mesure visant d'une part, à réduire l'inflammation et d'autre part, à éliminer le lactate et l'ammonium dans le muscle (déchets du métabolisme) est donc intéressante :

— anti-oxydants : sélénium (100 à 200 myélogrammes/jour et vitamines E et C) car il ne faut jamais oublier qu'un sujet sportif ou souffrant d'une maladie inflammatoire génère une quantité considérable de radicaux libres ;
— cuivre aux doses préconisées en oligothérapie comme anti-

1. *Acta Path. Microbiol. Scand.*, sect., 1976.

Musculation

La prise de suppléments nutritionnels fait partie des « traditions bien établies » des salles de sport et surtout de musculation.

Tous les prétextes sont bons pour vanter les mérites des « anobolisants » nutritionnels qui visent en fait les mêmes objectifs que les anabolisants hormonaux et bien entendu interdits :

— faire grossir le muscle en « fondant » la graisse. C'est le fameux « séchage » des body-builders (ex-culturistes) ;
— améliorer son aspect physique (pour les concours) ;
— améliorer les performances en force pure.

Il n'est absolument pas dans notre intention d'entrer dans un débat que l'on voudrait réellement rationnel et scientifique sur les effets de toutes ces substances dont la publicité ne manque pas de vanter les mérites énergétiques, « mange-graisse », anabolisants, récupérants... Certaines d'entre elles *(reportez-vous à la rubrique Musculaire [douleur ou fatigue])* sont probablement utiles, mais à condition :

— d'être conseillées ou prescrites par un médecin, un diététicien spécialisé ou un entraîneur lucide, objectif et informé de façon impartiale ;
— d'être débarrassées de cette aura quasiment magique et mystique que les « marchands » leur donnent ;
— de s'accompagner systématiquement d'un discours prônant un retour et une attention permanente à un équilibre nutritionnel et à une hygiène de vie permettant de ne pas systématiquement détruire *in fine* la santé au bénéfice d'une gratification par la performance immédiate et totalement antiphysiologique et artificielle.

Mais n'est-ce pas là le problème de tous les sports, comme me le confiait Jean Texier (qui a écrit de nombreux ouvrages sur cette question) : « Faire croire que le sport, ce sport de compétition et de haut niveau conduit à la santé est une véritable escroquerie. »

Il suffit de voir, ou de chercher à savoir ce qu'« ils » sont devenus... ces champions cyclistes piqués à la cortisone quand ils ne sont pas morts brutalement en montant les côtes du mont Ventoux.

En pratique, référez-vous à la rubrique *Musculaire (douleur ou fatigue)* ainsi qu'aux rubriques *Fatigue et Asthénie* et mettez-vous dans la tête que l'effort, la régularité et la constance sont les trois axes d'un entraînement efficace qui ne devrait jamais se faire en dehors d'un programme nutritionnel individuellement établi par celui qui est compétent pour le faire.

Car le sportif qui par définition, et quel que soit son niveau, cherche toujours à repousser ses limites est plus fragile que les autres et ce aussi bien physiquement qu'immunitairement et psychologiquement.

inflammatoire, antispasmodique et anti-infectieux en cas de douleurs musculaires en rapport avec des infections virales ;
— association zinc/manganèse/B6 pour leur activité à la fois antiradicalaire, cicatrisante et anti-inflammatoire ;
— biotine (B8) : 5 à 10 mg/jour avec 100 à 200 mg de « complexe B » ;
— octacosanol (1 000 à 5 000 μg/jour) qui augmente la résistance et la récupération musculaire *(voir Asthénie, fatigue)* ;
— malate de citrulline (Stimol®, (4 à 12 g/jour) permet l'élimination des sels de lactate et d'ammonium qui bloquent le métabolisme énergétique du muscle générant ainsi la fatigue et la courbature musculaire ;
— taurine, acide aminé qui à lui seul augmente considérablement la récupération muculaire. Il doit être pris, seul, avant les repas à la dose de 500 mg deux fois par jour. Cette dose peut être doublée en cas d'efforts intenses. S'en abstenir en cas de grossesse ou d'allaitement ;
— acides aminés L-tyrosine, L-glutamine, L-phénylalanine et L-ornithine qui ont des propriétés stimulantes, anti fatigue et anti dépressives, tout en respectant leurs précautions d'emploi et leurs contre-indications *(voir chapitre « Précautions pour prendre certains nutriments »)*.

Bien entendu il ne faudra pas oublier, lorsque la situation s'aggrave ou se prolonge :

— de s'assurer de l'absence d'erreurs nutritionnelles manifestes et susceptibles d'entraîner des déficiences en protéines, acides aminés, fer, magnésium et folates... qui à leur tour entraîneront des asthénies neuro-endocriniennes (thyroïde, surrénales...) ou des dysglycémies très agressives au plan musculaire car le couple sucre/insuline est essentiel à son métabolisme ;
— de rechercher un foyer infectieux, une affection méconnue qui évoluerait à « bas bruit ».

Mycoses gynécologiques

Voir aussi Candidoses, Leucorrhées.

Toutes les mesures prises pour l'éradication des candidoses chroniques doivent être ici prises :

— correction diététique pour alcalinisation du terrain et évitement des intolérances alimentaires ;

— augmentation des systèmes de défense par :
  - vitamine C « action prolongée » avec bioflavonoïdes à 1 000 mg, 2 à 6 comprimés par jour ;
  - zinc 50 à 150 mg/jour avec vitamine B6 et manganèse ;
  - capsules d'onagre à 500 mg, 4 à 6 par jour ;
  - correction, après analyse biologique et si nécessaire, des déficiences en folates, vitamine B12, fer, cuivre, autres minéraux, chélation des minéraux toxiques.

Parallèlement, il faudra envisager des mesures d'hygiène sexuelle et si besoin un examen, suivi d'un traitement du (ou de la) partenaire.

Localement les instillations huileuses de capsules d'huiles de vitamine E et de vitamine A (rétinol) et de poissons (omega 3) mélangées à de l'huile d'amande douce (ou d'olive) permettent d'éviter l'utilisation de molécules de synthèse auxquelles les *candidas* deviennent peu à peu résistants. Il est bon de faire précéder ces installations de lavages avec des solutions alcalines type « Negatol® ».

Nausées de la grossesse

Voir aussi à Vomissements et chapitre « La grossesse ».

Entre le deuxième et le cinquième mois beaucoup de femmes souffrent de nausées.

Certains attribuent cet état à des raisons psychologiques. Il est possible qu'un syndrome dépressif latent plus ou moins conscient en soit à l'origine et c'est d'ailleurs parfaitement compréhensible : la grossesse et la venue de bébé n'ont peut-être pas toujours été aussi réfléchies et préparées qu'il le faudrait.

Dans d'autres situations, tout semble correctement préparé et on ne peut incriminer de telles causes. Il faut alors se tourner vers le métabolisme : changement du climat hormonal qui entraîne des modifications de tous les fonctionnements organiques de la mère expliquant les envies, les nausées, les troubles de l'élimination digestive...

La supplémentation ci-dessous est simple et sans danger. Elle permet d'éviter d'avoir recours à des molécules de synthèse de type antiémétique et neuroleptique :

— vitamine B6 (pyridoxine) 100 à 200 mg/jour ; en cas d'échec : essayez-la pendant quelques jours à 50 mg toutes les deux heures ;
— complétez par 5 mg de vitamine K1 et 400 mg de magnésium ;
— veillez à ce que toutes les précautions pour équilibrer la glycé-

mie *(voir ce mot)* soient prises et notamment qu'il n'existe pas de carences d'apports en protéines et acides aminés ;
— traitez la constipation, conseillez la gymnastique abdominale. Bien entendu tabac et alcool sont totalement proscrits.

Nervosité, hypersensibilité affective

La nervosité et l'hypersensibilité affective ne peuvent être considérées comme des maladies. De même que l'agressivité, elles distinguent plutôt les « faibles » que les « forts », c'est-à-dire ceux qui sont... en manque de nutriments ou plus simplement d'équilibre nutritionnel, relationnel et souvent affectif.

Le relationnel et l'affectif ne sont pas ici notre propos... Quant à l'équilibre nutritionnel, il est parfois plus facile à réaliser qu'on ne le pense et on peut espérer que si vous êtes arrivé à cette page du livre, c'est maintenant chose faite.

Sinon, reportez-vous aux rubriques *Angoisse, anxiété, Asthénie, fatigue, Dépression, Insomnie, Secousses et spasmes musculaires...*, tous états plus ou moins en relation avec la nervosité et l'hypersensibilité.

Réfléchissez à votre mode de vie et d'alimentation car une bonne « assiette » (au sens nutritionnel qui n'exclut pas, loin de là, le goût ni la gastronomie et qui, contrairement à une analyse simpliste, n'est pas plus coûteuse) est souvent plus facile à trouver qu'un bon psy... L'un n'excluant d'ailleurs pas l'autre !

Névralgies, névrites, neuropathies

Voir aussi à Alcoolisme et Intoxication alimentaire.

Ce sont des atteintes de un ou plusieurs nerfs sensitifs ou moteurs. Elles peuvent être d'origine traumatique, toxique, infectieuse ou médicamenteuse.

Une sciatique est une atteinte du nerf sciatique, souvent d'origine traumatique, secondaire à une compression de la racine du nerf. Le diagnostic est précisé par un examen de la conduction nerveuse : l'électromyogramme.

Les névrites ou polynévrites virales surviennent souvent sur des terrains de dépression immunitaire *(voir Immunité [troubles liés à l'])*.

Les polynévrites alcooliques seront prévenues par la supplémentation *(voir Alcoolisme)* et bien entendu par la restriction alcoolique.

Les polynévrites iatrogènes, c'est-à-dire provoquées par des médicaments comme certains antibiotiques ou certaines drogues utilisées en chimiothérapie anticancéreuse (sels de platine...) pourraient probablement être prévenues ou atténuées par des supplémentations nutritionnelles *(voir ci-dessous)* proposés très précocement, c'est-à-dire dès la mise en route du traitement médicamenteux à risque.

Un bilan clinique et biologique à la recherche de l'origine d'un tel syndrome ne doit pas négliger l'exploration de la glycémie (manifestations précoces du diabète et/ou de l'hyperinsulinisme), le métabolisme hépatique, la recherche de foyers infectieux ORL (racines dentaires) dans le cadre des névralgies de la face, la recherche d'un empoisonnement par des xénobiotiques et en particulier les métaux toxiques (plomb, mercure...), un terrain allergique à certains facteurs d'environnement ou certains médicaments et d'éventuelles subcarences ou déficiences en vitamine B12 et folates.

Quelles que soient leurs origines, la prévention et le traitement nutritionnel des névrites font d'abord appel aux vitamines B.

— la vitamine B1 (thiamine), d'abord (céréales complètes, levure de bière, œufs...), dont la carence est à l'origine du béribéri où les symptômes nerveux (douleurs, engourdissements, fourmillements...) et musculaires (fatigue musculaire) sont semblables à ceux de la plupart des névrites. Les névrites traumatiques et toxiques (sciatiques, cruralgies...) sont améliorées par des supplémentations de 300 à 500 mg/jour ;
— toutes les vitamines du groupe B et en particulier :
  • la niacine (vitamine B3) expérimentée avec succès en Espagne sur la névralgie du trijumeau ;
  • la pyridoxine (vitamine B6) : elle prévient les neuropathies induites par l'isoniazide (un antibiotique antituberculeux) et améliore beaucoup de neuropathies traumatiques (syndrome du canal carpien). Attention : sa prescription prolongée (plus de trois ans) au-delà de 200 mg/jour risque de provoquer une neuropathie sensitive ;
  • l'acide folique (vitamine B9) efficace (5 à 10 mg/jour) dans bon nombre de polyneuropathies alcooliques ou accompagnant des maladies psychiatriques ;
  • la cobalamine (vitamine B12), déficiente dans de nombreuses neuropathies. Elle doit être prescrite, même en l'absence de manifestations sanguines et subcarences à la dose de 1 000 UI/jour en injections intramusculaires. Elle est conseillée dans les névralgies accompagnant des syndromes dépressifs, des neuropathies diabétiques ou alcooliques, les névralgies du trijumeau.

— les acides gras polyinsaturés : ils devraient être conseillés dans tous les cas. Le *Lancet*[1] rapporte un succès chez deux enfants âgés de 6 à 12 mois, atteints d'un syndrome de Guillain-Barré (une polynévrite d'origine virale) qui s'améliorèrent après une semaine de restriction de lipides saturés et de supplémentation trois fois par jour d'huile de tournesol (acide linoléique). Les résultats obtenus avec ces mêmes acides gras associés à de fortes doses d'onagre (acide dihommogammalinoléique)[2] dans le cadre des supplémentations au cours des scléroses en plaque, permettent de conseiller dans tous les cas de neuropathies cette supplémentation sans risque.

Obésité

Il n'est pas question de traiter ce problème de façon exhaustive car un livre entier (et il n'en manque pas !) pourrait lui être consacré, mais de comprendre que pour contrôler et réduire sa prise de poids, ce n'est pas toujours une question de régime mais souvent de maladie dont les traitements (présents et à venir) et les supplémentations nutritionnelles permettent de corriger les effets.

Tous les obèses et ceux qui ont tendance à prendre du poids mangent mal, mais tous ceux qui mangent mal ne prennent pas de poids, il y a donc autre chose que le régime... Cela dit :

— la rééducation nutritionnelle *(voir chapitre « Le préalable : la correction diététique de base »)* est nécessaire et incontournable. Quels que soient les « régimes » prescrits en début de traitement, ils doivent être brefs, contrôlés médicalement afin de ne pas induire ou aggraver des carences ou déficiences nutritionnelles et déboucher à terme sur cette « rééducation » ;
— la consultation médicale est nécessaire également. Le traitement de l'obésité est devenu une affaire de magazines à grand tirage et de charlatans de tout poil... bref, une affaire tout court. A force de dire : « Il n'y a pas de pilule pour maigrir », on a fini par totalement démédicaliser l'amaigrissement. C'est une grave erreur car on découvre aujourd'hui qu'il existe beaucoup de prises de poids dépendantes de problèmes métaboliques : intolérance au glucose ou résistance à l'insuline, intolérances et allergies alimen-

1. 1978, p. 583-585.
2. Crawford et Hassam, 1970 et 1979 ; Judit Graham, 1985 ; et les ouvrages et travaux du docteur Catherine Kousmine.

taires, problèmes endocriniens à participation hypophysaire, thyroïdienne, surrénalienne et pancréatique, problèmes circulatoires, problèmes de stress et surtout déséquilibres du cycle hormonal chez la femme... L'abord correct doit permettre, avec le nutritionniste et le médecin, de réaliser, le cas échéant, une investigation de tous ces métabolismes et de les prendre en compte au sein d'une thérapie globale ;
— l'erreur commise dans ces magazines et dans bon nombre d'ouvrages dits de « vulgarisation » consiste à ne parler que du poids. Or pas plus que la maladie cardiovasculaire n'est qu'un problème de cholestérol, l'obésité n'est un problème de poids, mais celui du rapport de masse grasse sur masse maigre. Et la détermination de ce rapport nécessite au minimum le recours à la prise de mensurations correctes, à la mesure du pli cutané (qui nécessite un « savoir-faire ») et parfois à l'échographie.

De plus, il existe de multiples « types d'obésité et prises de poids » chez l'homme comme chez la femme qu'il est impossible de détailler ici, mais principalement on distingue :

— les obésités androïdes où la graisse est plus volontiers répartie au-dessus du nombril : c'est l'obésité type de l'homme qui ne lui est d'ailleurs pas spécifique (voir plus bas la mesure du rapport taille/hanche qui permet d'individualiser ces obésités qui, même modestes, conduisent à une augmentation du risque de maladie cardiovasculaire) ;
— les obésités gynoïdes où la graisse est répartie au-dessous du nombril. C'est l'obésité type de la femme.

LES POINTS COMMUNS À TOUTES LES OBÉSITÉS

— les erreurs nutritionnelles, nous n'y reviendrons pas ;
— les erreurs de « mode de vie » : mauvaise gestion du stress, manque d'exercice... ;
— la baisse progressive, chez l'homme comme chez la femme des capacités digestives du taux d'hormone de croissance (GH) et des taux des hormones sexuelles ;
— les troubles circulatoires.

LES OBÉSITÉS FÉMININES

Elles sont souvent (mais pas exclusivement) gynoïdes.

Lorsqu'elles sont cycliques, elles sont pratiquement toujours dépendantes de la régulation hormonale *(reportez-vous à Syndrome prémenstruel)* et la supplémentation proposée pour régulariser l'équilibre hormonal sera déjà une aide précieuse et originale :

— vitamine E (D-alpha-tocophérol), 400 à 800 UI/jour;
— acide dihommogammalinoléique, capsules d'onagre à 500 mg, 3 à 8 par jour, car il favorise la perte de poids en général et régularise l'équilibre hormonal;
— la vitamine B6 (pyridoxine), 50 à 100 mg/jour, qui augmente la conversion hépatique des œstrogènes.

On doit souvent avoir recours :

— aux acides aminés soufrés et substances lipotropes (méthionine, bétaïne, inositol, choline) qui augmentent la dégradation hépatique des œstrogènes;
— au magnésium, 300 à 600 mg/jour, élément «antistress»;
— à la vitamine A (rétinol), 25 000 à 150 000 UI/jour, qui tend à normaliser la balance œstrogènes/progestérone et présente un effet antistress, mais des doses journalières supérieures à 25 000 UI ne doivent pas être prises de façon prolongée ni par des femmes risquant d'être enceintes;
— au zinc qui est souvent nécessaire (analyses biologiques); il complète l'action de la vitamine B6 et de l'onagre;
— aux vitamines B, en particulier B3 (niacine), B6 (acide panthoténique), B9 (acice folique) et B12 (cyanocobalamine) qui contribuent à régulariser le métabolisme ovarien et œstrogénique;
— aux huiles de poisson qui aident au rétablissement d'un meilleur rapport PGE 1/PGE 2.

Ces obésités s'accompagnent souvent de cellulite *(voir ce mot)*.

L'APPROCHE NUTRITIONNELLE COMMUNE
À TOUTES LES OBÉSITÉS

— apport correct, ni trop fort, ni trop faible en protéines et acides aminés avec, si besoin, une supplémentation en protéines de haute densité : barres, jus, soupes et crèmes à prendre entre les repas, en supplément ou (sous surveillance médicale) à la place de certains repas;
— restriction en graisses saturées et surtout en sucres à index glycémique élevé (voir le succès des régimes dits «Montignac» qui ne traitent pourtant que partiellement du problème);
— traitement de toutes les pathologies ou dysrégulations de la diges-

tion : intolérances et allergies, mycoses et candidoses traitées avec de l'acidophilus et insuffisances sécrétoires digestives qui peuvent être améliorées par des prises d'enzymes, pancréatine, pepsine, papaïne... ;
— fibres hydrophiles type glucomanann qui absorbent de grandes quantités d'eau et provoquent un effet de satiété tout en régularisant le transit. Elles ne doivent pas être absorbées en trop grandes quantités ni trop longtemps afin de ne pas perturber l'absorption de certains nutriments ;
— onagre à la dose de 3 g/jour (6 capsules ou une ampoule), conseillée dans tous types d'obésité. Elle favorise la formation de la graisse noire qui représente la partie la plus facilement échangeable en énergie de notre masse graisseuse. En plus de son action de régulation des hormones thyroïdiennes, sexuelles et de la prolactine, elle aurait une action antidiabétique et pourrait donc être utile en supplémentation pour les prises de poids à composante insulinique.

LES ACIDES AMINÉS STIMULANTS DE L'HORMONE DE CROISSANCE, DE L'HUMEUR ET RÉDUCTEURS D'APPÉTIT

L'hormone de croissance (GH), sécrétée par l'hypophyse, voit son taux décroître à partir de la trentaine. Il semble qu'elle soit responsable d'une partie de la transformation constante de graisse en muscle. Les culturistes anglo-saxons utilisent depuis longtemps ces acides à hautes doses avant leur compétition. Il s'agit de :

— la L-arginine, 6 g ou plus par jour, prise avant un effort ou avant le coucher, toujours sur un estomac vide ;
— la L-ornithine 2 à 3 g/jour dans les mêmes conditions ;
Ces deux acides aminés sont souvent associés dans des préparations dites (GH stim...). Ils ne doivent pas être conseillés aux enfants et adolescents ni en cas de grossesse ni à des doses supérieures à 10 g/jour qui peuvent entraîner des perturbations du métabolisme osseux ;
— la L-phénylalanine qui induit la libération de cholécystokinine (CCK) surnommée « l'hormone de satiété » car sa libération en réponse à la consommation d'aliments contribue à la sensation de satiété et à l'arrêt de la prise de nourriture. Précurseur de la tyrosine et de la dopamine, elle a une action plutôt antidépressive sur l'humeur et permet de sortir du « cycle infernal » dépression-boulimie. Elle active également le fonctionnement thyroïdien (avec la tyrosine) et donc facilite l'amaigrissement en augmentant le métabolisme de base.

La phénylaline doit être prise sur un estomac vide à doses croissantes en commençant par 250 mg/jour jusqu'à 1 g. Elle est contre-indiquée en cas de phénylcétonurie, d'usage d'antidépresseurs de type IMAO ou de dérivés de la dopamine. A doses fortes (et non progressives) elle peut aggraver des hypertensions et des migraines ;
— la L-glutamine est un acide aminé stimulant l'humeur qui contribue à diminuer les envies de sucres à index glycémique élevé chez certains sujets dépressifs.

LES PRISES DE POIDS À COMPOSANTE INSULINIQUE

Elles sont souvent androïdes et plus volontiers (mais non exclusivement) masculines : le gros ventre.

Au plan cardio-vasculaire et coronarien leur pronostic est plus mauvais que celui des obésités de type gynoïde : car la graisse se répartit à l'extérieur mais aussi à l'intérieur de l'abdomen.

Le diabète de type II ou encore diabète de la maturité ou diabète gras est bien connu comme cause d'obésité.

On pense aujourd'hui que beaucoup de sujets pourraient être dépistés et traités bien avant d'avoir atteint le stade du diabète vrai.

Si vous craignez de faire partie d'un « groupe à risque », parce que vos parents sont ou furent diabétiques, ou parce que vous avez eu de gros enfants ou avez vous-même été un gros bébé, parce que vous « digérez mal » les sucres, ou présentez des hypoglycémies... demandez à votre médecin :

— de mesurer votre rapport taille/hanche qui permettra de vérifier que la répartition de votre graisse est bien de type « androïde ». Ce rapport ne doit jamais être supérieur à 0,85 chez la femme et à 1 chez l'homme ;
— d'établir un bilan très simple qui comprendra une glycémie et une insulinémie à jeun et trente, soixante et cent vingt minutes après une charge en glucose (calculée en fonction de votre poids suivant des normes OMS). Cette glycémie couplée avec l'analyse de l'insulinémie permettra de dépister un syndrome d'hyperinsulinisme ou résistance à l'insuline.

Il semble que beaucoup de sujets ayant tendance à prendre du poids « dès qu'ils mangent du sucre » (ceux qui justement ont très envie de sucres...) et à en perdre facilement dès qu'ils suivent des régimes sans hydrates risquent de devenir des diabétiques de ce type. Le dépistage et le traitement précoce de ce type de surpoids « à risque » permettraient une prévention active et précoce de l'évolution diabétique et des troubles cardio-vasculaires qui lui sont étroitement attachés. Quelle doit être cette prévention ?

— régime diététique avec peu de sucres à index glycémique élevé, et un maximum de fibres : attention à l'alcool, particulièrement à la bière ;
— évitez les carences en oligo-éléments (chrome, zinc...) dont la présence est indispensable à la fois au bon fonctionnement du pancréas et au bon métabolisme périphérique de l'insuline : consommez donc de préférence des céréales complètes ou semi-complètes (pâtes) ;
— pratiquez un sport d'endurance le plus régulièrement possible. L'idéal consiste à pratiquer le jogging, la natation ou le cyclisme, pendant trente à soixante minutes, trois fois par semaine en maintenant pendant presque toute la durée de la séance sa fréquence cardiaque à 75 % de la fréquence maximale correspondant à son âge. Il suffit pour cela d'acquérir (dans les magasins de sport) un « fréquence mètre » et de consulter les tables. Commencez toujours progressivement et sans fatigue et si vous avez plus de quarante ans, faites pratiquer un examen cardiovasculaire comprenant une épreuve d'effort.

Si besoin, vous pouvez supplémenter :

— en chrome (une gélule de 400 µg tous les deux jours) qui est absolument nécessaire au bon métabolisme pancréatique et insulinique (consultez le chapitre « Chromez-vous la vie » de l'ouvrage *Forme et Santé* paru aux éditions du Rocher). Beaucoup de préparations complexes en contiennent ;
— en zinc (50 mg/jour minimum).

LES PRISES DE POIDS À COMPOSANTE VASCULAIRE

Elles sont plus volontiers gynoïdes (culottes de cheval) et donc (mais non exclusivement) féminines.

Les massages et drainages lymphatiques pratiqués par des praticiens spécialisés et entraînés seront une aide précieuse. On pourra, comme pour tous les troubles circulatoires, supplémenter en :

— 1 comprimé matin et soir de vitamine C « action prolongée » avec bioflavonoïdes à 1 000 mg. On a intérêt à ajouter de la rutine (ruscus) à raison d'au moins 100 mg/jour. Beaucoup de préparations dites « veinotoniques » en contiennent ;

— niacine (vitamine B3), 100 mg deux ou trois fois par jour à la fin d'un repas en étant prévenu de l'apparition possible (transitoire et sans gravité) de démangeaisons, de rougeurs et de picotements en début de traitement ;
— antioxydants : vitamine E (alphatocophérol) à la dose de 400 à 800 UI/jour associée à 3 à 4 gélules de *Chrysanthellum americanum* ou de *Ginko biloba*.

EN CONCLUSION

Il n'y a pas de solutions miracles ! Vous le savez bien mais vous continuez d'acheter chaque saison ces magazines aux multiples propositions.

La tendance à grossir est une affaire de gènes, d'habitudes culturelles, de compensations névrotiques et... d'ignorance des règles pourtant fort simples de la diététique et de la nutrition. Sous peine de douloureuses désillusions et finalement d'abandon, n'hésitez pas à consulter un ou plusieurs spécialistes compétents (diététiciens, nutritionnistes, endocrinologues...).

Comment les choisir ? S'ils ne vous écoutent pas, ne vous mesurent pas, ne pratiquent pas un bilan minimum au plan biologique, vous enferment dans des régimes punitifs et trop restrictifs ou vous présentent « leur » méthode miracle... posez-vous quelques questions.

Odeurs corporelles

Certaines odeurs corporelles accompagnées ou non de transpiration excessive sont atténuées par la prise de vitamine E (alpha-tocophérol) à la dose de 500 à 800 UI/jour.

Seraient-elles dues à un « phénomène de rancissement » au niveau cutané (lipoperoxydation avec production de radicaux libres), que cet anti-oxydant contrôlerait ?

La prise de certains médicaments et surtout de certains nutriments peut modifier les odeurs corporelles :

— les vitamines B dans leur ensemble ;
— le soufre et les acides aminés soufrés.

Certains antitranspirants contiennent des sels d'aluminium. Pour notre part, tant qu'il n'a pas été formellement démontré que d'une part, l'aluminium ne joue aucun rôle dans la genèse de la dégénérescence sénile (maladie d'Alzheimer) et que d'autre part, l'aluminium n'a pas d'autres toxicités organiques, nous conseillons de limiter l'emploi de ce type de produits.

Odorat (perte de l')

Voir aussi Coryza (rhume) et Sinusite.

Dès 1974, le docteur Robert Henkin[1] avait observé que certains patients qui présentaient une déficience en zinc avaient également une perte du goût.

D'autres médecins ont remarqué que les « chélateurs », ces substances utilisées pour permettre à l'organisme d'éliminer des métaux en excès, conduisent à des pertes du goût et de l'odorat.

L'équilibre minéral semble donc essentiel à cette fonction et toute perte de goût ou de l'odorat qui n'est pas expliquée par une cause simple (rhinite, sinusite, polypes, glossite...) doit faire pratiquer un bilan minéral et/ou une tentative de supplémentation par le zinc et ses cofacteurs (vitamine B6 et manganèse).

Les glossites et colites provoquées par des dysmicrobismes intestinaux secondaires à des maladies infectieuses ou à des médicaments induisent bien entendu des modifications du goût. Il faut dans ce cas rechercher, en plus de ce qui précède, des carences en folates et en B12, et supplémenter en vitamines B complexe et acidophilus.

Œil (affections de l')

Voir également Conjonctivite, Cataracte.

En dehors du traitement spécifique de certaines affections (cataracte, conjonctivites...) qui est aborbé en dehors de ce chapitre, il est bien connu :

— que la vitamine A et les carotènes améliorent la vision et en particulier la vision nocturne (les pilotes de la RAF en ont fait largement l'expérience) et que de plus elle exerce sur l'œil :
  • une action anti-inflammatoire ;
  • une action antilarmoiement (avec le zinc et les vitamines B complexe dans les conjonctivites séniles) ;

1. Brain Bio Center, Princeton.

• une action de protection immunitaire (avec la vitamine C et les bioflavonoïdes) ;
— que la vitamine E augmente l'efficacité des dérivés de la vitamine A et la protège de l'oxydation ;
— que les anthocyanosides extraits de la myrtille *(Vaccinum myrtillus)* ont une action analogue et composent l'essentiel d'une spécialité bien connue ;
— que certaines myopies pourraient être améliorées par la prise de vitamine B complexes (action sur le système nerveux).

Il faut également se rappeler que de nombreux troubles oculaires peuvent être secondaires à :

— des affections de la microcirculation (diabète, hyperinsulinisme...) ;
— des carences générales et variées (importance d'un bilan nutritionnel) ;
— des infections ou affections de la face et ORL (problèmes dentaires, sinusites, rhinites...).

Oligophrénie phénylpiruvique

Voir Phénylcétonurie (ou phénylalaninémie).

Ongles (troubles des ou sur les)

L'aspect immédiatement perceptible de l'ongle, la « santé de l'ongle », est un bon témoin de la santé globale de l'organisme.

Bien entendu l'ongle peut être affecté par des affections et infections locales telles que mycoses ou psoriasis qui exigent un bilan complet de l'état immunitaire et nutritionnel. Plus généralement, il se dédouble, se fendille, se casse, se strie dans un sens ou un autre ou se couvre de taches...

Toutes les grandes carences, minérales, vitaminiques, lipidiques et protéiques peuvent « se lire » sur les ongles, mais l'on pourra essayer ou proposer, par ordre de fréquence et d'importance :

— l'onagre qui apporte de l'acide dihommogammalinoléique stimulant des synthèses protéiques et donc de la croissance de l'ongle par l'intermédiaire des prostaglandines. La plupart des patients se supplémentant en onagre (pour une autre raison) voient la qualité de leurs ongles s'améliorer ;

— la gélatine qui apporte des acides aminés (protéines) plus spécifiquement nécessaires à la solidité de l'ongle ;
— le zinc et ses cofacteurs (manganèse et B6) : presque toutes les petites taches blanches que nous trouvons sur les ongles de nos enfants disparaissent progressivement, en quelques mois, de la racine vers l'extrémité lorsqu'on traite leurs allergies ou leurs immunodéficiences bénignes (rhinopharyngites, par exemple) au moyen de ces nutriments ;
— le silicium qui peut être apporté directement ou par la prêle ou par les algues spirulines (qui apportent également des protéines, du calcium, du potassium, du magnésium et du zinc) ;
— les acides aminés soufrés : L-cystéine et L-méthionine, indispensables ainsi que les vitamines B complexes à la bonne croissance de l'ongle et qui seront donc plus spécifiquement indiqués lorsqu'ils ne poussent pas assez vite ;
— la vitamine A (rétinol), pas plus de 10 000 UI/jour (en dehors de la grossesse), indiquée avec le fer, le silicium et l'onagre lorsque les ongles se cassent ; la prise concomitante de vitamine E en améliore l'efficacité.

Il faut savoir que la prise prolongée d'œstrogènes élevant les taux de cuivre tend à provoquer des carences en zinc et en B6 : l'ongle peut ainsi servir de témoin du bon équilibre hormonal (naturel et/ou artificiel).

Opérations chirurgicales

Toute intervention chirurgicale constitue un stress et une agression radicalaire *(voir quatrième partie)* et immunitaire. Des mesures précises de la production de radicaux libres et de l'immunité le confirment sans qu'il soit actuellement possible de définir la part du phénomène due à l'anesthésie et celle due au geste chirurgical lui-même.

L'alimentation des convalescents et des opérés récents devrait donc tenir compte de ces faits. Or, il n'en est rien ou presque...

Elle devrait être particulièrement équilibrée en acides aminés (donc en protéines d'origine variées), en acides gras, afin de mieux aider l'organisme au contrôle des réactions inflammatoires *(voir Inflammations)* et en nutriments immuno-stimulants et anti-oxydants, parmi lesquels nous recommandons particulièrement :

— la vitamine C à « action prolongée » avec bioflavonoïdes à raison de 1 000 à 3 000 mg/jour en deux prises ; elle peut être couplée au cuivre, au manganèse et à l'argent aux doses habituellement préconisées en oligothérapie lorsqu'il existe des phénomènes infectieux et inflammatoires résiduels;

— les acides gras, oméga 3 et oméga 6, afin de stimuler l'immunité, la cicatrisation et le retour à un transit intestinal normal;

— des préparations multivitamines et minéraux lorsque l'alimentation proposée est visiblement de qualité médiocre;

— la vitamine A (rétinol) qui peut être conseillée pendant quelques jours à des doses de 50 000 à 100 000 UI (sous contrôle médical et en vérifiant l'absence de contre-indications) car elle possède une action à la fois immunostimulante et antistress;

— le zinc qui stimule l'immunité lymphocytaire et de multiples enzymes impliquées dans la réparation et la cicatrisation tissulaire;

— le sélénium, la vitamine E et les caroténoïdes qui peuvent être donnés à des doses relativement fortes dans les quelques jours précédant et suivant l'intervention (300 à 900 μg de sélénium et 800 à 1 200 UI de vitamine E);

— la L-glutamine *(voir Dépression)*, précurseur des bases puriques et pyrimidiques, donc de la synthèse protéique et de l'ADN; elle protège spécifiquement le métabolisme intestinal (cette action a été démontrée au cours des chimiothérapies anticancéreuses) et surtout stimule l'activité du système nerveux et l'anabolisme musculaire, donc la récupération de la mobilité et du poids. Vérifiez qu'il n'existe pas d'allergies aux glutamates;

— les acides aminés qui stimulent l'hormone de croissance, s'il n'y a pas de contre-indications (sur prescription et contrôle médical en cas de maladies de type cancer ou apparenté) :

• la L-arginine, la L-tyrosine et surtout la L-ornithine qui, en plus de son activité de stimulation des synthèses protéiques, permet une épargne à la fois des bicarbonates, régularisant l'acidose métabolique très fréquente dans ces situations, et d'autre part de la L-glutamine;

• l'alphacétoglutarate d'ornithine (AGCO), composé qui possède une activité régulatrice sur le métabolisme protéique; il associe l'ornithine et un précurseur de la glutamine : l'alphacétoglutarate. Selon le professeur Luc Cynober, de l'hôpital Saint-Antoine à Paris et du centre de recherche en nutrition humaine à Clermont-Ferrand [1], il serait particulièrement recom-

1. Symposium, Paris, 1992, de l'European Society of Parenteral and Enteral Nutrition.

mandé dans toutes les situations de stress métabolique entraînant un catabolisme protidique, chez les malades dénutris, les polytraumatisés et les brûlés. On dispose en France d'une spécialité (l'Ornicetil®), qui permet d'administrer l'alphacétoglutarate d'ornithine sous forme orale et/ou injectable (réanimation).

Tous ces acides aminés sont aujourd'hui présents dans les solutions pour nutrition parentérale en réanimation et pourraient donc être ajoutés à l'alimentation des convalescents, des malades en situation de catabolisme musculaire, que cette situation soit une simple conséquence de l'acte chirurgico-anesthésique, d'une maladie évolutive ou d'un traitement par les radiations ou les chimiothérapies.

Enfin, il ne faut jamais oublier que les malades opérés ou convalescents ont souvent reçu, au cours de leur hospitalisation, des antibiotiques susceptibles de favoriser ou de «réveiller» des mycoses intestinales latentes qu'il ne faudra pas oublier de traiter pour permettre à l'organisme (et au système immunitaire *via* la flore intestinale) de recouvrer rapidement sa vigueur et son équilibre.

Oreille (infections de l')

Voir aussi Audition (troubles de l').

Les infections de l'oreille (otites) peuvent occasionner des troubles de l'audition si elles ne sont pas correctement traitées.

Lorsqu'elles se répètent et deviennent chronique, n'oubliez pas de supplémenter en :

— vitamine C «action prolongée» avec bioflavonoïdes à 1000 mg. 1 comprimé matin et soir;
— vitamine A (rétinol), 10000 UI/jour (sauf en cas de grossesse);
— capsules d'onagre à 500 mg, 4 à 6 capsules par jour;
— zinc et ses cofacteurs (manganèse et B6), parfois cuivre et argent (le nitrate d'argent est utilisé localement depuis bien longtemps).

Ostéoporose

L'ostéoporose a de lourdes conséquences socioéconomiques en France. Chaque année : 70000 tassements vertébraux, 35000 fractures du poignet, 55000 fractures de l'extrémité supérieure du fémur.

L'ostéoporose est une diminution progressive et généralisée de la masse osseuse par augmentation de la résorption. Elle est beaucoup plus fréquente chez la femme que chez l'homme. Un grand nombre d'entre elles sont menacées très tôt après la ménopause.

Ses causes sont multiples : sensibilité héréditaire à la sécrétion endogène d'hormone parathyroïdienne, malabsorption intestinale du calcium, ménopause précoce naturelle ou chirurgicale, sédentarité, alcoolo-tabagisme, corticothérapies au long cours...

Son risque majeur est celui de fractures vertébrales par tassements, fractures souvent spontanées au niveau de la huitième dorsale. Les personnes plus âgées font des fractures du col du fémur. Plus précocement, de nombreuses douleurs osseuses à type de dorsalgie ou de lombalgie peuvent être des conséquences de l'ostéoporose. Elles sont d'ailleurs souvent confondues avec des douleurs d'arthrose banale avec qui elles peuvent de plus coexister.

LA PRÉVENTION DE L'OSTÉOPOROSE

Elle comprend tout d'abord l'identification des sujets à risque (hérédité, habitudes alimentaires), des exercices physiques car il est démontré que l'exercice est bénéfique à tout âge pour la prévention de l'ostéoporose, et la mise en œuvre le plus précocement possible de mesures diététiques et de supplémentation nutritionnelle.

C'est du début de la puberté à la fin de l'adolescence, c'est-à-dire en moins de dix ans que la masse osseuse connaît sa croissance la plus rapide et que le squelette acquiert la moitié de son capital. Selon le docteur Paul Sachet, directeur du Centre de recherche et d'information nutritionnelle (CERIN), « il s'agit d'un rendez-vous en grande partie irrévocable ».

Plus tard, il semblerait que **le maintien, tout au long de l'existence, d'un apport calcique minimal** évalué à 1 g/jour soit un des meilleurs moyens, non plus d'acquérir de l'os, mais de prévenir sa déminéralisation. Cet apport doit d'ailleurs être augmenté au cours de certaines circonstances de la vie : croissance, grossesse, surmenage, récupération postinfectieuse ou chirurgicale...

Les diététiciens recommandent donc une alimentation comprenant régulièrement des produits laitiers : beurre, fromages, laitages, yaourts...

LES TRAITEMENTS MÉDICAMENTEUX DE L'OSTÉOPOROSE

Les traitements hormonaux de l'ostéoporose consistent en une substitution en œstrogènes et progestérone lorsque la ménopause s'installe. Il est indubitable que ces traitements diminuent le phénomène de résorption ossuse et que chez les femmes sensibles l'efficacité se fait rapidement sentir sur les douleurs. Il est non moins certain que ces traitements, aujourd'hui très en vogue, n'ont pas fait la preuve de leur absolue innocuité. Leur prescription et leur maintien pendant de longues années devront dépendre de la balance risque/bénéfice qui ne peut être appréciée que cas par cas par le seul médecin.

Les traitements classiques et non hormonaux de l'ostéoporose comprennant le calcium, le phosphore, le fluor et la vitamine D.

Le *calcium*, à la dose de 1 000 à 1 800 mg/jour représente le traitement de base qui doit être entrepris le plus tôt possible chez les femmes à risques. La nécessité d'une supplémentation est ici évidente car il faudrait consommer plus d'une dizaine de yaourts, cinq verres de lait, 200 g de gruyère ou 1 livre d'amandes pour atteindre de telles doses.

Le *phosphore* est prescrit sous forme d'acide phosphorique, en cures courtes de dix jours par mois lorsque les signes d'ostéoporose sont évidents. La poudre d'os apporte calcium et magnésium en proportions équilibrés. La levure de bière, les germes de blé, les noix, le foie et le poisson apportent du phosphore en quantités importantes et souvent suffisantes.

Le problème du *fluor* est plus délicat. Personne n'en conteste l'efficacité à faible dose (quelques milligrammes) dans la prévention de la carie dentaire mais son action à plus fortes doses (50 mg) dans le cadre de l'ostéoporose ne va pas sans risques. Bien que son utilisation semble réhabilitée par une étude de B.L. Riggs[1], la FDA n'a pas autorisé l'emploi du fluorure de sodium dans cette indication et à ces doses. En France, sa prescription n'est en principe autorisée que dans les cas de menace de tassements vertébraux et à des doses journalières n'excédant pas 30 mg associés à 1 250 mg de carbonate de calcium. Certains sujets semblent très sensibles au fluor qui, à des doses excessives, provoquera des colorations brunes sur les dents. D'autres ont produit des syndromes neurologiques et des troubles de la calcification diffus ou localisés apparaissant même avec des doses relativement faibles. D'autres encore se sont élevés contre la fluoration de l'eau potable (aux États-Unis) qui représente une médication obligatoire et donc inacceptable. Dans tous les cas, comme pour le phosphore, une alimentation équilibrée riche en poissons devrait apporter le fluor en quantités suffisantes. Dans les situations extrêmes, le sel fluoré pourrait apporter une solution.

La *vitamine D* représente, avec le calcium, le traitement de base

1. *New England Journal of Medicine*, 1990.

de l'ostéoporose : elle augmente l'absorption intestinale du calcium, le mobilise vers le secteur extracellulaire, augmente la minéralisation osseuse, favorise la biosynthèse et la maturation du collagène. Préventivement à la dose de 400 à 1 000 UI/jour elle est, associée au calcium, l'un des meilleurs moyens de lutte contre cette maladie. Dans les cas de fracture, les médecins l'administrent à la dose de 50 000 UI. Mais ces doses ne sont pas sans risques et la calcémie doit être alors étroitement surveillée.

Des travaux récents sur la biochimie de l'os menés aux USA par Glimcher, au Boston Hospital, confirment qu'une supplémentation devrait toujours être multifactorielle et équilibrée. Glimcher, par ses travaux sur la structuration biochimique de l'os et notamment sur le métabolisme minéral des protéoglycanes, confirme que d'autres minéraux comme le zinc, le silicium, le cuivre et le manganèse sont d'une importance capitale et encore méconnue de la plupart des thérapeutes.

LA SUPPLÉMENTATION NUTRITIONNELLE ORTHOMOLÉCULAIRE

Elle reprend les grandes lignes de la stratégie classique, en insistant sur l'importance d'une nourriture équilibrée riche en poissons, levure de bière et germes de blé.

Au plan diététique, il faut s'assurer d'une consommation régulière d'aliments apportant du calcium : produits laitiers (dans la mesure de leur tolérance) mais aussi graines de sésame non décortiquées, pissenlits, fruits secs (figues, amandes, noix, noisettes) et légumes secs ; et de la vitamine D : huiles de foie de poisson, œufs, foies de poulets, germe de blé, harengs et sardines (ces dernières apportant également du calcium). La consommation régulière et en quantités suffisantes de fruits et de légumes peut conduire à des carences en bore. Cette carence semble avoir un double effet négatif :

- par augmentation de l'excrétion urinaire du calcium et du magnésium ;
- par diminution des taux sanguins des hormones sexuelles (œstrogènes et testostérone).

Il faut également veiller à ne pas consommer en excès du café, de l'alcool, du saccharose, du sel (trop d'aliments en conserves), des fibres (phytates), des protéines (culturistes, régimes amaigrissants) et... du tabac qui augmentent l'excrétion urinaire et digestive du calcium.

LES AUTRES SUPPLÉMENTS

Pris à doses raisonnables et par cures de plusieurs mois tout au long d'une vie, on peut espérer qu'ils retarderont et diminueront l'évolutivité de la maladie même chez les sujets génétiquement prédisposés :

— la vitamine C, sous forme de complexes action prolongée à 1 000 ou 1 500 mg au milieu du petit déjeuner et du dîner, avec le silicium, stimule la formation du collagène ;
— le silicium augmente également l'absorption du calcium (professeur E.M. Carlisle, École de la santé publique de l'université de Los Angeles). Une alimentation équilibrée riche en fibres provenant de céréales complètes non raffinées et de légumes correctement cultivés apporte en principe des quantités suffisantes de silicium. Les fibres ajoutées ou la prêle sont parfois nécessaires en compléments ;
— le manganèse (10 mg tous les deux jours) joue également un rôle très important dans le métabolisme des os et des cartilages. Une alimentation riche en céréales complètes (particulièrement en flocons d'avoines), mais aussi en fruits (bananes), en légumineuses et légumes fournit des quantités notables de manganèse ;
— la vitamine A (rétinol), 10 000 à 20 000 UI/jour ;
— l'acide folique (5 mg/jour) et la cyanocobalamine (vitamine B12) sont souvent en carence chez les personnes âgées. Leur apport permet de corriger les effets des malabsorptions digestives qui sont fréquentes à l'âge de la ménopause et surtout de la post-ménopause ;
— le zinc (50 mg/jour), très souvent en carence après la ménopause, et son cofacteur de la pyridoxine (vitamine B6), qui est cité comme élément indispensable par Glimcher dans ses travaux sur la biochimie de l'os ;
— le bore qui diminue l'excrétion urinaire du calcium et du magnésium et qui augmente les taux sanguins d'œstradiol et de testostérone.

Tous ces éléments peuvent être pris séparément ou mieux, associés dans des « complexes » spécifiques de supplémentation nutritionnelle adaptés à la prévention de l'ostéoporose et plus généralement de tous les types de décalcifications.

Otites, otalgies

Voir à Oreille (infections de l') et Audition (troubles de l').

Palpitations

Voir aussi le chapitre sur « Les maladies cardiovasculaires ».

Le symptôme « palpitation » (parfois appelé « éréthisme cardiaque ») renvoie à des origines multiples qui vont de la simple nervosité et anxiété, en situation de stress, à des maladies cardiaques organiques telles des troubles de la conduction intracardiaque ou des infections...

Il ne faut donc pas systématiquement le négliger et la consultation d'un cardiologue qui confirmera éventuellement la bénignité du symptôme sera un élément essentiel de sécurité et de guérison.

Dans une grande majorité de cas, et en dehors de situations d'angoisse et/ou de dépression *(voir ces mots)* on retrouvera :

- une anémie par carence en fer. Dans ce cas les palpitations seront aggravées à l'effort et en altitude du fait de la mauvaise oxygénation. La mesure de la ferritine sanguine permettra de confirmer le diagnostic et bien entendu on supplémentera en fer sans oublier que l'effet clinique de cette supplémentation ne se fait pas immédiatement sentir *(voir Anémie)*.
- des anémies ayant pour origine des carences en folates, et des malnutritions protéino-énergétiques : elles ne sont pas rares. On vérifiera l'absence de carences en folates, en nutriments (particulièrement le magnésium et le potassium) et on supplémentera en conseillant pendant quelque temps des injections hebdomadaires et intramusculaires de 1 000 UI de vitamine B12 (sur prescription médicale et, pour certains, contre-indiquée en cas d'affections de type cancer) et par la bouche des complexes B en particulier B1, B5 et B6 ;
- des hypoglycémies ou dysglycémies, également génératrices de palpitations. Reportez-vous à *Glycémie*, *dysglycémie*, et soyez particulièrement attentif aux nutrition et supplémentation proposées qui vous permettront d'obtenir très rapidement un résultat.

Le coenzyme Q10, à raison de 30 mg deux à trois fois par jour *(voir chapitre « Les maladies cardiovasculaires » en fin d'ouvrage)*, est particulièrement efficace dans les troubles du métabolisme cardiaque.

Beaucoup d'éréthismes cardiaques sont provoqués par des troubles et insuffisances digestives qu'il faut faire diagnostiquer et traiter : les hernies hiatales, les maldigestions gastriques et les insuffisances pancréatiques sont assez fréquentes et souvent associées à des colites chroniques, d'origine microbienne, mycosique ou parasitaire *(voir Coliques, colites, colopathies)* qui provoquent des gaz, des compressions thoraciques et donc des palpitations. L'usage de préparations phytothérapiques comprenant, par exemple, de l'aubépine, de la valériane, du mélilot ou du tilleul... est synergique des supplémentations nutritionnelles.

Il faut également savoir, que chez certains sujets « sensibles » la prise de comprimés contenant de la vitamine B3 (niacine) peut provoquer des palpitations.

Parkinson (maladie de)

La maladie de Parkinson est une affection dégénérative du système nerveux central. Elle peut être primitive et débute souvent insidieusement après l'âge de quarante ans, ou fait suite à des encéphalites, des intoxications au monoxyde de carbone ou au manganèse et peut-être à certaines substances encore non identifiées (métaux lourds ?).

Progressivement les sujets présentent des mouvements de plus en plus lents et pauvres, une rigidité musculaire, des tremblements et une instabilité posturale.

L'ensemble des manifestations cliniques semble être en rapport avec une déplétion en dopamine qui est la conséquence de la destruction de certaines cellules du système nerveux.

Les traitements médicaux font appel à la levodopa, à la bromocriptine, à l'amantadine, parfois aux antihistaminiques, anticholinergiques, bêtabloquants ou antidépresseurs.

Aucun de ces traitements ne présente une solution définitive à ce difficile problème pour lequel diverses supplémentations ont été proposées :

— correction diététique avec régime de type anti-inflammatoire et anti-athéromateux *(voir Inflammation)* appauvri en graisses d'origine animale et enrichi en acides gras oméga 6 (onagre). Rappelons que ce type de régime nécessite une prise simultanée de vitamine E afin d'éviter d'accroître d'éventuels phénomènes de lipoperoxydation ;

— octacosanol (Endurol®) ici est un alcool gras à chaîne longue extrait de l'huile de germe de blé qui est bien connu pour ses propriétés antifatigue. Il a été expérimenté avec un petit mais encourageant succès[1] à la dose de 300 μg trois fois par jour.
— vitamine B6 (pyridoxine) : elle intervient dans le métabolisme de la dopamine. Elle a été testée à la dose de 10 à 1500 mg/jour, en association avec le zinc (50 à 100 mg/jour) notamment par Pfeiffer et coll. (Brain Bio Center). Il faut éviter de prendre de la pyridoxine seule (sans zinc) en particulier lorsqu'il y a prise de dopa car elle peut alors en contrecarrer les effets ;
— vitamine C : elle diminuerait certains effets négatifs de la levo dopa tels les phénomènes de nausée et d'hypersalivation ;
— acides aminés : leucine, L-méthionine, D-phénylalanine, L-tryptophane (actuellement interdit en tant que supplément nutritionnel) et L-tyrosine ; cette dernière, à la dose de 100 mg par kilo et par jour, améliore la neurotransmission dopaminergique[2].

Dans tous les cas, il paraît intéressant de rechercher des phénomènes d'intolérance ou d'allergie alimentaire, d'intoxication par d'éventuels xénobiotiques et de doser les taux sanguins de neurotransmetteurs, notamment l'histamine et la dopamine afin de préciser les indications médicamenteuses et/ou nutritionnelles.

Peau (problèmes de)

Voir également Eczéma, Acné, Allergies.

La peau est l'organe le plus important du corps. Elle fonctionne à double sens : absorption, élimination. Elle est essentielle à la régulation thermique du corps et à la synthèse de la vitamine D.

L'aspect immédiatement visible de l'être et donc son apparence, son âge... c'est souvent sa peau : est-elle sèche, froide, chaude ou grasse ou ridée ? Une simple poignée de main permet souvent d'en savoir beaucoup sur l'état d'équilibre nutritionnel.

Pour retrouver ou garder une belle peau il faut, avant toutes choses :

— hydrater : la peau peut éliminer plusieurs litres de sueur par jour et, avec cette sueur, des sels minéraux et différents déchets du métabolisme. Boire « sans soif » ou devancer sa soif reste un geste

1. *Annales Neurology*, 1984.
2. *Life Sciences*, 1982.

essentiel, surtout en été. Il faut également «recharger» l'organisme en sels minéraux et ne pas empêcher la transpiration physiologique et régulatrice de notre équilibre cellulaire;
— «graisser de l'intérieur» : même s'il est parfois utile d'appliquer sur la peau de bonnes crèmes nourrissantes cela ne suffit pas (et tant mieux) à masquer des carences nutritionnelles en vitamines, minéraux, acides gras, acides linoléiques et linoléniques. En d'autres termes, si vous ne consommez pas assez d'huiles différentes et de bonne qualité (olive, tournesol, noix, soja), vous n'aurez jamais une peau en bonne santé.

Sachez également :

— que les rayons UV, la lumière, le froid, le vent, l'eau de mer et les embruns agressent et vieillissent la peau. Protégez-la par des «écrans» et des crèmes enrichies en acide para-aminobenzoïque, vitamines A et E, onagre. Par voie générale, prenez des suppléments de vitamine C avec bioflavonoïdes, vitamine E, sélénium, caroténoïdes, zinc;
— que l'alcool déshydrate la peau et risque de dilater des capillaires à sa surface. Réduisez votre consommation, prenez des suppléments de vitamines A, B, C et E. Appliquez sur les microlésions *(voir Couperose)* de la vitamine E en capsules à usage unique;
— que le tabac a un effet vasoconstricteur sur les capillaires nourriciers de la peau. Il la rend terne et jaunâtre et inhibe à son niveau la synthèse du collagène, donc son renouvellement et sa cicatrisation. Cessez de fumer et dans le cas contraire prenez de la vitamine C avec bioflavonoïdes (au moins 25 mg par cigarette), de l'acide pantothénique et du zinc;
— que la caféine déshydrate la peau et «chélate» (augmente l'élimination de divers nutriments dont le potassium et le zinc). Elle perturbe également l'absorption du calcium et du fer. Évitez donc de consommer à l'excès café, thé, chocolat et boissons acidulées au café. Dans le cas contraire, supplémentez en multivitamines et minéraux, en vitamine B «complexe» et en zinc;
— que les diurétiques déshydratent également la peau et contribuent à épuiser les réserves de vitamine D, de potassium, de magnésium et de zinc. Faites surveiller vos niveaux sanguins par votre médecin et en particulier votre potassium (kaliémie), et prenez des suppléments de vitamines B et de multivitamines et minéraux;
— que tous les régimes, en particulier les régimes hypocaloriques à visée amaigrissante, risquent d'agresser considérablement la peau. N'oubliez pas que l'on ne peut maigrir «en santé» que sous surveillance médicale. Seul le médecin est à même de vous

conseiller la supplémentation spécifique à la fois à votre régime, à votre constitution et à vos besoins. Chacun doit suivre *son* régime. Les jeûnes et les diètes peuvent, pour certains, conduire à de véritables catastrophes ;
— que le stress, ou plutôt sa mauvaise gestion, agresse la peau. Il en est de même des dépressions et grandes fatigues, des surmenages et efforts trop prolongés. Ne suivez pas le rythme des autres mais le vôtre. Équilibrez votre vie et reportez-vous aux chapitres correspondants *(Dépression et Fatigue)* ;
— que si vous ne bronzez pas ou rôtissez, il vous faut prendre des suppléments de carotènes, B « complexe », vitamine E et surtout B6 (100 à 200 mg/jour en plusieurs prises). Appliquez sur les brûlures de l'huile de vitamine E en capsules et de la lotion à l'acide para-aminobenzoïque ;
— que si votre bébé, ou vous-même, avez la peau trop orangée, vous avez peut-être outrepassé les doses de carotène et caroténoïdes. Rassurez-vous : c'est absolument sans danger mais ralentissez quand même.

D'une façon plus générale, si aucune des rubriques ci-dessus (ni le report aux pathologies correspondantes) ni le traitement des différentes affections cutanées (dermatoses, allergies, infections...) ne vous donne la belle peau qui vous fait tant envie, essayez, en plus :
— les acides aminés soufrés : L-cystéine, L-méthionine (100 à 300 mg/jour) ;
— les antioxydants : augmentez la dose de vitamine E (800 UI/jour), ajoutez de la sélénométhionine, de la superoxyde dismutase, 800 UI/jour (en capsules ou comprimés gastrorésistants) ;
— l'acide para-aminobenzoïque (PABA), apparenté aux vitamines du groupe B. C'est également un anti-oxydant. Prescrit, en France, dans les cas de dépigmentation cutanée (vitiligo), il protège la peau de l'agression solaire et peut être, pour cet usage, à des doses de 250 à 1 000 mg/jour associé à des applications locales. Une spécialité médicale, le Paraminan®, contient 500 mg de PABA par comprimés ;
— des comprimés d'ADN/ARN (1 comprimé à 100 mg à chaque repas) ;
— des doses plus importantes d'huiles de tournesol, onagre, bourrache, pépins de cassis.

Régularisez votre transit intestinal et votre flore en traitant les infections chroniques et en supplémentant en acidophilus.

Recherchez et faites traiter les déséquilibres hormonaux, les intoxications exogènes, les terrains allergiques, les intolérances alimentaires, les maladies inflammatoires et/ou auto-immunes.

Pertes vaginales

Voir Leucorrhées.

Phénylcétonurie (ou phénylalaninémie)

Il s'agit d'une maladie génétique caractérisée par un déficit enzymatique : celui de la phénylalanine hydroxydase qui, dans l'organisme, permet à la phénylalanine d'être hydroxylée en tyrosine.

Cette erreur métabolique doit être dépistée très précocement au moindre doute clinique ou en cas d'antécédents familiaux car l'absorption d'aliments contenant de la phénylalanine risque de conduire à des troubles neurologiques graves, puis à un retard mental.

Le traitement doit absolument débuter dès les premiers jours de la vie. Il consiste à ne consommer que des aliments dépourvus de cet acide aminé et doit être instauré par un médecin ou nutritionniste connaissant parfaitement cette maladie.

Bien entendu toute supplémentation en phénylalanine est formellement proscrite.

Pollutions

Voir aussi Intoxication alimentaire, Intoxication au plomb.

Certaines pollutions semblent inévitables : pollutions industrielles, atmosphériques, professionnelles... Elles nécessitent des supplémentations nutritionnelles attentives qui sont exposées aux rubriques *Intoxication alimentaire*, *Intoxication au plomb*. La vitamine C, le sélénium et plus généralement tous les anti-oxydants sont particulièrement recommandés.

Nous conseillons au lecteur de lire l'excellent ouvrage de Karen Vago : *Protégez votre corps, maîtrisez les pollutions*[1].

1. Éditions Jouvence, novembre 1992.

Polyarthrite

Voir Douleurs, Inflammations et Rhumatismes.

Polynévrite

Voir Névralgies, névrites, neuropathies.

Prise de poids

Voir Obésité.

Prurits

Voir aussi Allergies et Démangeaisons.

Ils peuvent être primitifs (pédiculose, gale, piqûres, urticaires, allergies de contact, lichen plan, herpès...) ou secondaires à certaines affections qui doivent être recherchées en l'absence de causes primitives évidentes : obstructions des canaux biliaires, urémie, diabètes sucrés, hyperthyroïdie, lymphomes, leucémies et certains cancers... De nombreux médicaments peuvent également les provoquer (les salicylés à commencer par la banale aspirine) et il faut se méfier de certaines associations médicamenteuses.

Le prurit sénile est souvent primitif et secondaire à un état de déshydratation dont il constitue un bon « marqueur ».

Les carences en fer, en zinc, manganèse et surtout en acides gras polyinsaturés (huiles de tournesol, acide linoléique) doivent être recherchées par l'interrogatoire, l'examen clinique et si besoin la confirmation biologique. La déshydratation doit être corrigée dans tous les cas.

La recherche de dysmicrobismes intestinaux (bactéries, champignons, parasites), d'intolérances ou d'allergies alimentaires doit être systématique.

Il existe bien entendu des causes locales strictement dermatologiques de prurits : allergies (urticaires) à des métaux, lessives, tissus ou savons, infections, mycoses, eczémas... et en cas de chronicité le recours au spécialiste permettra souvent de préciser le diagnostic et de proposer un traitement adapté.

Prurit anal

Le prurit anal ou démangeaison de la marge de l'anus peut être la conséquence d'affections dermatologiques banales et allergiques (eczémas) souvent provoquées par la chaleur et/ou le manque d'hygiène.

Les dysmicrobismes intestinaux sont aggravés par des traitements antibiotiques répétés (candidoses, parasitoses : oxyurose, gale, pédiculose...). Les parasitoses (plus fréquentes chez les enfants) accompagnent souvent un terrain fait de nervosité, d'anxiété, d'insomnie... dont les signes sont souvent accrus cycliquement pendant ou avant la pleine lune.

La chronicité de ces prurits doit faire rechercher des maladies infectieuses locales (érythrasma), ou générales (syphilis et autres MST), des hémorroïdes, des maladies auto-immunes (diabètes, rectocolites hémorragiques, maladies de Crohn...), allergiques, des psoriasis ou même des affections tumorales ou hématologiques (maladie du Hodgkin), et exige un bilan approfondi. Des insuffisances rénales ou vésiculaires (cholostase) sont parfois responsables de ces prurits dont il arrive souvent que l'on ne retrouve pas la cause précise.

La supplémentation est du même type que celle proposée à la rubrique précédente. On insistera cependant sur l'hygiène (lavages fréquents des mains, toilette avec des produits et savons anallergiques, désinfection locale à l'éosine aqueuse à 2%, au permanganate de potassium au 1/10 000e), sur la suppression ou la diminution des aliments dits « irritants », « riches en histamine » ou « histamino- et/ou tyraminolibérateurs » : épices, alcool, thé, café, fromages et boissons fermentées, charcuteries, chocolat, vin blanc..., et sur l'attention portée aux dysmicrobismes intestinaux (traitements des parasitoses, des candidoses chroniques, et aux intolérances et allergies alimentaires).

Le port de sous-vêtements amples, et surtout pas de slips trop serrés ou en tissus synthétiques et colorés, suffit parfois à améliorer le prurit.

Ces prurits, qui peuvent être désespérants, évoluent parfois dans un contexte global de dépression qui doit alors être pris en compte tant au niveau médicamenteux qu'au plan de la supplémentation nutritionnelle.

Prurit vaginal

Voir aussi Allergies, Démangeaisons.

Le prurit vaginal (ou démangeaison vaginale) est souvent le signe d'une candidose vaginale.

Il existe aujourd'hui des traitements locaux simples et efficaces (ovules) de ces maladies mais si la « tendance générale à l'infection mycosique » n'est pas traitée d'abord au plan diététique puis par une éventuelle supplémentation nutritionnelle, les récidives ne sont pas rares.

Il est important de faire vérifier par une coproculture qu'il n'existe pas de façon concomitante une candidose intestinale. Si c'est le cas, il faudra absolument la traiter *(reportez-vous à ce mot)*.

Dans tous les cas pensez à supplémenter :

— avec un comprimé matin et soir de vitamine C « action prolongée » avec bioflavonoïdes à 1 000 mg ;
— avec du zinc, au moins 50 mg/jour, du manganèse (1 à 5 mg) et éventuellement de la vitamine B6 (100 à 200 mg/jour) pendant une courte période ou de façon séquentielle ;
— avec des acides gras polyinsaturés (huiles de tournesol et onagre).

Vérifiez l'absence de carences en fer et/ou folates et vitamine B12 et supplémentez éventuellement.

Vérifiez l'absence de troubles hormonaux, d'allergies, quels que soient leurs sites, et traitez-les si besoin.

Localement il faut déconseiller les lavages trop fréquents et l'usage de certains savons irritants et allergisants.

De même que pour le prurit anal, le port de sous-vêtements trop serrés en fibres synthétiques et colorées est à déconseiller.

Psoriasis

Voir aussi Peau (problèmes de).

Le psoriasis est une maladie auto-immune assez fréquente qui se manifeste au niveau de la peau par des plaques érythémateuses, sèches et souvent squameuses. L'affection évolue par poussées. Elle reste parfois très limitée (cuir chevelu, ongles) mais peut aussi s'étendre sur tout le corps. Il existe des formes atypiques de type pustuleux.

Le diagnostic, que l'on aura tout intérêt à faire établir ou vérifier par un dermatologue, n'est pas toujours facile.

Le rhumatisme psoriasique est une complication possible. Il ressemble beaucoup à la polyarthrite et peut être confondu avec elle.

Les traitements sont d'abord locaux et font appel à des crèmes lubrifiantes, huiles végétales, expositions aux rayons solaires et aux UV, parfois aux corticoïdes. La PUVA-thérapie associée aux dérivés de vitamine A de type rétinoïde (étrétinate) permet de traiter les formes plus graves et plus étendues.

En ce qui concerne la supplémentation nutritionnelle et outre la mise en œuvre d'une diététique hypotoxique et/ou d'éviction de certains allergènes intestinaux, on peut recommander :

— les huiles de poisson (omega 3), 4 à 6 capsules par jour dosées à 1 000 mg, qui ont un effet immunomodulateur complémentaire de celui de la vitamine A et de la vitamine D qu'elles apportent. Elles se sont toujours révélées efficaces (au moins partiellement) dans notre expérience personnelle ;
— les caroténoïdes et la vitamine A (rétinol), sur prescription et surveillance médicale au-dessus de 25 000 UI/jour. La vitamine A peut être appliquée localement sous forme de pommade ;
— le zinc qui, ici, est efficace (30 à 100 mg/jour) comme dans beaucoup d'affections dermatologiques ;
— acide para-aminobenzoïque (PABA), qui calme les démangeaisons à la dose de 1 000 à 2 000 mg en traitements discontinus de quatre jours par semaine. Ces traitements ne seront pas poursuivis à ces doses, sans avis médical, au-delà de deux mois ;
— la vitamine D : des études sont en cours sur son effet. Elle peut être appliquée sur les lésions sous forme de crème ou pommade ;
— l'acide folique qui serait en déficience chez plus d'un tiers des sujets psoriasiques [1].

Radicaux libres (maladies dues aux)

Voir le chapitre « L'ensemble des affections dues aux radicaux libres ».

Raynaud (syndrome ou maladie de)

Il s'agit de spasmes des petits vaisseaux (artérioles) irriguant les extrémités des doigts de la main ou des pieds et parfois de la langue ou du nez. Les régions touchées deviennent très pâles et parfois cyanosées et douloureuses.

Ces spasmes sont provoqués par le froid et/ou les émotions.

L'acrocyanose est une maladie bénigne et réversible qui en prin-

1. Fry L., *British Journal Dermatol.* 84 : 539-44, 1971.

cipe n'exige que des mesures d'éviction du froid et réagit bien aux conseils ci-dessous *(voir aussi ce mot)*.

Le syndrome de Raynaud ou maladie de Raynaud, souvent associé ou précédant des maladies auto-immunes (polyarthrite rhumatoïde, lupus, artériopathies...), doit faire demander un bilan médical complet car, à la longue, il peut conduire à de véritables lésions des artérioles. Dans tous les cas, il faudra rechercher et tenter de corriger :

— un tabagisme, voire un alcoolotabagisme ou une autre toxicomanie à l'origine du phénomène ;
— une alimentation carencée en protéines qui va entretenir et favoriser les « terrains » décrits ci-dessous tout en conduisant à des instabilités psychomotrices, de pseudo-spasmophilies et des carences profondes et prolongées en nutriments essentiels ;
— un terrain dysglycémique, hyperinsulinique, prédiabétique ou diabétique — proposer une diététique adaptée ;
— un terrain dys- ou hyperlipidique — prescrire une réduction des graisses saturées précurseurs de l'acide arachidonique en augmentant la ration d'acides gras oléiques, linoléiques et linoléniques. On conseillera donc le mélange alimentaire « d'huiles d'olive, tournesol, soja et noix », supplémenté de 2 à 6 capsules d'huile de bourrache ou d'onagre (oméga 6) et d'huiles de poisson (oméga 3) ;
— des intoxications au plomb, au cadmium, au mercure... en faisant doser ces éléments dans le plasma et/ou les globules du sang. Certaines intoxications médicamenteuses doivent être évoquées : dérivés de l'ergot de seigle, bêtabloquants... ;
— la baisse du zinc érythrocytaire qui augmente le risque d'intoxication par les métaux lourds qui le remplacent dans les métabolismes enzymatiques ; on supplémentera le cas échéant avec : 50 mg une à deux fois par jour (associé, comme toujours à 3 à 5 mg de manganèse et 50 à 100 mg de B6 [pyridoxine]) ;
— la baisse du magnésium érythrocytaire (ou globulaire) : il est souvent diminué dans les situations de dystonie neurovégétative, à tendance spasmodique et hypersympathicotonique (que l'on appelle à tort spasmophilie). Il faudra dans ce cas préférer un vecteur du magnésium (théoriquement pour certains ?) à « tropisme plus intracellulaire » et pour cela privilégier certains sels : pydolates, aspartates et orotates. Le plus efficace étant, à notre avis, d'associer les différents sels et de répartir leurs prises tout au long de la journée ;
— le stress oxydatif : il joue un rôle important. On pourra le

suspecter devant toute situation de fatigue prolongée, de maladie chronique, de terrain atopique ou allergique mal contrôlé, de maladie auto-immune et/ou artérielle, d'inflammations chroniques quelle qu'en soit la cause. On pourra le vérifier (quelques laboratoires commencent à le faire) en faisant évaluer l'activité de certaines enzymes comme la glutathion peroxydase ou la superoxyde dismutase. Dans tous les cas la prescription d'antioxydants sera essentielle :

- vitamine E (alphatocophérol) 800 UI/jour;
- sélénium, 100 à 200 μg/jour ou plus;
- vitamine C « action prolongée » avec bioflavonoïdes à raison de 1 000 à 1 500 mg deux à quatre fois par jour.

Certaines plantes et en particulier le nébulisat de *Chrysanthellum americanum* pris à doses suffisantes ont à la fois une activité stimulante sur la microcirculation et anti-oxydante. Elles augmentent la résistance au froid, permettent de lever le spasme et de diminuer la douleur. L'arnica en teinture ou en nébulisat peut être aussi très utile.

Régimes alimentaires (troubles dus aux)

Tous les régimes devraient être :

— suivis uniquement sur prescription médicale;
— définis et correctement expliqués quant à leurs modalités, leur pratique et surtout leur finalité;
— limités dans le temps;
— prescrits dans le cadre d'une réforme ou correction diététique globale et rationnelle *(voir chapitre « Le préalable : la correction diététique de base »)*.

Car tous les régimes sont des thérapeutiques qu'il faudra manier comme on manie un médicament : effets secondaires, posologie, contre-indications, limites...

Tous les régimes présentent donc un danger potentiel qu'il faut faire connaître à celui que l'on conseille, faire accepter parfois au prix d'un résultat et d'un bénéfice thérapeutique qui sera bien précisément défini d'un commun accord entre le prescripteur (médecin ou nutritionniste) et l'acteur de ce régime.

Il faut écarter à tout prix les régimes fantaisistes trouvés par-ci par-là dans des livres à grand tirage ou des magazines saisonniers :

— parce qu'ils ne sont pas établis par de vrais scientifiques ni même par des nutritionnistes ou diététiciens expérimentés ;
— parce qu'ils ne sont pas faits pour vous, spécifiquement et personnellement. Ils ne sont pas individualisés ;
— parce qu'ils sont visiblement conçus pour « vendre du papier »...

Il faut écarter ou surveiller et moduler les régimes dits de « tradition » : régimes végétariens ou végétaliens qui n'obéissent en général à aucune finalité médicale ou nutritionnelle.

On ne se nourrit pas plus avec des mots qu'avec des idées (souvent toutes faites et fausses) et des philosophies. Nous avons personnellement vu de grands dégâts nutritionnels chez des sujets ayant séjourné trop longtemps dans des communautés, groupes (pour ne pas dire sectes) dont les idéaux religieux ou philosophiques ne compensaient pas, loin de là, les manifestes erreurs de régime.

Les végétariens qui s'abstiennent seulement de viande ne risquent pas grand-chose, encore que certains acides aminés et le fer soient beaucoup plus assimilables lorsqu'ils proviennent de la nourriture carnée. On dosera chez eux la folatémie et le taux plasmatique de vitamine B12.

Les choses se gâtent lorsque l'on supprime également les œufs (aliments riches en acides aminés soufrés, en vitamines et minéraux), les dérivés du lait (calcium) et les poissons (protéines, zinc et autres métaux ainsi qu'acides gras oméga 3).

Avec beaucoup d'attention à sa propre nourriture, de réflexion et de difficultés hors de chez soi on peut toutefois arriver à compenser à condition de se permettre quelques exceptions. Il faudra scientifiquement et régulièrement associer aux mêmes repas des céréales complètes variées, des légumineuses ou légumes secs, des légumes, des huiles de bonne qualité, des fruits frais et secs. C'est l'alimentation traditionnelle des grandes civilisations de notre planète qui, faute de moyens le plus souvent, garde les protéines animales pour le dimanche et pour la fête.

C'est aussi la diététique qu'enseignent Claude Aubert et surtout le docteur Jean-Michel Lecerf, médecin nutritionniste de l'Institut Pasteur de Lille, à travers ses conférences et ses nombreux ouvrages pour le grand public et les médecins [1].

La plupart des régimes sans aucune protéine d'origine animale, les régimes végétaliens, sont fortement carencés en nutriments essentiels et en protéines de bonne qualité nutritionnelle. Ils entraînent des états chroniques de fatigue, lassitude, dépressions, anémies en folates et en fer... qui conduisent le thérapeute à proposer des sup-

1. Son ouvrage *Manger autrement* a été vendu à 70 000 ex. Institut Pasteur de Lille, BP 45, 59019 Lille Cedex.

plémentations nutritionnelles majeures parfois par voie parentérale tellement l'urgence peut être grande.

L'usage des régimes dits macrobiotiques, des jeûnes courts ou demi-jeûnes, des diètes de fruits et/ou de légumes, des régimes lacto-végétariens n'est pas systématiquement condamnable lorsqu'il obéit aux critères que nous avons définis ci-dessus et en particulier aux critères de la limitation dans le temps, de l'individualisation, de la prescription et du contrôle médical ou nutritionnel.

Quant aux différents régimes amaigrissants proposés en dehors de ces critères, ils permettent parfois de perdre du poids (et parfois beaucoup plus ses muscles que sa graisse) tout en perdant sa santé, c'est-à-dire en appauvrissant son organisme en nutriments essentiels afin d'engraisser le portefeuille d'auteurs à succès, de pseudo-médecins ou nutritionnistes qui ont le conseil d'autant plus facile qu'ils ne sont pas tenus responsables des catastrophes biologiques ou nutritionnelles qu'ils risquent de provoquer ou d'aggraver... pour quelques kilos de moins.

Règles douloureuses (dysménorrhées)

La plupart des femmes souffrant de règles douloureuses présentent un syndrome prémenstruel ou un état permanent de nervosité et dystonie neurovégétative *(reportez-vous à ces mots)*.

Toutes les mesures visant à améliorer la circulation veineuse pelvienne concourent également à diminuer les douleurs avant et pendant les règles.

D'autres types de douleurs peuvent être la conséquence d'une infection, d'une rétroversion utérine, d'un fibrome ou d'une endométriose. Faites établir le diagnostic par votre médecin et, éventuellement, reportez-vous à *Fibromes utérins et mammaires, Endométriose*.

D'une façon plus générale, tout ce qui tend à diminuer l'inflammation et à privilégier la synthèse des prostaglandines PG/E1 contribue à régulariser le cycle et à diminuer la douleur. En conséquence, nous conseillons :

- la niacine et la niacinamide (vitamine B3), à raison de 200 à 500 mg/jour pris dans les dix jours précédant les règles, soulagent beaucoup de cas ;
- la vitamine C « action prolongée » avec bioflavonoïdes, 1 comprimé matin et soir à 1 000 mg, qui potentialise l'action de la niacine. Il est bon d'y ajouter de la rutine à raison de 100 mg/jour ou toute préparation (ruscus) dite « veinotonique » en contenant ;

— le magnésium associé à la vitamine B6 (pyridoxine), 300 à 400 mg de chaque/jour, essentiel ;
— les anti-oxydants : vitamine E (alpha tocophérol) à la dose de 400 à 800 UI/jour associée à 3 à 4 gélules de *Chrysanthellum americanum* ou de *Ginko biloba* ;
— l'onagre, à raison de 3 à 6 capsules à 500 mg en deuxième partie de cycle ou pendant tout le cycle en cas d'échec ;
— les oméga 3 (huiles de poisson), à raison de 3 à 4 capsules par jour.

Au plan diététique, il sera bon de réduire les sucres à index glycémique élevé, les graisses animales saturées, de traiter les candidoses chroniques, les hypoglycémies et les intolérances et allergies digestives *(voir Candidoses, Glycémie, dysglycémie).*

Règles hémorragiques et/ou trop abondantes (ménorragies)

Les causes peuvent être multiples, locales, c'est-à-dire gynécologiques, ou générales (troubles de la coagulation sanguine).

Faites établir dans tous les cas un diagnostic médical car il ne faut pas méconnaître ni un fibrome évolutif ni une hémorragie qui peuvent être dus à une tumeur.

Si vous avez une maladie diminuant la coagulation sanguine (maladie de la cellule hépatique, diminution du nombre des plaquettes...) ou si vous prenez de façon chronique de l'aspirine ou des anti-inflammatoires, il est normal que vos règles soient plus abondantes.

Dans tous les cas, essayez :

— la vitamine A (rétinol), 25 000 à 50 000 UI/jour (à condition de ne pas être enceinte ou de risquer de l'être), qui réduit la durée et l'abondance des règles ;
— la vitamine C à action prolongée à la dose de 250 à 1 000 mg/jour.

Et surtout demandez à votre médecin de vérifier votre numération formule sanguine avec au besoin un fer sérique et une ferritine car des hémorragies répétées chaque mois finissent par provoquer des pertes ferriques aux conséquences importantes sur l'immunité, la forme, le psychisme...

Restaurant chinois (syndrome du)

Il s'agit d'une intolérance au glutamate, un additif alimentaire, renforçateur du goût que l'on retrouve souvent mais non exclusivement, dans la cuisine chinoise.

Cet additif est autorisé bien que certains pensent que son absence de toxicité neurologique, à terme, n'est pas complètement certaine.

Certains sujets présentent des manifestations brutales après avoir absorbé de la nourriture en contenant : migraines, «coups de pompe», nausées ou même vomissements...

Cette intolérance au glutamate doit alors faire rechercher une déficience en vitamine B6 (absence de mémorisation des rêves, fatigue, dépression et des prises médicamenteuses — hormones, pilule anticonceptionnelle —) car cette déficience diminue le catabolisme enzymatique du monoglutamate de sodium.

Rhinites, rhinites allergiques

L'essentiel de cette rubrique a été traité à la rubrique *Allergies*.

Rappelons pour mémoire :

— que pratiquement toutes les rhinites allergiques peuvent être améliorées, voire guéries par une correction diététique de base et une supplémentation nutritionnelle;
— qu'il faut rechercher les intolérances et allergies digestives qui les accompagnent et tenter de les corriger par des régimes d'éviction antigénique;
— qu'il faut également chercher des foyers infectieux et/ou inflammatoires chroniques au niveau de la face : dents, gencives, bouche, nez, polypes, catarrhes tubaires, gorge, sinusite frontale, maxillaires ethmoïdales sans oublier les troubles de l'occlusion et de l'articulé maxillaire.

Supplémentez en acide pantothénique (250 à 500 mg une à deux fois par jour), en zinc, en manganèse, en vitamine B6, en calcium et méthionine qui ont des propriétés antihistaminiques, en vitamine A (rétinol, sans dépasser 10 000 UI/jour et en en parlant à votre médecin).

Rhinopharyngites

Voir aussi Grippe.

L'essentiel a été abordé à la rubrique *Grippe*.

Les précautions conseillées à la rubrique *Rhinites, rhinites allergi-*

ques et notamment la recherche des intolérances alimentaires et des foyers infectieux et inflammatoires chroniques doivent être respectées.

N'oubliez pas que la vitamine C, si elle ne met pas obligatoirement à l'abri des infections rhinopharyngées, permet d'en raccourcir l'évolution et souvent de diminuer l'intensité des symptômes. Il faut donc supplémenter en vitamine C et ne pas avoir peur d'en prendre plusieurs grammes par jour en diminuant progressivement jusqu'au retour à la dose d'entretien afin d'éviter un effet rebond.

Beaucoup d'états infectieux chroniques de la face (nez, gorge, sinus...) ont à l'origine un « terrain allergique ». Cela nous ramène aux *Rhinites*, *rhinites allergiques* et aux *Allergies*.

En cours d'infection, et avec les prises de vitamine C, il ne faudra pas oublier le manganèse, le cuivre, l'argent, le soufre... Des doses de quelques milligrammes ou de quelques dixièmes de milligrammes sont souvent suffisantes et les préparations adaptées à l'oligothérapie sont ici très pratiques : Oligosol®, Microsol®, Granion®... Localement il existe maintenant des préparations pour usage nasal qui associent ces oligo-éléments.

Des pulvérisations de complexes d'huiles essentielles (pin, origan, citron, eucalyptus, thym...) dans la pièce sont souvent très utiles. Il existe de nombreuses préparations adaptées à cet usage. Quelques gouttes sur l'oreiller le soir avant de s'endormir peuvent remplacer les aérosols.

Rhumatisme psoriasique

Voir Psoriasis.

Rhumatismes

L'ensemble de ce chapitre a été traité aux rubriques *Arthrose*, *Arthrites*, *Névralgies*, *névrites*, *neuropathies*, *Douleurs*, *Inflammations*.

Rhume des foins

Voir Rhinites, rhinites allergiques.

Saignement de nez

Voir Epistaxis (saignement de nez).

Salivation (troubles de la)

Beaucoup de personnes se plaignent de troubles de la salivation et notamment d'hypersalivation.

Il faut regarder la bouche et faire examiner par un praticien expérimenté l'état des amalgames dentaires (mesure des courants électriques) car la « fuite » même infime de mercure peut provoquer ce symptôme. Bien entendu il faudra faire réaliser un bilan dentaire et occlusal complet.

Cherchez également des candidoses chroniques, des colites et des intolérances digestives.

A l'opposé, et nous l'avons constaté maintes fois, la perte du goût et de la possibilité de saliver après des radiothérapies locales peut être prévenue jusque dans certaines limites (et non traitée) par des supplémentations antiradicalaires précédant l'irradiation. Il faut utiliser : vitamine E, sélénium, zinc, vitamine C avec bioflavonoïdes...

Saturnisme (ou intoxication au plomb)

Cette intoxication est plus fréquente qu'on ne le pense. Ses modalités et symptômes ont été abordés au chapitre « *Le jeune enfant* » et aux rubriques *Aluminium (excès d')*, *Asthénie, fatigue*, *Constipation*, *Crampes*, *Hypertension artérielle*, *Mémoire (troubles de la)*, *Raynaud (syndrome de)*, *Acrocyanose*, *Ulcères digestifs* et *Gastrites*. Cette liste témoigne bien du polymorphisme des symptômes en relation avec une intoxication au plomb même chronique.

Son expression métabolique et symptomatique peut donc être extrêmement insidieuse car elle est d'installation très lente. Le plomb se stocke et s'accumule dans l'organisme où il prend peu à peu la place des éléments essentiels aux bons fonctionnements enzymatiques.

Il faut bien comprendre que dans une majorité de situations, c'est l'ancienneté et la durée de l'exposition au plomb plutôt que la dose qui provoquent des symptômes d'intoxication chronique.

Beaucoup de personnes « fatiguées » devraient faire vérifier leur plombémie. Mais attention à l'interprétation des résultats du laboratoire car il ne s'agit pas ici de prendre seulement en compte les limites que l'on définit habituellement pour l'intoxication aiguë mais les moyennes de plombémie avec écarts types de populations peu ou pas exposées. Il est donc conseillé de consulter un praticien ayant l'habitude de manier ce genre de résultats.

Bien entendu, le plomb n'est pas la cause de toutes les fatigues urbaines (de 30 %, disent certains... !) et rappelons que un enfant américain sur six a une plombémie trop élevée.

Sciatique

Voir Névralgies, névrites, neuropathie, Douleurs.

Il s'agit d'une névrite du nerf sciatique et souvent du nerf crural. Une hernie discale ou un «conflit disco-radiculaire» peuvent être en cause et constituer dans certains cas une véritable urgence qui, en l'absence de diagnostic et de traitement, peut conduire à une aggravation de type parésie ou paralysie.

Les supplémentations proposées à la rubrique *Névralgies, névrites, neuropathie* seront donc très utiles. Ils permettront de diminuer les posologies et les durées de traitement par les anti-inflammatoires et antalgiques classiques.

L'acupuncture, l'ostéopathie, la kinésithérapie ou la vertébrothérapie ne seront tentées (souvent avec succès) qu'après l'établissement du diagnostic.

Sclérodermie

La sclérodermie, comme certains rhumatismes, psoriasis, diabètes... est une maladie dite auto-immune d'origine inconnue.

Elle est caractérisée par une fibrose et un durcissement non seulement de la peau, mais aussi des vaisseaux sanguins et des organes digestifs.

Le traitement symptomatique de ces maladies n'entre pas dans le cadre de cet ouvrage mais nous avons constaté que (comme dans le cadre plus général de la prise en charge des maladies dites auto-immunes) la supplémentation nutritionnelle apportait en quelques mois un «bien-être» et une amélioration (peut-être transitoire ?) fort appréciée par le patient. Nous conseillerions donc :

— une correction diététique de base en diminuant les précurseurs de l'acide arachidonique, c'est-à-dire les graisses animales saturées ;
— une supplémentation en acides gras polyinsaturés de la série oméga 6 comme oméga 3 : huiles de tournesol, noix, soja, huile d'onagre ou de bourrache et huiles de poisson ;

— une supplémentation en antiradicalaires et anti-inflammatoires nutritionnels *(voir le chapitre « L'ensemble des affections dues aux radicaux libres »)* et donc en vitamine E, sélénium, zinc, caroténoïdes, acides aminés soufrés parmi lesquels la L-acétyl cystéine semble jouer un grand rôle. Elle est d'ailleurs médicalement préconisée dans les troubles bronchiques chroniques et les emphysèmes dont l'expression clinique locale est relativement semblable.

Scléroses médullaires et sclérose en plaques

Comme celle de la sclérodermie, l'origine de ces maladies est encore inconnue. Beaucoup de recherches en cours permettent de penser qu'un antigène (viral, toxique... ?) est en cause dans le processus de destruction des structures et fibres nerveuses (myéline). Il s'agit ici encore d'une maladie auto-immune.

En matière de diététique et de supplémentation nutritionnelle l'attitude préconisée à la rubrique *Sclérodermie* (qui vise à prévenir et à contrôler l'inflammation tout en tentant de moduler la réponse immunitaire de l'organisme) est tout à fait logique et donne des améliorations indubitables sans que, médicalement, on puisse parler de guérison.

Car ces maladies évoluent en général lentement et par poussées. Chaque maladie, chaque patient a une forme d'évolution, un rythme qui lui est propre, et parfois sans aucun traitement on revient à un stade presque sans symptômes.

Les résultats de toute thérapeutique (ou de toute supplémentation) sont donc très difficiles à évaluer et on comprend bien le scepticisme du corps médical devant les résultats « triomphants » annoncés par certains.

Nous continuons donc d'« inviter » les patients à réformer leur alimentation et à utiliser les supplémentations décrites aux rubriques *Sclérodermie* et *Inflammations*. Mais nous leur conseillons de faire suivre leur maladie par un neurologue et surtout d'entreprendre une biologie (dosage des acides gras de membrane) et une imagerie (résonance magnétique nucléaire) très précise afin de tenter d'évaluer précisément les progrès et les régressions. Il n'y a pas, à notre avis, d'inconvénients à faire traiter précocement les poussées aiguës par des anti-inflammatoires puissants (cortisone et corticoïdes) qui évitent à certaines lésions de s'installer de façon irréversible.

En dehors de la supplémentation nutritionnelle proprement dite, certaines préparations dérivées des travaux du docteur Tubery[1] semblent donner également des résultats.

Beaucoup de ces patients sont « dépressifs » (on le comprend) et doivent être traités médicalement et supplémentés comme tels *(reportez-vous à Dépression)*.

Séborrhée

Voir aussi Cheveux (troubles des), Acné.

Il s'agit d'une hypersécrétion glandulaire de sébum au niveau de la peau qui est susceptible d'entraîner différents troubles tels qu'acné, perte de cheveux, infections... La peau, en particulier celle du visage, est en général grasse, tachante et luisante.

Cette sécrétion, si elle est hormono-dépendante, peut être contrôlée par correction des déséquilibres hormonaux ou par l'arrêt de certains médicaments hormonaux capables de la déclencher ou de l'aggraver.

L'état général de l'organisme et en particulier la persistance de colites chroniques ont également une grande influence. Le transit doit être surveillé et au besoin régularisé.

Tous les grands états de malnutrition, par excès ou par défaut, et de multiples subcarences peuvent être incriminés et notamment en vitamines A, C, en L-cystéine, en sélénium et acides gras.

Reportez-vous aux rubriques : *Acné*, *Peau (problèmes de)*, *Cheveux (troubles des)*.

Enfin n'appliquez pas trop longtemps et trop souvent des produits trop gras sur la peau.

Secousses et spasmes musculaires

Voir aussi Nervosité, Musculaire (fatigue ou douleur), Spasmophilie.

Les états de dystonie neurovégétative ou d'hyperexcitabilité neuromusculaire sont souvent confondus avec la spasmophilie *(voir ce mot)* car ils sont effectivement améliorés par la prise de magnésium. Leur réalité métabolique correspond, en fait, à un état permanent d'hypoexcitabilité cellulaire que compense (ou provoque) plus ou moins le système nerveux sympathique qui lui, est en situation d'hyperexcitation.

Il s'agit de sujets :

1. Association Solidarité, BP 5802, 31505 Toulouse.

— présentant une constipation de type spasmodique, c'est-à-dire avec des douleurs coliques (qui se surajoutent aux coliques infectieuses, *voir Coliques, colites, colopathies*) ;
— irritables, coléreux, parfois violents, toujours hyperactifs, hypertoniques, c'est-à-dire en état « d'éveil, d'alerte et de tension permanente » ;
— n'aimant pas le sel et le plus souvent hypertendus. Mais l'examen médical retrouvera bien le facteur « nerveux sympathique » de l'hypertension dont le chiffre supérieur « maxima » est élevé alors que le minima est presque normal et donc, également, l'écart entre les deux chiffres ;
— qui, du fait de leur hypersympathicotonie, transpirent peu et ont rarement le mal des transports ;
— qui ont fréquemment des crampes et des douleurs musculaires localisées ;
— dont, en fonction de la compensation de l'organisme, les urines peuvent être soit alcalines, soit acides, ce qui empêche, dans les situations courantes, tout diagnostic réel et efficace au moyen de papier réactif mesurant le pH urinaire.

Biologiquement leur taux de potassium (kaliémie) est normal ou élevé, leur magnésium et sodium plasmatiques sont souvent abaissés, mais surtout leur magnésium globulaire (ou intracellulaire, ou érythrocytaire) est abaissé, et lorsque l'on peut l'analyser (ce qui n'est pas toujours indispensable), le sodium globulaire est augmenté, rejetant le potassium dans le plasma (théories de Nieper, qui se vérifient dans la pratique : *voir bibliographie*).

Ils bénéficient d'un régime plutôt « alcalinisant », c'est-à-dire riche en fruits et légumes et apportant des quantités suffisantes de potassium et magnésium. L'abus d'aliments trop salés (conserves, fromages...) aggrave leurs symptômes.

Ceux-ci sont à tort confondus avec des états dits de « spasmophilie » *(voir ce mot)* à cause de leur amélioration spectaculaire par le magnésium et par tous les sels de magnésium à « tropisme intracellulaire » (théories de Nieper) comme les aspartates, les pydolates et les orotates. Mais l'amélioration symptomatique par le magnésium, connu et utilisé pour ses effets « curare-like » (de relaxation musculaire), ne signifie pas systématiquement que l'organisme est en manque.

D'autres supplémentations sont souvent très utiles :

— l'arginine (plusieurs grammes pris sur un estomac vide) comme détoxicant musculaire et hépatique, et l'ornithine qui favorise le métabolisme de l'urée ;

— l'acide glutamique et l'acide aspartique qui favorisent une meilleure transmission neuromusculaire ;
— les acides gras oméga 6 et oméga 3 et les anti-oxydants, notamment la vitamine E, qui permettent de lutter contre les états inflammatoires auto-entretenus par ce type de métabolisme et d'en prévenir les conséquences vasculaires ;
— les sels de lithium à doses faibles (pydolates, colloïdes et orotates), sont plus particulièrement neurorégulateurs dans ce cas et qui ne nécessitent aucun contrôle de la lithiémie (taux plasmatique de lithium) : ampoules pré-dosées de pydolate de lithium, 3 par jour, ou 1 gélule gastrorésistante d'orotate de lithium à 150 mg ;
— enfin tous les sels d'acide phoshorique (acides faibles) présents dans de diverses spécialités, qui sont des acidifiants urinaires et des alcalinisants au plan métabolique. Ils sont parfois utiles. Le vinaigre de pomme (ou de cidre) dilué dans de l'eau remplit bien ces conditions. Cette activité bénéfique sur la neurorégulation et la sympathicotonique avait été constatée empiriquement par le célèbre Jarvis *(voir bibliographie)* ;
— dans le même but les citrates de choline, bétaïne, arginine (plusieurs spécialités en contiennent) conduisent à une amélioration par l'alcalinisation métabolique et sont bénéfiques à condition de ne pas apporter trop de sodium.

Tous les symptômes seront aggravés par l'inactivité musculaire et améliorés par les exercices progressifs, aérobies et d'endurance qui nécessitent une hyperventilation (marche rapide, jogging, vélo, natation, marche en montagne, musculations sans trop de charge...), à condition qu'ils soient suffisamment répétés, réguliers et contrôlés au plan cardiovasculaire.

Seins (maladies bénignes des)

Voir Mastose, mastite.

Les maladies bénignes des seins doivent être traitées dès leur apparition, même et surtout chez la femme jeune.

Elles reflètent le plus souvent un déséquilibre psychologique et hormonal donc nutritionnel qui est facilement accessible à une correction diététique et un programme de supplémentation évitant le recours trop raide à des thérapeutiques de type hormonal.

Reportez-vous à *Mastose, mastites* pour plus de détails sur les raisons de la supplémentation proposée :

— méthionine, inositol, choline, bétaïne à la dose de 2 000 mg/jour ;
— anti-oxydants *(voir le chapitre « L'ensemble des affections dues aux radicaux libres »)* : vitamines E et C (vitamine C « action prolongée » avec bioflavonoïdes à 1 000 mg), 2 à 3 g/jour, carotènes et caroténoïdes ;
— capsules d'onagre, 3 à 6 par jour et de squalène (théories de Nieper) ;
— aspartate de calcium sous forme de gélules gastrorésistantes dosées à 500 mg, très souvent efficace à la dose de 4 à 6 gélules par jour. Il est théoriquement disponible sur le marché pharmaceutique et diététique mais en réalité difficile à obtenir ;
— zinc (50 mg/jour), B6 (100 mg/jour) et manganèse (10 mg/jour) ainsi que des plantes à activité de stimulation microcirculatoire ou veineuse et anti-oxydantes comme le *Ginko biloba* ou le *Chrysanthellum americanum*.

Localement, les applications régulières de silicium (Conjonctyl ®) sont souvent efficaces. Leur activité a été étudiée par Norbert Duffaut, de la faculté de Bordeaux *(voir bibliographie)*.

Sinusite

Voir aussi Allergies, Rhinites, rhinites allergiques, Coryza (rhumes).

La sinusite est une infection et inflammation chronique des sinus qui est relativement fréquente.

Elle peut être à l'origine de maux de tête, douleurs de la face, fatigue chronique...

Un état chronique d'allergie respiratoire (et parfois digestive, voir la rubrique *Allergies*) est souvent à l'origine de l'infection. Il doit absolument être pris en compte.

Son traitement et sa supplémentation entrent dans le cadre du traitement général des allergies et infections. Classiquement (et en complément des anti-infectieux) on préconise des préparations soufrées. En prévention ou en adjuvant des traitements médicaux on peut conseiller :

— la vitamine C « action prolongée » avec bioflavonoïdes, comprimés dosés à 1 000 mg ou 1 500 mg, 2 par jour en phase chronique, 1 toutes les heures en phase aiguë ;
— la vitamine A « animale », rétinol à raison de 10 000 UI/jour et plus (sous contrôle médical) ;
— la L-acétyl cystéine et les acides aminés soufrés tels que la méthionine, ou le soufre élément ;

— comme dans toute infection chronique, le zinc, associé au manganèse, à la vitamine B6 et aux acides gras de la série oméga 6, en cas d'allergie ;
— comme dans tout état inflammatoire chronique, des antioxydants : vitamine E, sélénium et plus particulièrement sélénométhionine dans cette indication.

Localement et en complément, on pourra avoir recours aux oligoéléments argent, soufre et sélénium dont certains sont disponibles dans des préparations spécifiques à usage local (microbombes).

Soif

Boire sans soif pourrait être la devise de beaucoup et en particulier des sportifs et des personnes âgées *(voir Sport et chapitre « Le vieillissement »).*

Si le manque d'eau ou la déshydratation subaiguë des « courts de tennis » favorise l'accident cardiaque, c'est plus par hypernatrémie (augmentation du taux plasmatique de sel) et hypokaliémie (diminution du taux de potassium) que par déshydratation.

La soif chronique peut conduire à consulter un spécialiste (endocrinologue) et exprimer un déséquilibre hormonal particulier, un problème hypophysaire. Plus souvent il s'agit de subdéshydratation chronique chez des sujets qui boivent peu, n'absorbent pas assez de potassium (bananes, fruits secs, légumes...) et salent trop.

Chez des sujets prenant pendant de longues périodes certains diurétiques « non épargneurs de potassium » (prescrits pour traiter des états œdémateux ou une hypertension artérielle), des états similaires peuvent survenir.

Spasmophilie

Voir aussi Anxiété, Angoisse, Secousses et spasmes musculaires.

La spasmophilie n'existe pas !

Nous l'affirmons au risque de choquer certains lecteurs et nous en donnons pour preuve qu'elle n'est pas décrite dans la plupart des grands manuels de médecine d'origine anglo-saxonne.

Cela ne l'empêche pas de faire les « choux gras » de certains médias ! Et cela empêche encore moins le magnésium d'être rapidement efficace dans le traitement et/ou la supplémentation de certains états d'hyperexcitabilité neuromusculaire tels que nous les avons décrits à la rubrique *Secousses et spasmes musculaires* et qui sont confondus avec une pseudospasmophilie.

Dans d'autres cas il s'agit d'états d'anxiété ou d'angoisse qui, à cause de l'hyperventilation (respiration accélérée), provoquent des états d'alcalose respiratoire dont le véritable traitement n'est pas le magnésium mais la respiration dans un sac en papier (surtout pas en plastique qui risque de provoquer un étouffement). Cette respiration en vase clos permettra de ré-inspirer le gaz carbonique exhalé et d'améliorer les troubles métaboliques (correction de l'alcalose respiratoire) et des troubles associés ou provoquant cette alcalose.

Il s'agit plutôt ici de subtétanie et non de « spasmophilie ».

Sans aller jusqu'à la crise aiguë (bouffée d'angoisse) qui conduira à l'appel en urgence du médecin (qui associera le maniement du sac aux anxiolytiques), certains sujets sont chroniquement dans cet état de « tétanie-vagotonie » c'est-à-dire de prédominance du système nerveux parasympathique sur le sympathique :

— ils sont volontiers anxieux, sujets au trac (anxiété d'anticipation), présentant des paresthésies (fourmillements) souvent localisées autour de la bouche et parfois des vertiges, des sensations de « tête vide » ou des syncopes brutales ;
— ils sont hypotendus (vagotoniques), ayant facilement le mal des transports (un petit « tranquillisant » avec du champagne avant de monter dans l'avion !) ;
— ils ne mangent pas assez salé malgré leur désir de sel et ont un transit plutôt rapide (constipation rare ou atonique, c'est-à-dire sans besoin et sans douleurs abdominales) ;
— ils sont souvent hypo- ou dysglycémiques chroniques avec un désir et une boulimie de sucre et sucreries qui les aggravent sur tous les plans.

Au plan métabolique, leurs taux plasmatiques de calcium, magnésium et potassium sont bas alors que celui du sodium est plutôt augmenté. Le magnésium globulaire (intracellulaire) est augmenté ou normal, ce qui explique l'inutilité de l'administration systématique de magnésium et l'importance de l'analyse conjointe du magnésium plasmatique et du magnésium globulaire.

Le taux de sodium sur sang total ou sodium globulaire (qui n'est pas une analyse courante ni facile) est en général abaissé.

Le véritable traitement consiste :

— à traiter l'anxiété *(voir Angoisse, anxiété)* ;

— à enrichir la ration alimentaire ou la supplémentation en sodium et calcium (apports de fromages, de viandes et poissons)...

Certains (Nieper et ses adeptes) préconisent, à terme, et dans les formes chroniques, l'apport de potassium et de magnésium sous des formes ionisées plus aptes à l'élévation des taux sériques : chlorures et/ou gluconates. Bien que cela reste à vérifier au plan théorique, les résultats pratiques semblent leur donner (au moins partiellement) raison. Ils expliquent l'efficacité de la supplémentation en magnésium dans ce type de situation.

Spondylarthrite ankylosante

Voir aussi Douleurs, Inflammations, Rhumatismes.

Il s'agit d'une affection rhumatismale inflammatoire touchant plus particulièrement la colonne vertébrale et les grosses articulations. Elle atteint trois fois plus l'homme que la femme et débute entre 20 et 40 ans. Radiologiquement, c'est l'articulation sacro-iliaque qui est atteinte la première et le risque consiste en une forme de « soudure » des vertèbres entre elles. Elles perdent alors leur mobilité et l'image classique et terminale du rachis est dite « en tige de bambou ».

Au plan diagnostique, l'inflammation importante rappelle celle des autres maladies inflammatoires dites « auto-immunes » (comme la polyarthrite), mais ici on retrouve très fréquemment un antigène particulier : l'antigène HLA B 27. Sa présence, dans le cadre d'un tableau inflammatoire de ce type, signe quasiment la maladie.

Norman Cousins, récemment décédé, avait publié en 1979 un ouvrage célèbre traduit en français sous le titre « *La Volonté de guérir* » et préfacé par le célèbre biologiste René Dubos [1].

Auteur de quatorze livres et rédacteur en chef du *Saturday Review* il raconte qu'il fut hospitalisé pour une maladie rhumatismale douloureuse et totalement invalidante : la spondylarthrite ankylosante. Refusant de subir la maladie et les doses massives d'anti-inflammatoires qui lui étaient proposées, il décida, avec l'aide de son médecin, de prendre en main son sort. Il quitta l'hôpital, se fit projeter les meilleurs films comiques du moment, découvrit les propriétés thérapeutiques du rire et absorba par voie orale et injectable des doses considérables de vitamine C (environ 25 g en injections espacées de

1. Éd. du Seuil, 1980.

trois heures). Au bout de quelques jours, l'inflammation commençait à décroître et, au bout de quelques mois, il put reprendre son travail, jouer au golf, au tennis et pratiquer l'équitation...

Son « miracle », raconté dans le *New England Journal of Medicine*, le plus important périodique médical des États-Unis, lui valut des milliers de lettres et d'appels téléphoniques... Finalement il se vit offrir une chaire à la faculté de médecine de Los Angeles.

Sans utiliser des doses identiques nous avons proposé depuis le début des années 80, dans le cadre d'arthrites inflammatoires (quelles que soient leurs origines), un bon nombre de supplémentations avec :

— vitamine C et bioflavonoïdes associés ;
— cuivre et antioxydants ;
— correction nutritionnelle générale *(voir arthrose)* et supplémentations particulières en acides gras polyinsaturés *(voir inflammations)*.

Dans tous les cas la mise en œuvre de ces mesures simples permet d'améliorer la mobilité des patients, de diminuer leurs douleurs ainsi que le recours aux médications classiques (anti-inflammatoires) qui semblent alors mieux tolérées et plus efficaces à des doses souvent inférieures à la moyenne.

Sports

Voir aussi Musculaire (fatigue ou douleur).

Il peut paraître curieux de voir apparaître ce chapitre dans la liste des « maladies et/ou affections à supplémenter ».

En fait il faut distinguer deux types de sportifs : le sportif de compétition et le sportif par raison, plaisir ou prescription médicale.

Le sportif dit de compétition est bien, sinon un malade, un organisme d'autant plus fragile que ses performances sont élevées. Tel un moteur de Formule 1, il doit être constamment réglé « au quart de tour » avant, pendant et après les compétitions.

Les mesures diététiques, d'hygiène alimentaire et de supplémentation varient en fonction du type de sport : sports de puissance, de force, et souvent de salle... plutôt anaérobies, ou sports d'endurance et de résistance plutôt de plein air et aérobies.

Des ouvrages entiers sont consacrés à chaque situation et sport en particulier. Celui-ci n'a pas la prétention de les remplacer mais d'attirer l'attention du lecteur sur le fait que chaque pratique sportive et chaque individu pratiquant un sport de compétition devraient être l'objet d'une attention toute particulière au plan diététique et de la supplémentation.

Les bilans cliniques et biologiques doivent être fréquemment renouvelés et adaptés au type de pratique. C'est ici l'affaire de spécialistes médicaux et d'entraîneurs conscients des risques qu'ils font prendre à court et long terme à leurs « poulains ».

Ainsi que l'affirme M. Jean Texier, culturiste et auteur de nombreux ouvrages sur l'alimentation et la supplémentation *(voir bibliographie)*, ce type de sport ne conduit pas à la santé, mais à la maladie. Ce n'est pas systématique mais très fréquent et il suffit pour s'en convaincre de dresser la liste des nombreux « accidents » dans des sports aussi différents que le vélo, le culturisme, les marathons...

La situation est bien différente lorsqu'il s'agit de plaisir ou de « passe-temps ». Mais il faut remarquer que certains « sportifs amateurs » pratiquent leur activité tels de véritables « toxicomanes ». C'est en particulier le cas des joggeurs qui s'anesthésient et combattent leur anxiété par le biais des endorphines (substances « morphine-like » sécrétées en cours d'effort). Les risques qu'ils encourent peuvent alors rejoindre ceux des véritables sportifs de compétition d'autant plus qu'ils ne bénéficient pas, la plupart du temps, des services d'un entraîneur ou médecin spécialisé.

Le sportif dit « de raison », avec ou sans prescription médicale, n'a pas les mêmes façons de pratiquer. Il sait qu'il est maintenant bien démontré qu'un certain type de pratique sportive a bien des avantages immédiats et à terme pour la santé par rapport à la sédentarité et qu'elle vaut bien quelques contraintes d'horaire et de disponibilité.

Il connaît, en principe, un minimum de règles de sécurité et sait imposer à son corps (articulations, muscles, tendons, cœur) des limites qui varient en fonction de ses possibilités personnelles et de son âge.

Au niveau de la motivation de départ, l'objectif (être « bien dans sa peau et son corps » et essayer de le rester le plus longtemps possible) l'emporte sur le plaisir. Mais bien entendu les deux ne sont pas incompatibles et il faudra, sous peine d'arrêt ou de pratique inefficace, que le plaisir prenne, à terme, sa place.

C'est à l'individu de choisir « son » sport et au médecin d'agréer et d'expliquer comment le pratiquer, quelles sont les précautions minima à prendre (contrôle de la fréquence cardiaque, de la tension artérielle, de la sollicitation musculaire et ligamentaire, diététique et supplémentations éventuelles).

Attention aux publicités mensongères et/ou abusives et inutiles qui heureusement ne présentent, le plus souvent, que des dangers pour le porte-monnaie. N'ayons crainte de le répéter : chacun peut et doit trouver une réponse spécifique à sa situation personnelle et se référer à des conseils et ouvrages éclairés.

Il persiste cependant quelques notions de base à préserver absolument :

— la qualité de l'alimentation qui doit être renforcée et adaptée au type de pratique (endurance, ou puissance) ;
— la vérification permanente de l'absence de déshydratation, d'hypokaliémies (qui peuvent être mortelles : joggeurs...), d'hypoglycémies et de carences nutritionnelles ;
— en l'absence d'un bilan clinique et biologique, de tests dynamiques et d'effort, des supplémentations de type polyvitaminiques et minérales prudentes sont souvent bien ressenties au plan du bien-être, pendant et après...

N'est-ce pas finalement la finalité essentielle pour une majorité d'entre nous ?

Stérilité

La stérilité peut être primaire (n'avoir jamais eu d'enfant) ou secondaire. Elle peut être féminine ou masculine. Les causes en sont multiples :

— infections anciennes ou récentes, apparentes ou non ;
— malformations ;
— problèmes génétiques méconnus ;
— problèmes hormonaux ;
— incompatibilités immunitaires entre les partenaires.

Traiter une stérilité n'est donc pas chose simple. Cela suppose un bilan approfondi, des consultations de spécialiste et des traitements complexes dont on connaît les difficultés et les risques.

En dehors de cette médicalisation du traitement de la stérilité, nous avons rencontré au fil des années plusieurs femmes (et couples) :

— qui refusaient les traitements médicaux qu'on leur proposait ;
— à qui, pour diverses raisons, aucun traitement n'était proposé ;
— qui consultaient à la recherche d'une solution non médicamenteuse.

Dans un tiers des cas environ, et après élimination des sujets non curables (malformations anatomiques ou génétiques), nous avons enregistré un succès à la suite des conseils ci-dessous :

— rééquilibrage nutritionnel, incitation à une bonne hygiène de vie (sport), examens cliniques et biologiques à la recherche de carences spécifiques et individuelles, traitement de ces carences ;
— limitation du tabac, de l'alcool et du café (certaines études semblent faire apparaître un lien entre stérilité féminine et forte consommation de caféine) ;
— dépistage des formes frustes de diabète (environ 300 000 à 400 000 sujets en France non dépistés !) ;
— supplémentation en protéines et acides aminés essentiels à la synthèse des prostaglandines car il est probable que certains régimes ou certains modes de vie ne fournissent pas à l'organisme les quantités optimum ;
— supplémentation en zinc : selon une étude de Netter A. et coll. [1] où l'on supplémenta avec 120 mg de sulfate de zinc, deux fois par jour, pendant quarante à cinquante jours, 37 hommes stériles depuis plus de cinq ans :
  • le zinc augmenta significativement les taux de testostérone ;
  • le zinc augmenta la quantité de spermatozoïdes dans le sperme ;
  • parmi les 37 sujets, 9 eurent des enfants.

Selon d'autres études le zinc augmente également la mobilité des spermatozoïdes. Ces traitements doivent être poursuivis pendant au moins trois mois avant d'être évalués ;
— supplémentation en L-arginine qui, en augmentant la sécrétion de l'hormone de croissance *(voir Croissance)* par l'hypophyse, augmente le nombre et la mobilité des spermatozoïdes : elle a été conseillée à la dose de 4 g/jour par Schatcher et coll. [2] dans les cas de stérilité en rapport avec une insuffisance qualitative et/ou quantitative du sperme. Il obtint des améliorations dans 25% des cas traités. D'autres auteurs obtinrent des succès avec des doses journalières de 15 à 20 g d'arginine pendant trois mois ;
— supplémentation en L-carnitine : elle fut préconisée de la même façon par Kohengkull S. [3]. La lysine est également préconisée à la dose de 500 mg/jour ;
— supplémentation en vitamine C (vitamine C « action prolongée » avec bioflavonoïdes à 1 000 mg) à la dose de 500 mg à 2 g/jour. Plusieurs études animales et humaines confirment cet effet positif de la vitamine C [4] ;
— chez la femme, même supplémentation que celle préconisée pour le syndrome prémenstruel *(voir ce mot)* :

1. *Arch. Androl.* 7 : 69, 1981.
2. *J. Urology*, 311-13, 1973.
3. *Fertility and Sterility*, vol. 23, 1977.
4. *Jama*, 1983 ; *British Journal of Urology*, 1982 ; *Lancet*, 1973.

• la pyridoxine (vitamine B6) et les multicomplexes B ;

• la vitamine A (rétinol) est recommandée par certains auteurs, mais les excès peuvent être défavorables (ne jamais dépasser 20 000 UI/jour).

Stomatites

Voir Aphtes et stomatites.

Stress

Je me souviens d'une récente émission de télévision (« La Marche du siècle ») où un professeur de neurologie bredouillait une réponse incomplète lorsqu'on lui demandait de définir le mot « stress ». A sa décharge, la réponse n'est pas facile et renvoie en général aux définitions de Selye : « Le stress est la réponse non spécifique que donne le corps à toute demande qui lui est faite. » Il distingue le stress des « agents stressants » ou « stressor », capable de produire aussi bien de la tristesse, de la joie, d'autres émotions...

« La stimulation excessive — par sa durée, son intensité, et sa répétition — est dangereuse, et peut, si elle dépasse les capacités d'adaptation du sujet, laisser un état pathologique irréversible ou provoquer la mort[1]. »

Ces définitions « psychiatriques » ont été confirmées plus récemment par le neurophysiologiste Henri Laborit[2] et bien illustrées dans le film célèbre qu'il réalisa avec Alain Resnais : *Mon oncle d'Amérique.*

On ne devrait donc pas présenter le stress comme une pathologie : c'est la réaction inadaptée à certains stress en excès qui en est une. Chacun d'entre nous peut le constater tous les jours.

Un grand nombre de « ces réactions pathologiques au stress » ou réactions d'inadaptation à la vie organisée, sociale et souvent urbaine (mais elles existent aussi chez les paysans...) se manifestent par de la dépression, de l'angoisse, de l'anxiété, de l'agressivité, de la colère, de l'insomnie et différents symptômes plus organiques (somatiques) qui vont de la douleur à la contracture musculaire jusqu'à la « pseudospasmophilie », l'impuissance, l'obésité ou l'amaigrissement, la calvitie, la colite, de multiples troubles endocriniens, digestifs, allergiques et peut-être même le déclenchement ou l'aggravation de maladies plus graves

1. Pierre et Henri Loo, *Le Stress permanent*, Paris, Masson, 1986.
2. *L'Éloge de la fuite.*

comme le cancer. Beaucoup d'entre elles ont déjà été abordées dans le cours de cet ouvrage aux rubriques correspondantes. Les états d'hypoglycémie ou de dysglycémie l'ont été également *(voir Glycémie)*.

La désadaptation au stress est souvent confondue avec la spasmophilie ou plutôt la « pseudospasmophilie » et la « dystonie neurovégétative ou neuromusculaire » qui sont abordées ailleurs *(voir ces mots)* : nous n'y reviendrons pas pour ne pas augmenter inutilement le volume de l'ouvrage.

Il reste, néanmoins, qu'il existe un certain nombre de « trucs » nutritionnels susceptibles, dans des conditions particulières (et souvent circonstancielles tels des examens, des rencontres amoureuses ou professionnelles...) d'augmenter votre résistance au stress et de faire « meilleure figure ». Passons-les en revue :

— la vitamine A (rétinol) que l'on trouve naturellement associée à la vitamine D dans l'huile de foie de morue est préconisée afin de mieux résister aux stress et à leurs conséquences (allergies, angoisse, anxiété et spasmes musculaires) par un médecin canadien, le docteur Reich[1]. En plus de leurs propriétés spécifiques sur les synthèses hormonales et l'immunité, ces deux vitamines augmentent l'absorption intestinale du calcium qui, par lui-même, présente des propriétés relaxantes. Mais attention : 1 cuillère à soupe d'huile de foie de morue apporte 30 000 à 40 000 UI de rétinol et 3 500 UI de vitamine D soit environ trois fois les doses qu'il ne faut pas prolonger au-delà de trois mois sans avis médical ;
— la vitamine B5 (acide pantothénique) est disponible dans toutes les pharmacies sous forme de comprimés à 100 mg : prenez-en trois fois par jour au moins une semaine avant « l'événement » que vous redoutez ;
— la vitamine B9 (acide folique) est également disponible en pharmacie sous forme de comprimés dosés à 5 mg. Prenez-en 1 matin et soir ;
— prenez en même temps que ces deux vitamines du groupe B un « complexe B » dosé à 100 mg à raison d'1 comprimé matin et soir au milieu des repas, 1 comprimé d'un complexe « multi-minéraux » et un comprimé de 500 mg « à action prolongée » de vitamine C. Il existe d'ailleurs en Europe des associations de ces différents principes, dites « anti-stress », qui vous permettent de réduire le nombre de comprimés à absorber chaque jour ;
— l'inositol *(voir Insomnie)* est en général présent dans les « complexes B » mais les doses sont souvent insuffisantes. On peut l'obtenir en

1. « Allergy and diseases of the Central Nervous System », *Journal of the Orthomolecular Psychiatry*, n° 4, 1975, p. 269-273.

pharmacie sur prescription à des doses supérieures où il se révèle un calmant et « relaxant efficace ». Prescrire des gélules de 500 mg deux à trois fois par jour ;
— le lithium peut être pris sans danger à des doses nutritionnelles sous forme de gluconate, de pydolates ou sur prescription médicale d'orotate. Reportez-vous à *Agitation de l'enfant et de l'adolescent*, *Anorexie mentale*, *Céphalées*, *maux de tête*, *Migraines*, *Dépression*, *Secousses et spasmes musculaires* ;
— le magnésium peut être systématiquement conseillé (et l'est souvent et à juste titre). Il est connu pour son effet « curare-like » c'est-à-dire myorelaxant. Il diminue la « sensibilité à l'agression » *(voir Dystonie neurovégétative)* ;
— un acide aminé : la L-tyrosine *(voir le chapitre sur « L'accouchement et ses suites » et les rubriques : Agitation de l'enfant et de l'adolescent, Aménorrhée, Angoisse, Anxiété, Dépressions, Hypothyroïdie, Impuissance masculine et féminine, Mémoire (troubles de la), Musculaire (douleur ou fatigue),Opérations chirurgicales, Parkinson (maladie de), Toxicomanies)*, peut être pris à raison de 500 à 2000 mg, sur un estomac vide, afin d'augmenter la résistance au stress par le biais d'une stimulation de la synthèse des neurotransmetteurs et de l'hormone thyroïdienne. **Attention cet acide aminé est contre-indiqué en cas de phénylcétonurie et d'hypertension artérielle.**

C'est le travail du clinicien de reconnaître cette « overdose de stress » à l'origine de bien des malheurs et de maux. C'est au thérapeute de ne pas y répondre systématiquement par un tranquillisant ou un antidépresseur, bref une pilule « du bonheur » qui ne réduit que temporairement les symptômes et ne contribue pas à en traiter les origines. C'est encore à lui de proposer une médecine suffisamment diversifiée, partagée et globalisante, rendant à l'individu souffrant sa dignité du choix et ce au moyen, notamment, d'une prise en charge personnelle alimentaire et nutritionnelle.

Subtétanie

Voir Spasmophilie.

Suralimentation

Ce n'est jamais soi mais toujours l'autre...

Mais c'est le cas d'une grande partie de la planète dont la suralimentation entraîne la sous-alimentation de beaucoup d'autres.

C'est ce que démontre très bien le docteur Jean-Michel Lecerf dans sa plaquette *Manger autrement* disponible à l'Institut Pasteur de Lille.

Quant à l'individu, il est rare qu'il prenne réellement conscience de sa suralimentation et il est encore plus difficile (comme un crime) de la lui faire décrire ou... avouer !

Ne serait-ce pas finalement un problème de connaissance, donc d'éducation, et cette éducation ne devrait-elle pas être donnée dès l'enfance, dans la famille, à l'école, par des parentes et éducateurs qui donneraient l'exemple ?

Ce livre y contribuera-t-il ?

Car la suralimentation, même dans nos pays et au plan strictement individuel et spécifique, fait le lit de la sous-alimentation nutritionnelle ou plutôt de la malnutrition.

Se détruire la santé par la « toxicomanie alimentaire », n'est-ce pas le comble de la dépression et l'aboutissement de la recherche d'un bonheur introuvable dans d'autres joies et plénitudes plus saines et moins toxiques ?

Quelques règles simples, compréhensibles par tous et exposées au début de cet ouvrage, suffiraient à éviter bien des affections, des maladies (la liste serait longue : du cardiovasculaire, en passant par tous les dérèglements de la forme et du psychisme, jusqu'aux maladies de l'immunité et aux cancers).

Et ne croyez pas que nous défendons un quelconque et privatif ascétisme : nous défendons le bien-manger aux dépens du mal-manger, et le bien-manger de tous qui suppose une prise de conscience d'un certain gaspillage personnel et collectif.

La gastronomie moderne permet de sauver et même d'améliorer le plaisir du goût, des yeux et de satisfaire au plus haut point les plus exigeants d'entre nous tout en obtenant un optimum nutritionnel.

La gourmandise n'est pas « un vilain défaut » mais le témoignage d'un appétit de vivre auquel doit pouvoir répondre une alimentation appropriée.

Mais se nourrir, se bien nourrir, n'est pas se gaver, pour calmer son angoisse, sa déprime, ses peurs...

Car, de même que la sous-alimentation (mais dans ce cas, souvent, on n'a pas le choix !), ce « gavage », sans même parler de maladies, entretient colites et douleurs, lourdeurs de la tête, de l'esprit, des jambes et des muscles, rides et cheveux ternes et nous fera probablement vieillir beaucoup plus vite que bien d'autres facteurs [1].

1. Lire les ouvrages de Roy Walford, aux éditions Laffont, dont les recherches sont en passe d'être confirmées par des travaux plus modernes sur le vieillissement.

Donc il ne sert pratiquement à rien de supplémenter si on est trop et surtout mal alimenté.

De même qu'il n'existe pas de pilule miracle pour maigrir, « éliminer » (mode des années 80) ou pour traiter l'angoisse...

Surdité

Voir Audition (troubles de l') et Oreille (infections de l').

Syncope

La syncope est une perte brutale de connaissance qui a de multiples causes.

Certaines sont d'origine cardiaque (troubles du rythme) et sont souvent connues, et médicalement suivies, avant l'accident syncopal.

On connaît également des causes neurologiques (neuropathies) et endocriniennes (maladies surrénaliennes) qui provoquent des alternances d'hypertension et d'hypotension dans différentes positions.

L'alcool et de nombreux médicaments (anti-hypertenseurs, antidépresseurs, neuroleptiques, la L-DOPA utilisée dans le traitement de la maladie de Parkinson, barbituriques...) peuvent engendrer des syncopes.

La syncope orthostatique des vieillards est déclenchée par un changement trop rapide de la position assise ou couchée à la position debout. Le système vasculo-nerveux ne s'adapte pas assez vite à l'effort demandé.

Plus souvent, il s'agit de syncopes dites vagales qui sont habituellement déclenchées par des peurs, des états d'anxiété, des émotions (vue du sang !)... Elles sont en général précédées de prodromes (signes annonciateurs) : tremblements, nausées, pâleur, hypertranspiration...

L'hypo- ou dysglycémie, et les intolérances ou allergies alimentaires sont étroitement liées à ces syncopes vagales. Le début est encore plus progressif, avec les mêmes prodromes que ci-dessus et en plus des paresthésies (fourmillements) localisées autour de la bouche ou à l'extrémité des doigts, accélération du rythme cardiaque, une sensation de gêne thoracique et/ou abdominale. L'horaire de survenue correspond au milieu ou fin de matinée, en l'absence de petit déjeuner, et les circonstances à une hyperventilation due à l'effort, par exemple de portage, au stress, ou à l'absorption d'aliments trop riches en sucres à index glycémique élevé (dessert, alcool...). On parle ici encore de spasmophilie bien que ce ne soit pas du tout une réalité métabolique et que la prise de magnésium soit parfois efficace du fait de ses effets myorelaxants.

En conclusion, si les syncopes (répétées et accompagnées de troubles tensionnels) imposent systématiquement un bilan médical afin d'écarter une cause cardiologique, neurologique ou médicamenteuse, la plupart d'entre elles n'ont pas de conséquences et pourraient être évitées :

— par une correction alimentaire du type de celle proposée à la rubrique *Glycémie, dysglycémie* ;
— par une prise de conscience personnelle, psychologique, parfois un traitement et toujours une supplémentation dans le cadre d'un état anxio-dépressif et/ou vagotonique *(voir Spasmophilie)* ;
— par une surveillance et une supplémentation spécifiques du statut magnésiocalcique ;
— par la prise d'enzymes digestives avant un « gros repas bien arrosé » ;
— par la prise de comprimés multivitamines-multiminéraux ;
— par l'éviction des intolérances allergiques alimentaires.

Syndrome du canal carpien

Le syndrome du canal carpien résulte de la compression du nerf médian à la face antérieur du poignet. Cette compression se produit entre les tendons longitudinaux et le « ligament annulaire » du carpe qui enserre le nerf tel un bracelet trop étroit. Il s'ensuit des douleurs et des paresthésies aux niveaux de la paume de la main, du poignet, parfois du bras ou des doigts, qui peuvent également présenter des déficits sensitifs.

Il est relativement fréquent, accompagne certaines maladies, prises de poids (insuffisance thyroïdienne...), et survient chez des professionnels qui sollicitent fréquemment, violemment ou anormalement leur poignet.

L'ensemble des supplémentations proposées aux chapitres *Arthrites*, *Arthrose* et *Névralgies, névrites, neuropathies* peut être tenté mais il existe une supplémentation spécifique utilisée avec succès par de nombreuses personnes :

— pyridoxine (vitamine B6), 100 à 300 mg/jour pendant au moins trois mois [1]. Attention : des suppléments de B6 au-delà de

1. Ellie J. et coll., étude en double aveugle, *American Journal Clin. Nutr.*, 1979.

200 mg (plus de 100 fois l'AQR) ne doivent pas être consommés pendant des durées supérieures à 12 mois car ils risquent de provoquer à leur tour des neuropathies;
- ensemble des vitamines B (B «complexe») associé, à la dose d'une centaine de mg/jour (une à deux fois par jour), avec une préparation multivitaminique et minérale faiblement dosée.

Certains auteurs ont préconisé du magnésium qui vient logiquement en synergie de la vitamine B6 et il nous semble utile d'y associer des anti-oxydants.

Syndrome prémenstruel (SPM)

Voir aussi Règles douloureuses (dysménorrhées), Règles hémorragiques et/ou trop abondantes (ménorragies).

Plus de 80% des femmes souffrent de ce que l'on appelle généralement un syndrome prémenstruel (PMS). Plus des deux tiers de ces femmes présentent dans les dix à quinze jours qui précèdent l'apparition de leurs règles :

- tension, douleur et augmentation du volume mammaire avec exacerbation des signes de mastose *(voir ce mot)* et augmentation de volume des nodules présents;
- prise de poids localisée sur le bas-ventre et les cuisses et sensation de gonflement de tout le corps;
- problèmes caractériels à type d'irritabilité, instabilité de l'humeur, angoisse, insomnies...

Un tiers présente en plus :

- des symptômes de dépression, avec envie de pleurer, diminution de la mémoire, et des maux de tête avec vertiges et faiblesses.

L'explication neurophysiologique du SPM est complexe, beaucoup mieux connue et décrite dans les pays anglo-saxons qu'en France. On peut cependant le schématiser par une augmentation quantitative et relative des œstrogènes en deuxième moitié de cycle par rapport à la progestérone. Il en découle que le traitement médical du SPM consiste à administrer en deuxième partie de cycle de la progestérone. Cette thérapeutique n'est pas toujours sans inconvénients *(voir Contraceptifs oraux)*.

Cette augmentation relative des œstrogènes entraîne à son tour :

— une augmentation de l'aldostérone qui explique la prise de poids, les œdèmes par rétention hydrique et salée, parfois l'hypertension ;
— une augmentation de la prolactine (hormone impliquée dans le phénomène de lactation) qui augmente le volume et la tension mammaires ;
— une diminution de la sécrétion de dopamine (neurotransmetteur) antidépressive aux dépens de la sérotonine d'où la survenue de symptômes psychiques et de maux de tête avec envies de dormir.

D'autres perturbations sont entraînées par cette triple rupture de l'équilibre hormonal : chute des taux de magnésium, de zinc et de tryptophane et bascule de l'équilibre du métabolisme des prostaglandines vers l'inflammation *(voir ce mot)*, c'est-à-dire vers une rupture de la balance prostaglandines PGE 1/PGE 2 au profit des PGE 2.

Les mesures diététiques et nutritionnelles sont simples, bien tolérées et très souvent efficaces. En Angleterre, l'expérience du « Premenstrual Tension Advisory Service » sur plus de 50 000 femmes a permis de vérifier la constance de l'impact positif des mesures générales de correction diététique que nous rappelons brièvement ici :

— limitation des sucres raffinés à index glycémique élevé *(voir Glycémie, dysglycémie)*, des graisses animales saturées (beurre, fromages gras), des viandes et volailles qui risquent de contenir des hormones, des boissons contenant de la caféine, des aliments salés (sel, sauces, bière, conserves, levures en poudre...) ;
— augmentation des sucres à index glycémique lent (céréales, légumineuses...), des fibres, des acides gras d'origine végétale mono (huile d'olive) et poly-insaturés (tournesol, noix, soja).

La supplémentation que nous proposons ci-dessous peut être réalisée en totalité ou en partie et tout au long du cycle ou seulement les dix à vingt derniers jours. Sont pratiquement inévitables :

— vitamine E (D-alpha tocophérol), 400 à 800 UI/jour ;
— acide dihommogammalinoléïque, capsules d'onagre à 500 mg, 3 à 8 par jour car, en plus de son activité métabolique permettant de retrouver un taux supérieur de PGE 1, l'onagre présente une activité « antiprolactine » donc elle agit directement sur le volume et la tension mammaires ;

— vitamine B6 (pyridoxine), 50 à 100 mg/jour qui augmente la conversion hépatique des œstrogènes, a un effet anti-œdème, fatigue et antidépressif.

On doit souvent avoir recours :

— aux acides aminés soufrés et substances lipotropes (méthionine, bétaïne, inositol, choline) afin d'augmenter au niveau de la cellule hépatique la dégradation des œstrogènes ;
— au magnésium, 300 à 600 mg/jour ;
— à la vitamine A (rétinol), 25 000 à 150 000 UI/jour, qui améliore la balance œstrogène/progestérone et présente un effet antistress mais des doses journalières supérieures à 25 000 UI ne doivent pas être prises de façon prolongée ni par des femmes risquant d'être enceintes ;
— au zinc qui complète l'action de la vitamine B6 et de l'onagre ;
— à la tyrosine et à la phénylalanine qui ont parfois des actions spectaculaires sur le tonus et l'humeur ;
— aux vitamines B, en particulier B3 (niacine), B5 (acide panthoténique), B9 (acide folique) et B12 (cyanocobalamine) qui contribuent à régulariser le métabolisme ovarien. L'acide folique est plus particulièrement recommandé lorsque l'on observe des signes de subdépression (pleurs, tristesse, mélancolie) dans les jours précédant les règles ;
— aux huiles de poisson pour le rétablissement d'un meilleur rapport PGE 1/PGE 2.

Localement on peut utiliser l'huile de vitamine E et le silicium (compresses de Conjonctyl®).

Tabac

Les tabacs (cigarettes, cigares, pipes) agressent l'organisme de multiples façons : la nicotine provoque un spasme vasculaire ; une seule cigarette est interdite en cas de greffe d'un microvaisseau, dans le cadre, par exemple, d'une chirurgie pour section d'un membre. Elle accélère le vieillissement et le durcissement de tous les vaisseaux par la production d'acétaldéhyde. Elle contribue à élever la tension artérielle et à favoriser les accidents cardiovasculaires. Elle a une influence néfaste sur d'autres structures collagéniques en accélérant le « cross-linkage » (dégradation protéique due aux radicaux libres : *voir le chapitre « L'ensemble des affections dues aux radicaux libres »*).

C'est principalement au niveau de la peau dont elle accélère le vieillissement par survenue des rides que cette action néfaste est la plus visible.

Les cigarettes, cigares, pipes... introduisent dans l'organisme bien d'autres substances toxiques à plus ou moins long terme :

— des métaux lourds : cadmium, plomb, arsenic... qui, comme tous les poisons étrangers à l'organisme (xénobiotiques), perturbent les systèmes enzymatiques en prenant la place des métaux dits essentiels tels le calcium, le magnésium ou le zinc... ;
— des nitrites qui, une fois transformés en nitrosamines, sont de puissants cancérogènes locaux : appareil respiratoire dans son ensemble, tube digestif, appareil urinaire dans son ensemble, muqueuse vaginale... ;
— enfin du monoxyde de carbone qui complète l'action d'hypo-oxygénation tissulaire et souvent cérébrale que provoque le spasme vasculaire nicotinique. Cette hypo-oxygénation a des conséquences sur le développement du cerveau du fœtus qui est toujours ralenti chez les mères fumeuses... ; quant aux pères fumeurs, le tabac altère la qualité de leur sperme et augmente le risque de malformations fœtales [1].

En général et par l'addition de phénomènes locaux (mauvais état des épithéliums et muqueuses) et généraux (intoxication) le tabac augmente considérablement le besoin en nutriments. On peut même se demander si « l'amaigrissement du fumeur » n'est pas en lui-même un signe de dévitalisation par carence nutritionnelle ? On considère, selon les travaux d'un célèbre dentiste américain, le docteur Cheraskin, qui testait la carence en vitamine C de ses patients par un test buccal, qu'une seule cigarette augmente le besoin en vitamine C de 25 mg/jour. Quand on sait que l'apport quotidien recommandé varie entre 60 et 100 milligrammes par jour on peut se demander :

— quelle est la valeur de ce calcul ?
— ce qu'il advient réellement de la santé de ceux qui fument plus de trois cigarettes par jour ?

Bien entendu il existe de considérables variations individuelles (d'ordre génétique) car l'histoire fourmille de grands hommes « grands fumeurs ». Par contre elle ne dit pas si ces mêmes hommes

1. Alton Ochsner, « Adverses effect of smoking on sexuality », *Medical Aspect of Human Sexuality*, March 1976 : 15.

(ou femmes) étaient heureux, en bonne santé ou si cette toxicomanie n'était pas essentielle pour un talent ou un génie qui, comme on le sait très bien, «flirte» avec la folie.

Cessez donc de fumer, mais ne remplacez pas cette drogue par une autre : alcool, vitesse, médicaments, agressivité...

Si vous avez fumé (et arrêté), sachez qu'il faut environ dix ans pour «effacer les dégâts» et faire redescendre le risque de survenue de cancers des voies aérodigestives à ce qu'il aurait été si vous n'aviez jamais fumé. Sachez enfin que les «lights» sont presque aussi toxiques que les autres sur de nombreux plans et que la sommation alcool et tabac est beaucoup plus cancérogène que l'un ou l'autre séparément.

Enfin le «tabagisme passif» que vous imposez à vos enfants, parents, amis... est presque aussi toxique pour eux que pour vous.

Si vous ne pouvez vous arrêter de fumer, ou (en attendant) si vous voulez diminuer certains risques liés au tabac :

— prenez des caroténoïdes ou bêtacarotènes, anti-oxydant spécifique, testés aux États-Unis sur plus de 22 000 personnes du corps médical. Les premiers résultats de cette étude en double aveugle réalisée à Harvard semblent démontrer les effets protecteurs vis-à-vis du cancer. D'autres études américaines (étude épidémiologique rétrospective) ont démontré que le bêtacarotène diminuait jusqu'à un facteur 8 le risque de cancer du poumon chez les fumeurs. Toutes ces études ont conduit le National Cancer Institute des États-Unis à recommander une dose quotidienne de 6 mg de bêtacarotène tout en précisant que la dose optimale pourrait être trois fois plus élevée !

— complétez cet effet anti-oxydant des caroténoïdes *(voir le chapitre sur «L'ensemble des affections dues aux radicaux libres»)* par 400 UI de vitamine E (alphatocophérol) et 100 μg de sélénium ou mieux encore de la sélénométhionine (2 comprimés à 50 μg) qui combine l'effet détoxicant de la méthionine à l'effet anti-oxydant du sélénium ;

— dans tous les cas augmentez votre dose quotidienne de vitamine C de 25 mg par cigarette : vous protégerez votre cœur et vos vaisseaux, vos muqueuses respiratoires et digestives, votre peau... ;

— prenez de la vitamine B3 (niacine) (100 à 300 mg/jour) en tenant compte des effets secondaires (rougeur, vasodilatation) ou de la nicotinamide (niacinamide) qui ne provoque pas d'effets secondaires (moins efficace chez certains). Cette vitamine, en provoquant une vasodilatation artérioveineuse, s'oppose aux effets spécifiques de la nicotine ;

— pensez à votre mémoire, car la cigarette risque de l'altérer, en prenant de la choline et de la niacine qui sont les précurseurs métaboliques d'un neuromédiateur important : l'acétylcholine *(voir Mémoire (troubles de la)*;
— augmentez votre dose de silicium pour protéger vos vaisseaux (prêle, silice colloïdale, sels de silicium, ou minéraux chélatés).

Maintenant si vous voulez vous supplémenter afin de cesser de fumer, sachez que rien ne remplace la décision motivée et la volonté qui en découle :

— placez-vous dans des conditions de vie différentes de l'ordinaire et buvez beaucoup de jus de fruits et d'eau. Supprimez le café, diminuez temporairement les graisses animales, bref changez aussi vos habitudes alimentaires, votre rythme de vie... pratiquez un sport qui vous fera prendre conscience du handicap tabagique;
— relaxez-vous et utilisez les nutriments proposés aux rubriques *Angoisse*, *anxiété* et *Toxicomanie*;
— si vous être un intoxiqué, faites-vous aider par votre médecin qui vous proposera des timbres administrant de la nicotine par voie percutanée en fonction de votre degré d'intoxication.

Tendinites

Voir également Inflammations et Rhumatismes.

Il est toujours étonnant de voir des sportifs bien entraînés et en principe surveillés tant au plan de leur alimentation que d'une éventuelle supplémentation, présenter des tendinites à répétition.

La fragilité tendineuse, musculaire et articulaire est un signe :

— soit d'absence d'échauffement et donc de mauvaise préparation sportive;
— soit d'un « terrain » nutritionnellement inapte à l'effort demandé. Il faut, dans ce cas, pratiquer une correction diététique permettant de mieux éliminer l'acide urique et les différents métabolites liés à l'effort musculaire (acide lactique).

Il faut surtout renforcer les synthèses protéiques et collagéniques. Utilisez dans un premier temps les préparations polyvitaminiques et minérales, du malate de citrulline, de l'arginine à bonnes doses (plusieurs g/jour) et en dehors des repas. Reportez-vous aux rubriques : *Musculaire (douleur ou fatigue)*, *Cicatrisation*, *Crampes*, *Croissance*, *Fatigue*.

Tétanie

Voir Spasmophilie.

Tics

Voir Agitation de l'enfant et de l'adolescent, Angoisse, Anxiété et Hyperkinésie (dyskinésie infantile).

Torticolis

Voir Crampes, Douleurs, Inflammations, Rhumatismes, Secousses et spasmes musculaires et Tendinites.

N'oubliez pas que le travail sur écran (l'auteur de ces lignes en sait quelque chose) favorise la contraction et la douleur des muscles du cou et du haut du dos. Sous peine de favoriser la survenue d'arthroses, ces contractures doivent absolument être résolues soit par des supplémentations soit par des traitements externes (massages, acupuncture, postures...).

Localement n'hésitez pas à utiliser des préparations composées (entre autres) de vitamine B3 et PP dont vous pourrez vérifier les propriétés vasodilatatrices, réchauffantes et décontracturantes.

Toxicomanies

La grande majorité des sujets toxicomaniaques, qu'il s'agisse de tabac, d'alcool, d'aliments (compulsion pour les sucres...) ou de drogues « douces » ou dures, peuvent être améliorés voire guéris par les approches nutritionnelles.

Il s'agit souvent de sujets anxieux, angoissés, dépressifs... *(reportez-vous à Angoisse, anxiété et Dépression).*

Leurs habitudes alimentaires, leur absorption digestive et leur équilibre général en nutriments et micronutriments peuvent et doivent être améliorés.

La digestion et le métabolisme hépatique doivent être également traités.

La supplémentation en vitamine C à doses fortes (au début) parfois jusqu'à plusieurs grammes doit être proposée jusqu'à atteindre les seuils d'intolérance intestinale.

Tous les antiradicaux libres seront également conseillés afin de parer aux méfaits tissulaires de l'absorption prolongée des drogues : vitamine E (400 à 800 UI/jour) et sélénium (100 à 200 μg/jour. La sélénométhionine permet d'apporter un acide aminé soufré aux propriétés spécifiquement détoxicantes, et plus généralement toutes les substances lipotropes (cystéine, bétaïne...) seront conseillées à doses fortes.

La L-tyrosine (1 000 à 2 000 mg/jour) est conseillée aux États-Unis pour aider au sevrage de la cocaïne et des autres drogues.

La DL-phénylalanine, antidépresseur naturel intervenant dans le métabolisme des endorphines cérébrales, permet de lutter contre les états dépressifs *(voir Dépression)* et d'aider au sevrage de toutes les drogues.

La L-glutamine est un acide aminé utilisé spécifiquement dans le traitement de l'alcoolisme. C'est un précurseur de l'acide gamma-aminobutyrique dont la consommation d'alcool prive l'organisme. Des doses de 1 000 à 1 500 mg/jour, en deux ou trois prises et en dehors des repas, traitent la fatigue et la dépression communément rencontrée chez les alcooliques et les aide à se sevrer.

Attention, chez les allergiques au « glutamate » présent dans certains aliments et en particulier la cuisine chinoise, au risque d'allergie à la glutamine.

Bien entendu, on n'oubliera pas de corriger les anomalies du métabolisme magnésio-calcique et plus généralement les carences multiminérales.

Transpiration, sueurs anormales

Voir aussi Odeurs.

La transpiration est un phénomène physiologique de régulation de l'organisme qu'il faut prendre garde de ne pas « maltraiter » par des usages excessifs d'antitranspirants qui de plus peuvent contenir des substances chimiques et étrangères à l'organisme (aluminium) dont l'absence de toxicité à très long terme n'est pas forcément démontrée.

Il n'y a pas si longtemps, certains médecins prétendaient qu'il n'était pas sans conséquence de supprimer trop brutalement ou fortement la transpiration des pieds ou des aisselles et que cela pouvait aggraver certaines manifestations de nervosité, d'anxiété ou même perturber l'immunité. Ont-ils raison ? Toujours est-il qu'il faut peut-être réfléchir avant de céder à la mode du « sans odeur »...

Les transpirations excessives généralisées ou hyperhydrose sont liées et/ou dues à des maladies auto-immunes qu'il faudra traiter. Parfois elles sont dues à des maladies dermatologiques (mycoses) ou à des hyperthyroïdies ou à des manifestations de stress ou de maladies du système nerveux.

Tremblements

Voir aussi Parkinson (maladie de), Tics, Agitation de l'enfant et de l'adolescent, Stress, Angoisse, anxiété.

Les tremblements accompagnent de nombreuses affections. Le plus souvent ils sont bénins et physiologiques, en rapport avec un stress, une anxiété, un sevrage alcoolique... Le tremblement héréditaire bénin (improprement appelé tremblement sénile) s'amplifie avec l'âge et se révèle au cours de certains gestes fins ; il se distingue très bien du tremblement de repos de la maladie de Parkinson.

Beaucoup de supplémentations peuvent et doivent être proposées. Reportez-vous aux rubriques évoquées ci-dessus. Dans tous les cas, il faut vérifier l'absence d'hyperthyroïdie (doser la TSH) et de syndrome de stress (doser les cathécolamines) ainsi que l'absence d'intoxication par des métaux lourds.

Ulcères cutanés, ulcères de jambe

Les ulcères cutanés correspondent à des pertes de substance épidermique ou dermique. Leur origine peut être infectieuse, traumatique, cancéreuse mais le plus souvent elle est d'origine veineuse.

Il existe aujourd'hui d'excellents pansements spécialisés pour ces affections.

En fonction des carences observées chez les sujets atteints et de quelques résultats publiés, un certain nombre de supplémentations peuvent être proposées, en particulier à titre préventif :

— 500 mg de vitamine C, deux fois par jour pendant un mois, réduisent significativement, par rapport à un placebo, la taille des ulcères de jambe[1]. Une autre étude révèle qu'après trois jours de supplémentation, les biopsies confirment la stimulation du collagène induite précocement par la prise de vitamine C ;

— l'acide folique a été testé avec succès en prises orales et intramusculaires. Ses résultats dépendent probablement de son activité vasodilatatrice *(voir Varices et insuffisances veineuses)* ;

— la vitamine E (alphatocophérol) doit être conseillée à raison de 800 UI/jour en tant qu'anti-oxydant et surtout en applications locales (capsules à usage unique dosées à 400 UI). Une supplémentation en sélénium peut lui être associée ;

— le zinc est souvent déficitaire chez les sujets ayant des ulcères qui cicatrisent mal et se surinfectent. Le sulfate de zinc a été testé avec succès à raison de 200 mg trois fois par jour[2] ;

— outre les anti-oxydants (vitamine E et sélénium) la supplémentation en acides gras de la série oméga 3 (huiles de soja, de noix et huiles de poisson) permettra de lutter contre les troubles circulatoires et capillaires, de favoriser la microcirculation veineuse et de diminuer la viscosité sanguine et donc les risques de thromboses (obstruction par un caillot) et de phlébites ;

— localement, outre la vitamine E, on peut proposer de l'huile ou de la pommade à la vitamine A, de l'acide ascorbique en poudre (vitamine C).

Ulcères digestifs et gastrites

Les ulcères digestifs, qu'ils soient gastriques ou œsophagiens (douleur plus souvent provoquée par les repas) ou duodénaux (douleur tardive, plus volontiers calmée par les repas) sont des affections évolutives qu'il faut savoir faire correctement reconnaître et traiter. Le spécialiste s'assurera dans tous les cas qu'il n'existe aucun risque ni de complications ni d'affections malignes.

Ces maladies, si elles évoluent au sein d'un mode de vie particulier (tabac, alcool, vie précipitée, inquiétude, surmenage, « pressions » familiales et professionnelles difficiles à assumer..., réactions négatives aux stress répétés), restent des maladies du système digestif et à ce titre, il faut :

— vérifier l'absence d'intolérances et/ou d'allergies alimentaires. Les

1. Étude en double aveugle publiée dans le *Lancet* 2 : 544-6, 1974.
2. Haeger N., Lannere, *Vasa* 3(1) : 77-81, 1974.

consommateurs de lait et de laitages deviennent souvent des gastritiques, puis des ulcéreux ;

— vérifier l'absence de dysmicrobismes intestinaux qu'une bonne coproculture saura individualiser : on retrouve souvent des mycoses chroniques, parfois des parasitoses, ou des colites infectieuses qu'il faudra traiter ;

— faire demander une numération formule sanguine avec ferritine, afin de vérifier qu'il n'existe pas de pertes sanguines occultes dues à des hémorragies ulcéreuses (plus souvent chez des alcooliques). En cas de symptômes anciens et chroniques, il est prudent de faire vérifier son taux d'ACE (antigène carcino embryonnaire), de faire pratiquer un ou plusieurs Hémocult (recherche de sang dans les selles) afin d'écarter (en principe) le risque d'un cancer méconnu. Une sérologie (prise de sang) de l'*Helico bacter pylorii* sera souvent utile. Ce germe gastrique et colique joue un rôle dans la genèse des ulcères. Son éradication par un traitement anti-infectieux bien conduit en améliorera considérablement l'évolution ;

— dans certains cas, ne pas hésiter à avoir recours à la fibroscopie qui aujourd'hui se fait de façon totalement indolore. Elle seule permet de faire des prélèvements (biopsies et prélèvements bactériologiques), de préciser l'état général de l'estomac, de l'œsophage et du duodénum et d'éliminer la possibilité d'un cancer.

Le traitement médical des ulcères fait appel à des médications classiques et anciennes (pansements gastriques, anti-acides). On évitera de préférence les sels à base d'aluminium *(voir Aluminium [excès d'])* tant que leur innocuité n'est pas encore complètement démontrée. Des molécules plus récentes permettent de venir à bout de toutes les poussées ulcéreuses, et certaines ne sont pas dénuées d'effets secondaires : antagonistes des récepteurs H2 de l'histamine, sucralfate, sulpiride, oméprazole et ses dérivés... mais le problème demeure au plan des récidives qui restent fréquentes et ce problème justifie à lui seul les tentatives de correction nutritionnelle et de supplémentations adjuvantes :

— correction nutritionnelle : éviter les aliments acides et/ou trop chauds, les sucres rapides car l'hypoglycémie peut déclencher la douleur, les graisses animales saturées, le lait et les laitages, le tabac, les alcools et le café... Manger tranquillement et doucement. Éviter les fermentations en mangeant certains fruits plutôt avant qu'après les repas. Augmenter les aliments à fibres (légumes, céréales...) ;

— supplémentations :

• les flavonoïdes (rutosides et cathéchines) à bonnes doses pris trois à cinq fois par jour inhibent localement la libération d'histamine ;

• la pyridoxine (vitamine B6) aide à cicatriser les ulcères de stress [1]. Le sulfate de zinc à raison de 100 mg deux à trois fois par jour favorise également la cicatrisation en plus de sa très probable activité antihistaminique *(voir Allergies)* ;

• l'ascorbate de sodium (vitamine C, sel sodique de l'acide ascorbique, afin d'éviter l'ingestion d'acide) sera essayé, dilué dans un verre d'eau, à raison de 1 g avant les repas et au coucher ;

• la vitamine A (rétinol) a été testée avec succès dans les ulcères de stress à la dose de 100 000 UI/jour, chez l'adulte. A ces doses une prescription et une surveillance médicales sont impératives. Il serait intéressant dans d'autres cas de la remplacer par des carotènes qui peuvent être pris sans aucun risque à long terme ;

• la vitamine E a une action préventive chez le rat. Il est logique d'en prendre à long terme dans le cadre d'une protection des récidives ;

• la glutamine à raison de 500 mg 3 à 4 fois par jour a également une action cicatrisante après 4 semaines de traitement.

Dans tous les cas il faudra vérifier :

— l'état de l'appareil bucco-dentaire car il n'est pas pensable de se soigner en préservant certains « délabrements » que l'on trouve encore trop souvent...
— vérifier l'absence d'intoxication par des métaux lourds (mercure, cadmium, plomb...).

L'ensemble de toutes ces mesures (médicales, psychologiques, diététiques et nutritionnelles) conduit à une prise en charge globale et à long terme de la maladie ulcéreuse qui seule permettra une vie normale exempte de douleurs et de récidives.

Ulcères variqueux

Voir Ulcères cutanés et Varices et insuffisances veineuses.

Urémie

La mesure du seul taux sanguin d'urée sanguine ne permet pas d'éva-

1. *Nutr. métabol.* 1974.

luer la fonction rénale car son taux varie également en fonction du métabolisme et de la production de l'urée.

Des explorations complexes sont nécessaires afin de préciser ce métabolisme. Dans certaines situations pathologiques (insuffisances rénales, calculs rénaux...), il est indispensable de réduire les apports en protéines qui, selon l'OMS, vont de 0,5 à 0,8 g de poids corporel, varient en fonction du sexe, des besoins énergétiques de l'âge et de certaines situations physiologiques ou pathologiques (grossesse, allaitement, convalescences...).

Uricémie

Voir aussi Goutte.

Certains sujets ont des taux sanguins plutôt élevés d'acide urique sans présenter une quelconque pathologie. Il s'agit de terrains familiaux mais plus souvent à risques d'hypertension, hypercholestérolémie, diabète... ou en relation avec une nutrition et une hygiène de vie qu'il faudra explorer plus avant *(voir Goutte)*.

Correction diététique : boire plus en général, éviter l'alcool, et plus spécialement la bière, le champagne, les vins blancs, les bourgognes... ainsi que les aliments riches en purine : viandes grasses, abats, fruits de mer, lentilles, haricots, pois... et supplémenter en acide folique (10 à 50 mg/jour) qui inhibe la xanthine oxydase impliquée dans le métabolisme de l'acide urique.

Il faudra éviter les supplémentations en niacine (vitamine B3) et d'une façon plus générale en vitamines B « complexes » et en vitamine A qui dans ce terrain risquent de provoquer ou d'aggraver des attaques de goutte.

La vitamine C à fortes doses augmente l'excrétion de l'acide urique ce qui la contre-indique formellement en cas de risque de lithiase (calculs) rénale car elle risque alors de déclencher une crise de colique néphrétique.

Urticaire

Voir aussi Allergies, Eczéma, peau (problèmes de).

Reportez-vous aux rubriques *Allergies* et *Peau (problèmes de)* car la majorité des urticaires sont dépendant d'affections allergiques ou d'intolérances alimentaires.

Faites la liste des médicaments absorbés et vérifiez qu'ils ne présentent pas de risque d'effets secondaires à type d'urticaire ou d'incompatibilités entre eux.

Faites également celle des possibilités d'allergies locales : savons, tissus, lessives, métaux...

Vaginites infectieuses

La majorité des infections vaginales sont en relation avec des mycoses, des candidoses chroniques et sont liées à des perturbations du système immunitaire *(voir Mycoses, Candidoses et Immunité (troubles liés à l')*.

Il est d'ailleurs rare que des femmes souffrant de vaginites chroniques à *Candida albicans* ne présentent pas (ou n'ont pas récemment présenté) des symptômes cutanés ou digestifs de candidoses ou d'autres mycoses.

Il faut savoir que si en France on traite ces candidoses avec des préparations de type « ovule » qui apportent localement des « antifongiques », on préfère dans d'autres pays utiliser des « antifongiques » plus puissants, agissant sur l'ensemble des infections quel que soit leur site (mais non dénués, parfois, d'effets secondaires). Un compromis peut et doit être trouvé entre les deux stratégies, compromis au sein duquel tous les conseils donnés à la rubrique *Candidoses* (notamment les conseils d'hygiène, de diététique et de prise régulière d'acidophilus) ont une place capitale afin d'éviter le passage à une chronicité souvent désespérante.

D'autres germes peuvent être en cause. Mais si les récidives surviennent après les traitements locaux, il faut alors suspecter une immunodépression générale, une colite infectieuse (avec parfois participation de ces mêmes germes) et ne pas oublier... de faire examiner et traiter le partenaire.

D'une façon générale (et en plus ou en alternance avec les traitements strictements médicamenteux), utilisez des solutions antiseptiques alcalinisantes au sein desquelles il est facile de rajouter :

— de la teinture mère de calendula ;
— de l'huile de vitamine E (alphatocophérol) et de vitamine A (rétinol) ;
— à l'extérieur, des pommades au zinc (Titanoréine®).

Veillez à supplémenter en zinc, vitamine C et E, acide folique et à faire vérifier cliniquement et biologiquement (par votre médecin) l'absence de dépression immunitaire.

Vagotonie

Voir Spasmophilie.

Varices et insuffisances veineuses

Lorsque les insuffisances veineuses se manifestent par :

— des sensations de lourdeur, de douleur des jambes qui peuvent augmenter de volume ;
— des varices qui peuvent être superficielles ou profondes,
— des démangeaisons des jambes ;
— des ulcères,

elles sont souvent beaucoup trop anciennes pour être traitées complètement et de façon définitive.

A ce stade, il est d'ailleurs conseillé de recourir à une consultation de spécialiste qui seul permettra de déterminer l'étendue anatomique des lésions et insuffisances des valvules veineuses et pourra poser l'indication de traitements chirurgicaux souvent indispensables.

L'idéal dans ce domaine (comme dans celui des maladies cardio-vasculaires, dans leur ensemble) reste donc la prévention active par l'amélioration de l'hygiène de vie et la supplémentation nutritionnelle.

En ce qui concerne l'hygiène de vie, il est fortement conseillé de cesser de fumer, de ne pas porter de bas ou de collants comprimant la cuisse ou le petit bassin et de pratiquer des automassages, le soir, les jambes en position surélevées. Les douches froides sur les jambes sont également bénéfiques.

En ce qui concerne l'alimentation, elle doit être équilibrée en diminuant les aliments pro-inflammatoires et procoagulants qui favorisent la synthèse des prostaglandines PGE 2 et des leucotriènes LT A4 *(voir Inflammations)*, c'est-à-dire les protéines et les graisses d'origine animale. Il faut également augmenter la part des dérivés de poisson (huiles et poissons) en se souvenant que les Esquimaux présentent beaucoup moins de troubles circulatoires que nous.

La lutte très précoce contre l'agression permanente par les radicaux libres sera indispensable.

On pourra donc conseiller, le plus tôt possible, chez une jeune femme (dont la mère est atteinte de cette même maladie) qui se plaint des symptômes ci-dessus :

— vitamine C « action prolongée », 1 comprimé matin et soir avec bioflavonoïdes à 1 000 mg en ajoutant, si besoin, d'autres flavonoïdes : rutine, hespéridine... ;
— vitamine E (alphatocophérol), 400 à 800 UI/jour ;
— sélénium, 50 à 100 µg/jour ;
— huiles de poisson en capsules, 3 à 4 g/jour ;
— huile d'onagre en capsules, 1,5 à 2 g/jour ;
— multiminéraux « complexes », 2 à 3 comprimés par jour, car les carences minérales multiples et complexes sont souvent retrouvées chez les sujets souffrant d'insuffisances veineuses ;
— au plan phytothérapique, *Chrysanthellum americanum, Centella asiatica* (Madecassol®), *Ruscus* (ou petit houx) et *Ginkogides* seront souvent associés à la supplémentation nutritionnelle.

Vergetures

Traînées rouges ou blanches, survenant souvent au cours de la grossesse, elles témoignent de « l'extension-rétraction » d'une peau en mauvaise santé lors de prises de poids et d'amincissements répétitifs.

Tous les suppléments utiles pour la peau peuvent et doivent être utilisés *(reportez-vous à Peau (problèmes de) et au chapitre « La grossesse »).*

Mais on sera particulièrement attentif aux risques de carences en minéraux dont le manganèse et le zinc.

On supplémentera systématiquement en :

— vitamine C et bioflavonoïdes, 1 à 2 g/jour ;
— vitamine E, 400 UI/jour ;
— onagre, 1 000 à 2 000 mg/jour ;
— vitamine A (rétinol), 20 000 UI/jour.

Et localement : crèmes à base d'onagre, rétinol et huile de vitamine E.

Verrues

Il existe de nombreuses sortes de verrues : verrues planes, cornées, filiformes, vulgaires, plantaires, vénériennes...

Elles sont toutes dues à un virus HPV dont on connaît actuellement trente-cinq types. La plupart d'entre elles sont bénignes et certaines peuvent disparaître sans traitement. Quelques-unes présentent un risque de dégénérescence maligne ou sont associées fréquemment à des cancers; aussi il n'est pas inutile de faire pratiquer une biopsie diagnostique par un spécialiste.

Le traitement par voie générale des verrues n'a pas une grande efficacité car le virus restant localisé dans la partie supérieure de l'épiderme, il ne semble pas que des modulations du système immunitaire puissent avoir d'importants effets sur lui.

Cependant la prise en charge du «porteur de verrues» doit être envisagée, dans le cadre d'une approche médicale complète et globale, ne serait-ce que pour tenter une prévention active de certains risques de dégénérescence.

Beaucoup de ces sujets, du fait du mode sexuel de transmission, sont des immunodéprimés porteurs d'autres agents contaminants. C'est une raison de plus pour les prendre en charge et les supplémenter :

— vitamine A (rétinol) 25 000 UI/jour et parfois trois à quatre fois plus sous surveillance médicale;
— vitamine D, 800 UI/jour et capsules de 1 g d'huile de poisson oméga 3, 4 à 6 capsules par jour;
— vitamine C, 2 à plusieurs grammes par jour en fonction de la tolérance intestinale;
— zinc (sulfate ou gluconate) associé éventuellement à la vitamine B6 et au manganèse *(voir Immunités [troubles liés à l'])*.

A cette supplémentation générale, on ajoute en général une forte dose de vitamine E (alphatocophérol), 800 à 1 200 UI/jour.

Localement les applications de crèmes ou de pommades à la vitamine A et surtout de vitamine E en capsules à usage unique permettent d'observer un certain nombre de guérisons.

Vertiges

Les vertiges peuvent révéler ou accompagner des affections graves qui sont du domaine médical : hypertension artérielle, et troubles divers de la circulation cérébrale avec athérosclérose, maladies de l'oreille interne, problèmes vertébraux et notamment des vertèbres cervicales (suites de traumatismes), intoxications digestives et/ou générales. Dans toutes ces situations, une consultation spécialisée est souvent nécessaire afin de poser un diagnostic qui s'avère parfois difficile. Une supplémentation et une diététique appropriées peuvent alors compléter le traitement purement médical. Reportez-vous aux chapitres correspondants.

Des vertiges peuvent aussi être provoqués, localement, par un bouchon de cérumen qu'il faudra faire enlever.

Les « coups de soleil » ou insolations les provoquent également.

Systématiquement les intolérances et intoxications médicamenteuses (streptomycine, autres antibiotiques...) ou environnementales (plomb, nickel...) doivent être recherchées.

Des « sensations vertigineuses » transitoires et fugaces surviennent dans de nombreuses affections bénignes tels la dystonie neurovégétative, l'hypoglycémie, les états subcarenciels multiples qui se manifestent par des états dits « spasmophiles », l'anémie, le mal des transports (voir ces rubriques).

Les vertiges de Ménière ou vertiges labyrinthiques sont dus à des lésions de l'oreille interne (toxiques, infectieuses, tumorales, vasculaires...) qu'il est parfois difficile de retrouver.

Dans tous les cas il faut se reposer, éviter le bruit, les changements brusques de position, le vent, l'altitude, faire examiner la sphère ORL à la recherche d'un foyer infectieux dentaire, d'une malposition des mâchoires (Sadam), ainsi que le rachis cervical qui sera éventuellement traité par un praticien compétent.

L'aspartate de magnésium, à la dose de 600 à 1 200 mg/jour en quatre à six prises, sera souvent efficace car l'hypomagnésémie globulaire est fréquente dans de nombreux vertiges. Il faudra parfois l'associer à la pyridoxine (vitamine B6), 100 à 300 mg/jour, et à la vitamine C.

Le terrain cardio-vasculaire, hyperlipidique, athéroscléreux, hyperinsulinique, voire diabétique, sera systématiquement exploré, traité et supplémenté : il ne faut pas oublier que la sensation vertigineuse témoigne le plus souvent d'une maladie vasculaire locale, régionale ou générale.

Le fer, les folates et/ou la vitamine B12 (en injections hebdomadaires de 1 000 UI) seront conseillées si besoin, après contrôle des taux sanguins.

On vérifiera également, surtout chez les personnes âgées, l'absence de carences ou de malabsorption en protéines avant de les supplémenter en acides aminés et protéines hydrosolubles plus assimilables.

Le fer en excès (maladies génétiques, prises trop prolongées et/ou excessives, alimentation trop carnée accompagnée de vins rouges, riches en fer) peut également provoquer des vertiges.

Il faut savoir également rechercher les maladies hépatiques chroniques et certains troubles psychiatriques qui, indépendamment des thérapeutiques, sont également à l'origine de ce symptôme.

Vésicule biliaire (troubles de la)

Les troubles de l'évacuation biliaire ou *dyskinésies biliaires* sont souvent dus à certains terrains ou affections telles que dystonie neurovégétative, nervosité, états plus ou moins dystoniques neurovégétatifs, dépressions...

Les *lithiases biliaires* qui, lorsque les calculs sont évacués, provoquent des pesanteurs, des douleurs, voire des crises de colique hépatique, sont abordées au chapitre correspondant.

Tous les troubles pancréatiques peuvent avoir une incidence sur la vésicule biliaire et l'augmentation du volume du pancréas peut comprimer les canaux biliaires. Le diagnostic précis est du domaine médical.

En dehors du cadre de maladies bien particulières (gastroduodénites, hépatites, pancréatites, cholécystites, colites...) et de prédispositions génétiques une diététique équilibrée (pas trop de graisses saturées d'origine animale, assez de graisses insaturées et de fibres...) doit permettre d'éviter ce genre d'ennui.

Vitiligo

Le vitiligo se manifeste par des zones cutanées de dépigmentation, souvent géométriques et symétriques. Ces zones peuvent s'étendre plus ou moins et sont très sensibles aux coups de soleil car elles ne contiennent plus de pigment protecteur : la mélanine.

Cette maladie d'origine inconnue survient souvent chez des sujets hypersensibles, dystoniques ou dépressifs que l'on ne manquera pas de supplémenter le cas échéant.

Il existe aujourd'hui des traitements dermatologiques qui associent agents brunissants et protecteurs solaires ou psoralènes pris par voie buccale simultanément à une exposition aux UV. Les résultats ne sont pas constants.

En matière de supplémentation, c'est avant tout l'acide para-aminobenzoïque (PABA) qui peut être proposé à raison de 100 à 250 mg trois à quatre fois par jour. Il faut l'appliquer localement sous forme de crèmes disponibles en pharmacie.

On propose également de prendre du cuivre qui augmente l'activité de la tyrosinase facilitant ainsi la production de mélanine.

R.H. Cormane, en 1985[1], a testé 32 sujets exposés pendant 30

1. *Archiv. Dermat. Res.* 272 (2) : 126-30.

à 45 minutes par jour aux UV après une absorption de 50 mg par kilo de phénylalanine. Au bout de quatre mois des repigmentations sont apparues et la tolérance aux rayons solaires était augmentée.

Vomissements

Voir Nausées.

Ne jamais allonger une personne qui vomit sur le dos mais sur le côté. Il faut toujours rechercher une cause qui n'est pas forcément « la fantomatique crise de foie » mais qui peut être une urgence vraie : traumatisme crânien, insolation, affection vasculaire cérébrale ou digestive grave.

Il faut toujours penser à réhydrater et renutrir un sujet qui a beaucoup vomi.

Zona

Le zona ou herpès zoster est une infection neurologique provoquée par un virus identique à celui de la varicelle. Elle touche les racines ganglionnaires postérieures et se manifeste par des éruptions vésiculeuses souvent hyperalgiques, pruriantes et parfois brûlantes et bien localisées aux territoires nerveux concernés.

Le zona opthalmique découle de l'atteinte du ganglion de Gasser, peut donner des paralysies oculaires et des lésions résiduelles. Il survient plus volontiers chez des personnes âgées.

Le zona survient préférentiellement chez les sujets immunodéprimés et chez ceux qui sont exposés à une affection (cancers, maladie de Hodgkin) ou un traitement immunodépresseur. Il doit être diagnostiqué et traité dès les premiers symptômes : frissons, fièvre, fatigue et... éruption.

De nombreux confrères peuvent témoigner que, dans ces conditions, le chlorure de magnésium (tel que le préconisait en son temps le Français Delbet) montre une grande efficacité. Il ne faut pas avoir peur de prendre des doses importantes : dissoudre un sachet de 20 g dans un litre d'eau et absorber un grand verre deux à trois fois par jour, en fonction de sa tolérance intestinale car le transit ne manquera pas d'être rapidement accéléré.

Il est recommandé d'ajouter à cette « purge » une à deux-trois cuillères à café d'acide ascorbique (soit 4 à 12 g) et il est important de prendre en même temps au moins 1 comprimé matin et soir de

Complexes B (dosés à 100 mg) et deux à trois gélules à chaque repas d'acidophilus afin de protéger la flore intestinale.

Afin de contribuer à la restauration rapide d'une immunité satisfaisante, nous recommandons du zinc (50 à 100 mg/jour) que l'on pourra associer à de la vitamine B6 (100 à 300 mg).

Il est classique de conseiller de la vitamine B12 en injections quotidiennes de 1 000 UI/jour, qui semble contribuer à diminuer les risques de « douleurs post-zostériennes ».

Ces douleurs, parfois désespérément chroniques chez des sujets fragilisés et en mauvais état général, surviennent lorsque l'infection aiguë a laissé derrière elle une véritable lésion nerveuse résiduelle.

La vitamine B12 semble diminuer le risque de cette complication, mais c'est la vitamine E (alpha-tocophérol) à forte dose, 1 200 à 1 600 UI/jour et en supplémentation de plusieurs mois qui s'est révélée efficace au cours d'une étude expérimentale humaine [1].

Il est assez difficile de passer sous silence l'action remarquablement efficace (à condition d'être prise précocement) d'un médicament distribué par les laboratoires de pharmacologie homéopathique : le Vaccinotoxinum 4CH qui n'est autre qu'une dilution du virus en cause. Il se présente sous forme d'un tube de 80 granules et on en sucera 2 à 3 toutes les deux ou trois heures.

Localement, le traitement doit être commencé très tôt. On utilisera l'huile de vitamine E (en capsules à usage unique) ainsi que des solutions huileuses d'huiles essentielles (géranium, thym, origan, cannelle...) pures au début puis diluées dans de l'eau tiède et appliquées en compresses.

1. Mihan, Ayres, *Arch. Derm.*, 1973.

4.

L'influence des supplémentations en vitamines et nutriments sur les grandes maladies contemporaines

L'ensemble des affections dues aux radicaux libres

Les radicaux libres

Sans entrer dans un jargon biochimique relativement indigeste, on peut dire qu'un radical libre est un atome, une molécule ou un groupe d'atomes présentant un électron célibataire sur son orbitale externe.

Ces structures qui ont une durée de vie très brève (de l'ordre du millionième ou du dix-millionième de seconde) sont très instables et très réactives du fait de la très forte tendance que manifeste cet électron célibataire à s'appareiller avec les structures biologiques voisines qui deviennent elles-mêmes des radicaux libres de nature et d'agressivité très différentes.

De l'anion superoxyde formé au début de la réaction au péroxyde d'hydrogène puis au radical hydroxyle, il se forme une réaction en chaîne qui va provoquer toujours plus d'oxydation tissulaire et de plus des oxydations qui seront entretenues et régulées par des systèmes enzymatiques différents mais complémentaires.

Il faut bien préciser qu'il ne serait pas juste de considérer le radical libre comme l'ennemi à abattre à tout prix : en effet, comme certains chapitres de cet ouvrage vous l'ont démontré, leur production est absolument nécessaire pour permettre des fonctions aussi importantes que la lutte contre les agents infectieux quelle que soit leur nature. Ces agents sont effectivement agressés par les cellules actrices de l'immunité qui vont les digérer (phénomène de la phagocytose) puis les détruire par le biais d'un phénomène de productions de radicaux libres sans lequel il ne pourrait y avoir de vie organisée.

Ce n'est donc pas le radical libre lui-même qui représente l'ennemi mais l'excès entretenu de radicaux libres.

C'est cet excès existant dans bon nombre de maladies devenant chroniques (voir la liste ci-dessous) qui doit être régularisé par les anti-oxydants.

Comme c'est probablement l'équilibre entre la production de radicaux libres et leur neutralisation qui conditionne de nombreux facteurs de santé ainsi que notre façon de vieillir *(voir chapitre sur « Le vieillissement »)*.

Les antiradicaux libres ou anti-oxydants

On distingue deux grandes «lignes de défense».

La première ligne de défense est celle des anti-oxydants essentiels à la composition et au métabolisme des systèmes enzymatiques de protection. Il existe dans l'organisme plus de 1 400 enzymes répertoriées susceptibles de répondre à cette définition. On distingue ici deux sous-groupes d'enzymes :

— les métalloenzymes où le métal appartient à la structure même de l'enzyme. La superoxyde dismutase à cuivre et zinc ou à manganèse en est l'exemple le plus représentatif avec la glutathion péroxydase à sélénium;
— les enzymes métallo-actives où la liaison métal-enzyme est réversible (catalases s'activant en fonction de leur réaction avec le fer).

La seconde ligne de défense fait intervenir les piégeurs exogènes de radicaux libres.

En anglais, on traduit par *Scavengers* et ce terme est passé dans le langage courant de la biochimie des radicaux libres. On distingue, ici encore, deux sous-classes :

— les piégeurs antiperoxydants exogènes ou Scavengers vrais : ils s'attaquent directement à l'initialisation des cycles de peroxydation. Ce sont essentiellement les vitamines C et E, la vitamine A de provenance végétale, c'est-à-dire les caroténoïdes ainsi que les flavonoïdes (vitamines P);
— les piégeurs occasionnels et adjuvants : ils bloquent occasionnellement le métabolisme des radicaux libres au sein de certains tissus en jouant, par rapport aux cibles, le rôle de bouclier ou de paravent. Ce sont :
  • les PUFA de membranes;
  • les acides aminés soufrés appelés encore lipotropes (méthionine, cystéine...);
  • les acides aminés aromatiques (phénylalanine);
  • les acides aminés indoliques (tryptophane);
  • certains extraits organiques frais (cellules fraîches, acides nucléiques (ADN, ARN), extraits placentaires et embryonnaires...).

Les affections ou maladies concernées

Il s'agit donc des maladies où le rôle d'une supplémentation par les anti-oxydants (vitamine E, sélénium, zinc, acides aminés, soufres...) pourraient être bénéfiques.

Ces prises d'anti-oxydants pourraient, en fonction des différentes situations et/ou de leur gravité, constituer une première tentative thérapeutique ou plus souvent une thérapie adjuvante à un traitement spécifique :

— maladies liées à l'affaiblissement ou à la dérégulation de l'immunité :
  • infections virales ;
  • maladies allergiques (digestives, respiratoires, cutanées...) ;
  • maladies dites auto-immunes (certains diabètes, certaines pathologies endocriniennes — thyroïdites —, certaines maladies rhumatismales comme la spondylarthrite ankylosante ou la polyarthrite rhumatoïde, les connectivites ou encore le lupus érythémateux disséminé...) ;
— grandes maladies dites de dégénérescence (c'est-à-dire plus ou moins liées au fait que nous vieillissons...) :
  • pratiquement tous les cancers aussi bien dans leur genèse que dans leur évolution et leur agressivité ;
  • maladies dites de sclérose : la sclérose en plaque, la sclérose latérale amyotrophique, la sclérodermie... ;
— maladies cardiocirculatoires (voir le chapitre les concernant en fin d'ouvrage) :
  • athéromatose, athérosclérose et leurs conséquences : angine de poitrine, infarctus...
  • pathologie veineuse : varices, hémorroïdes..., avec ses symptômes précoces à type de crampes ou de lourdeurs des jambes ;
  • pathologie capillaire : le syndrome de Raynaud et autres troubles de la microcirculation qui au plan cérébral peuvent avoir des retentissements multiples sur la mémoire, la concentration, la vigilance, bref sur l'intégrité de nos fonctions cognitives et relationnelles ;
  • hypertension artérielle, plus ou moins liée aux phénomènes décrits ci-dessus ainsi qu'à la pathologie rénale et nerveuse ;
— maladies rhumatismales : en dehors des grandes pathologies inflammatoires, auto-immunes et souvent invalidantes que nous avons citées, on peut encore suspecter l'arthrose et l'ostéoporose. Les tendinites du sportif sont également visées ;

— maladies de la digestion :
• ulcères quelle que soit leur localisation ;
• hépatites et cirrhoses : on sait que la majorité des troubles imputables à l'alcoolisme peuvent être atténués par les antioxydants ;
• gastrites ;
• colites avec leurs cortèges de troubles permanents : ballonnements, diarrhées, constipations...

— maladies dermatologiques :
• eczéma, allergies ;
• psoriasis ;
• sécheresses cutanées ;
• certaines infections (acné) ;

— dysrégulations hormonales de la femme :
• syndrome prémenstruel avec tension mammaire et douleurs pelviennes précédant chaque période menstruelle ;
• mastoses ;
• cellulite ;
• troubles liés à l'apparition de la ménopause ;
• probablement phénomènes de kystose mammaire ou ovarienne ;
• probablement fibromes et endométrioses ;
• certaines stérilités ;

— maladies urologiques :
• cystites ;
• néphrites auto-immunes ;
• prostatites (adénomes de la prostate) ;

— pathologies liées au fonctionnement du système nerveux central ou sympathique :
• dystonies neurovégétatives souvent confondues avec des spasmophilies qui se manifestent par des symptômes aussi disparates que : anxiété, angoisse, insomnies, palpitations, asthénie, pseudo-dépressions, hyperactivité (chez l'enfant), hypersensibilité neuro-affective...
• probablement maladies de dégénérescence du cerveau telles la maladie d'Alzheimer et l'insuffisance cérébrale de la personne âgée où les structures cérébrales sont atteintes directement et indirectement par le biais de la pathologie circulatoire ;

— pathologies de la bouche et des dents :
• gingivites avec saignements et douleurs chroniques des gencives ;
• stomatites ;
• aphtes ;

— autres maladies aussi différentes que :
  - cataracte ;
  - zona ;
  - prise de poids ;
  - fatigues anormales ;
  - fragilité anormale au stress et/ou aux infections ;

— maladies dites iatrogènes, c'est-à-dire conséquence de l'intervention d'un agent thérapeutique :
  - troubles secondaires à l'administration prolongée d'antibiotiques, anti-inflammatoires, médicaments du psychisme et du système nerveux... ;
  - troubles secondaires aux radiothérapies ;
  - troubles secondaires aux chimiothérapies anticancéreuses ;

— tous les troubles liés à un vieillissement précoce ou accéléré :
  - troubles cutanés : sécheresse, rides et ridules ;
  - mauvaise santé des ongles et des cheveux ;
  - perte précoce des capacités d'apprentissage, d'enthousiasme, de communication, de mémoire...

On comprend que la longueur et la disparité de cette liste déroutent une majorité du public et, à l'heure encore triomphante de la médecine néopastorienne et donc du médicament spécifique pour une cible et une pathologie spécifiques, du corps médical qui n'est pas préparé intellectuellement à de telles conceptions. Il est vrai que la grande majorité des médecins actuellement en exercice n'ont pas ou peu reçu d'enseignements sur ou à propos des anti-oxydants.

Les maladies cardiovasculaires

La possibilité d'une prévention idéale par la nutrition et une supplémentation est-elle confirmée ?

Ce sont les Japonais qui nous fournissent la réponse qui bien entendu est tout à fait affirmative : le Japon est le seul pays où les maladies cardiovasculaires ont augmenté de plus de 30 % entre 1950 et 1990 ! Pourquoi ? La réponse vient de M. Toru Tsumita, directeur du Centre gérontologique de Tokyo [1] : « C'est parce que nous nous mettons à manger comme les Américains... »

Par ailleurs, et depuis 1949, l'étude américaine qui a étudié le devenir de 6 000 habitants de trente à cinquante-neuf ans de la ville de Framingham n'a cessé de préciser et de confirmer la relation directe entre décès cardiovasculaires et facteurs de risque tels : hypertension, tabagisme, excès de lipides sanguins (cholestérol et triglycérides) excès de poids, consommation excessive de « sucres ».

A quatre-vingts ans, sur 100 femmes, 10 meurent de cancer alors que 80 décèdent de maladies cardiovasculaires.

Plus récemment le projet Monica, réalisé sous l'égide de l'OMS, révèle des différences très importantes de risque entre les pays européens : on meurt trois fois plus d'infarctus en Irlande qu'à Toulouse et plus intéressant encore la qualité des graisses, c'est-à-dire leur état d'oxydation qui peut être directement dépendant des statuts individuels en nutriments (et notamment en vitamine E) semble jouer un rôle au moins aussi important que leur seul excès quantitatif...

Il nous faut donc nous aussi écouter le message que l'American Heart Association proclame, aujourd'hui, « haut et fort » : « Seule la prévention est susceptible de réaliser une importante et significative réduction des accidents et décès cardiovasculaires. Près de la moitié des décès cardiovasculaires se produisent au moment du premier accident et donc avant que tout traitement ne soit entrepris. En conséquence, il faut préférer et privilégier la prévention. »

Quelle supplémentation nutritionnelle conseiller dans le cadre de la prévention et en temps qu'adjuvant aux traitements spécifiques ?

1. Cité par Louis Bériot, dans *Le Grand Défi*, éd. Olivier Orban.

Les acides gras oméga 3
(Acides eicosapentanoïques, EPA, et docosahexaénoïque, DHA)

La découverte des effets bénéfiques des huiles de poissons des mers froides remonte au début des années 80. Elle découle du fait que les Esquimaux, qui n'ont pas de particularisme génétique en ce domaine, ne présentent pratiquement pas d'accidents cardio-vasculaires.

Le médecin anglais Reginald Saynor a publié dans le *Lancet* de juin 1983 un article célèbre : il démontrait que les sujets ayant reçu une supplémentation pendant deux ans avaient non seulement un taux global de cholestérol significativement plus bas, mais présentaient aussi une élévation du cholestérol-HDL, ce qui confirme donc bien le rôle anti-athérogène de ces huiles.

Cette étude a été vérifiée depuis. Un article de la revue *Jama* (éd. française) de 1988 résume bien les propriétés des huiles de poisson :

— réduction du taux de cholestérol avec élévation du cholestérol-HDL («bon cholestérol»);
— réduction du taux de triglycérides dont le rôle athérogène est de plus en plus certain;
— diminution de la viscosité sanguine (allongement du temps de saignement, effet anti-agrégant plaquettaire et effet sur les médiateurs de la coagulation tel le thromboxane A2);
— réduction de la réactivité vasculaire à divers stimuli hormonaux dont la noradrénaline d'où un effet de régulation de la tension artérielle;
— effets anti-inflammatoires;
— effets de ralentissement de la croissance tumorale.

Il faut quand même préciser que ces études sont réalisées avec de fortes doses d'oméga 3 qui prolongées telles quelles risqueraient d'avoir des effets négatifs : risques hémorragiques, prises de poids.

L'étude de Kromhout et coll. débuta dans la ville hollandaise de Zutphen et étudia le devenir de 842 sujets de 40 à 59 ans parmi lesquels on enregistra 78 décès dus à la maladie cardiovasculaire. La supplémentation utilisée était de l'ordre de 700 mg/jour d'huiles de poisson ou en moyenne 30 g/jour de poissons (dont deux tiers de poissons maigres et un tiers de poissons gras).

Les sujets supplémentés de cette façon *ont bénéficié de plus de 50 % de réduction de mortalité cardiovasculaire* par rapport à ceux qui ne consommaient pas de poisson.

Il faut donc être raisonnable dans les conseils nutritionnels :

- manger du poisson et des fruits de mer très régulièrement (au moins deux à trois fois par semaine) et surtout aux dépens des graisses animales carnées et laitières ;
- supplémenter avec 0,5 à 6 g/jour de capsules d'huiles de poisson, en adaptant cette supplémentation à la diététique et aux autres facteurs de risques (tabac, tension...).

Le squalène

C'est un élément naturel (triterpénoïde) présent dans les huiles végétales (ricin, maïs, olive), dans la chair de poulet et de porc et dans notre organisme. C'est dans le foie des petits requins des grandes profondeurs qu'on le trouve en plus grande quantité.

Au plan biochimique, c'est un intermédiaire obligatoire de la biosynthèse du cholestérol.

Ses propriétés ont été étudiées en 1988 à l'université d'Helsinki et cette même année par le docteur G. Schwartz de l'université de Philadelphie, elles sont diverses : le squalène diminue de 81% l'activité de l'HMG-Coa Reductase et augmente de 88% celle de l'ACAT (acyl-coenzyme A).

Cette activité, au sein des cellules du foie, favorise le catabolisme du cholestérol, diminue les taux de cholestérol LDL et a donc un effet athérogène. Cet effet qui pourrait être obtenu par la consommation de 100 g/jour d'huile d'olive vierge le sera dans la pratique par la prise de 2 à 3 g/jour (4 à 6 capsules).

La lécithine de soja

Les effets bénéfiques de la lécithine sur le taux de cholestérol furent découverts en 1958 par le docteur Lester M. Morrison qui prescrivit de la lécithine à 15 patients qui avaient été rebelles à une diététique adaptée. Après trois mois, 12 des 15 patients avaient une diminution de 30% de leur taux de cholestérol.

Ces études furent confirmées depuis, notamment par une étude belge qui, sur 100 patients, objectiva une réduction de 40% du taux de cholestérol.

Alfalfa et soja

L'alfalfa est disponible sous forme de teintures mères ou de comprimés. Il est très souvent utilisé en complément de traitement pour de nombreux troubles de la digestion. Il contient plus de 65 nutriments parmi lesquels le bêta-carotène et la chlorophylle. La chlorophylle a des propriétés désinfectantes et anti-anémiques.

L'alfalfa et le soja contiennent des substances que l'on nomme saponines. M. Malinow et coll. [1] ont démontré que ces saponines avaient pour effet, au niveau du tube digestif, de réduire l'absorption du cholestérol total sans faire baisser les taux de cholestérol-HDL.

Chez le singe, les mêmes auteurs avaient publié, en 1978, que ces saponines étaient en mesure de faire régresser les plaques d'athérome.

En pratique, on ne peut donc que conseiller la consommation d'aliments à base de soja. Il ne faut toutefois pas conclure que le soja peut remplacer toutes les protéines d'origine animale bien que, et ce n'est pas ici notre propos, certaines « combinaisons alimentaires entre céréales et légumineuses » arrivent à fournir les acides aminés essentiels à la vie.

Les substances lipotropes

Il s'agit de :

— l'inositol ;
— la choline ;
— la L-méthionine ;
— le chlorure de bétaïne.

Ces substances sont souvent associées au sein de comprimés dits « lipotropes » (émulsifiants des graisses) ou *fat burner*.

L'inositol appartient à la famille des vitamines B. Il est naturellement contenu dans les germes de blé, la levure de bière, les abats, les fruits et le chou-fleur. Dans l'organisme, il se combine avec la choline pour former les phospholipides qui sont des constituants essentiels de nos membranes cellulaires et du système nerveux. Selon le docteur Pfeiffer du Brain Bio-Center de New York et d'autres auteurs américains, il aurait des propriétés calmantes, permettrait

1. *J. Clin. Invest.* 1981.

(avec la choline) de faire baisser le taux de cholestérol total et contribuerait à la régularisation de la tension artérielle.

La choline fait également partie des vitamines du groupe B. Au sein du foie, elle provient de la lécithine.

Elle est précurseur d'un neuromédiateur (substance chimique essentielle au bon fonctionnement de notre système nerveux) : l'acétylcholine. Sous forme phosphorylée, elle franchit la barrière méningée. Elle est prescrite et utilisée aux USA (Smarts Drugs Nutrients) pour contribuer au traitement des troubles de l'acquisition mémorielle. En France elle est plus utilisée pour son action lipotrope et anticirrhotique sur le métabolisme hépatique. Elle contribuerait donc et logiquement au contrôle du taux de cholestérol total. Comme l'inositol, elle a des propriétés calmantes et pourrait donc aider à traiter les hypertendus. Elle n'est pas recommandée à doses fortes (plus de 3 g/jour) chez les sujets dépressifs.

La méthionine est un acide aminé essentiel dit soufré (qui contient du soufre). Il est naturellement contenu dans les laitages et la viande et totalement absent des produits végétaux. C'est un « donneur de méthyl » précurseur de la carnitine, de la bétaïne, de la créatine, de la choline et de l'adrénaline. En tant que précurseur de la choline, car participant à la synthèse de la phosphatidylcholine, elle en a donc les mêmes propriétés de détoxication cellulaire, particulièrement au sein de la cellule hépatique.

La bétaïne, bien connue en France sous forme de citrate de bétaïne, est également une substance lipotrope à tropisme hépatique.

Ces substances dites lipo-hépatotropes comme la choline, la bétaïne, la méthionine et l'inositol aident à combattre divers troubles digestifs. Elles se comportent également comme des antioxydants.

Les fibres

C'est maintenant presque un pléonasme de dire que l'augmentation journalière de la ration de fibres est essentielle au maintien d'une cholestérolémie normale.

Ces faits ont été confirmés par une étude publiée dans le *Jama* du 10 avril 1991. Les auteurs (Dr Michael Davidson et coll., du Chicago Center for Clinical Research) étudièrent 156 sujets qui reçurent un apport quotidien de 57 g de son d'avoine.

Cet apport réduisit de 15 % la cholestérolémie des sujets.

Une autre étude (J. Anderson, université de Kentucky) confirme les propriétés hypocholestérolémiantes des différentes fibres :

— diminution de la cholestérolémie de 11% pour la gomme de guar ;
— de 12 % pour la pectine (pommes) ;
— de 15 % pour le psyllium ;
— de 13 à 19 % pour le son d'avoine.

A 25 g de son d'avoine par jour, la baisse du cholesthérol est associée à une baisse de la fraction LDL (fraction athérogène). Anderson confirma que cette propriété était constante même en régime dit « occidental » où la part des lipides est supérieure à 35 % et l'apport quotidien de cholestérol supérieur à 300 mg/jour.

Le son de blé entraînerait plutôt une diminution des taux de triglycérides.

En pratique, on ne peut donc que conseiller la consommation d'au moins 20 g de son par jour. Cet apport sera diversifié : sons d'avoine et de blé, pectine de pommes, légumes à fibres. Il ne faudra pas non plus exagérer dans les rations sous peine de trop accélérer le transit intestinal et de perturber l'absorption des nutriments.

Alors ? A vos müeslis, flocons d'avoine dans les potages, céréales et farines complètes, pommes et légumes... ni trop, ni trop peu.

Les anti-oxydants

La vitamine E ou alphatocophérol

La vitamine E ou alphatocophérol est un anti-oxydant essentiel pour la prévention et la supplémentation adjuvante en matière d'affections cardiovasculaires.

C'est dans le domaine cardiovasculaire que l'application des effets antiradicalaires majeurs de la vitamine E risque d'avoir les plus grandes conséquences thérapeutiques :

— la péroxydation lipidique de cette fraction que l'on nomme vulgairement « mauvais cholestérol » représentée par la fraction LDL du cholestérol est un phénomène capital dans la genèse et l'entretien de l'athérosclérose et plus généralement de la maladie et du vieillissement vasculaire. En d'autres termes, l'aspect qualitatif de ces LDL oxydées semble plus pathogène que l'aspect purement quantitatif ;
— ce puissant effet préventif de la vitamine E contre l'athérosclérose a été étudié par Fruchart (1988) et par Steinberg (1986) ;
— la récente étude dite Monica, pour « Monitoring Cardio-vascular

Disease », menée dans trente-trois régions du globe sous l'égide de l'OMS confirme les effets de la vitamine E ;
- dans une série d'études conduites de 1987 à 1989, Gey et coll. ont montré que la vitamine E était de tous les anti-oxydants essentiels le plus corrélé inversement avec la mortalité par accidents ischémiques cardiaques.

Ces études, présentées au dernier symposium sur les anti-oxydants en nutrition humaine tenu à Paris en septembre 1991 sous l'égide de l'UNESCO, montrent que les variations d'incidence entre des maladies cardiovasculaires dans seize pays européens sont dues en premier lieu à un statut vitaminique E différent au sein des populations étudiées.

La vitamine E semble donc à l'heure actuelle pouvoir être recommandée à la fois pour :

- accroître la fraction HDL (bon cholestérol) ;
- diminuer l'oxydation des fractions LDL du cholestérol. Ces fractions semblent les plus athérogènes et donc les plus agressives pour le système cardiovasculaire ;
- stimuler la formation de prostacycline qui par son effet favorable sur la coagulation diminuera le risque d'accidents ;
- diminuer en général le risque, la fréquence et la gravité des accidents cardiovasculaires.

La vitamine C

La vitamine C, contrairement à la vitamine E, est hydrosoluble. Elle agit donc dans la phase aqueuse de la cellule, le plus souvent en synergie avec la vitamine E dont elle permet la régénération.

C'est le professeur Packer (Symposium anti-oxydants, Paris, septembre 1991) qui a démontré l'existence d'un cycle de régénération de la vitamine E. La vitamine C (acide ascorbique), le glutathion et d'autres anti-oxydants agissent en synergie avec la vitamine E afin de stabiliser les membranes et d'empêcher la formation des LDL oxydées.

L'acide ascorbique interfère avec pratiquement tous nos métabolismes : synthèses des collagènes, métabolisme des graisses, du fer et des folates, synthèses hormonales, stimulation de la cicatrisation et de la microcirculation, effets antihistaminiques et donc antiallergiques et surtout effets anti-infectieux, antiviraux et antioxydants.

Au plan cardiovasculaire, c'est au dernier colloque sur la pathologie cardiovasculaire, tenu fin 1991 à Bethesda, sous l'égide du très officiel National Heart Lung and Blood Institut (NHLBI) que le docteur Daniel Steinberg (University of California, San Diego) révélait que la vitamine C avait sur les LDL (mauvais cholestérol) des propriétés anti-oxydantes, comparables à celles du probucol et capable de réduire de 50 % les lésions athéromateuses chez le lapin.

Linus Pauling étudia la vitamine C en tant qu'hypocholestérolémiant [1]. Il conclut avec d'autres auteurs qu'elle devait avoir des effets spécifiques antiathéromateux et protecteurs en cas de situations à risques. D'autres auteurs confirmèrent ses conclusions tant chez l'homme que chez l'animal.

Son rôle essentiel pour la biosynthèse du collagène semble lui conférer des propriétés particulières dans les situations de cicatrisation et de réparation en situation de post-infarctus où, à notre avis (et selon celui de certains autres américains), le patient aurait intérêt à avoir des taux sanguins de vitamine C très supérieurs aux standards habituels.

Enfin, une étude épidémiologique anglaise confirma que dans une région où les habitudes alimentaires conduisaient à des taux sanguins faibles de vitamine C et à une fréquence accrue d'accidents cardiovasculaires, une supplémentation permettait à la fois de ramener les taux à la normale et de diminuer la fréquence des accidents.

En pratique, une supplémentation de l'ordre de 500 mg à 1 g/jour associée à une alimentation riche en fruits et légumes, semble tout à fait raisonnable.

Plus récemment, on s'est intéressé aux effets détoxicants et chélateurs de la vitamine C qui, dans l'organisme, permet ou facilite l'élimination de certains xénobiotiques (substances étrangères à l'organisme : plomb, mercure, arsenic, cadmium, dioxyde de soufre, chlore, benzène et ses dérivés aromatiques, pesticides...) qui ont probablement un rôle déclenchant ou aggravant dans l'évolution des maladies cardiovasculaires et cancéreuse ou précancéreuses.

Le coenzyme Q10

Le coenzyme Q10 ou ubiquinol 10, découvert par Crane en 1957 est un nutriment essentiel. Il a une structure proche des vitamines E et K. C'est un anti-oxydant puissant utilisé particulièrement dans la pathologie cardiovasculaire (car il contribue à régulariser les hypertensions artérielles), dans les insuffisances immunitaires, les pathologies liées au vieillissement et en médecine sportive.

1. Voir *Abusez des vitamines*, Paris, Tchou, 1988.

Au cours du Symposium antioxydants[1], le professeur Stocker (Heat Research Institut Sydney, Australie) a montré que lors de l'oxydation des lipoprotéines, le coenzyme Q10 est le premier protecteur, car il favorise la régénération de la vitamine E de ces lypoprotéines.

Les vitamines B

Les vitamines du groupe B jouent probablement un rôle essentiel dans la bonne santé cardiovasculaire.

La thiamine (ou vitamine B1), selon une étude réalisée sur un groupe de rats par l'université de Tulane, aurait une action favorable sur la trophicité et la régulation du rythme cardiaque.

La niacine (vitamine B3) a été étudiée par le Centre de recherche sur les lipides de l'université de Cincinnati. Elle est vasodilatatrice et probablement anti-athérogène ; de plus, elle abaisse les taux de cholestérol et de triglycérides, mais ses effets secondaires pourtant transitoires et sans danger en limitent (en France) l'utilisation.

L'acide folique (vitamine B9) est également un vasodilatateur. Il est particulièrement efficace dans le cadre de la prévention et des traitements des ulcères de jambe.

La pyridoxine (vitamine B6) semble avoir une action favorable sur la conduction de l'influx nerveux dans le tissu cardiaque. Elle est par ailleurs recommandée chez les femmes prenant une thérapeutique hormonale (pilule anticonceptionnelle).

Les comprimés B complexe à « effet retard » et suffisamment dosés (50 à 100 mg par comprimés) permettent d'administrer ces différentes vitamines du groupe B sans risquer de provoquer des « déséquilibres » nutritionnels ou métaboliques.

Carences minérales et risques cardiovasculaires

Le calcium

De nombreux auteurs ont corrélé l'hypertension artérielle avec des taux bas de calcium (hypocalcémie).

Une étude publiée dans le *Journal of the American Medical Association* rapporte qu'une étude prolongée pendant vingt-deux semaines (un groupe à 500 mg/jour, un groupe de 1 g et un groupe placebo) conclut que la supplémentation permettait d'abaisser la tension arté-

1. Paris, UNESCO, septembre 1991.

rielle et en particulier la tension diastolique (le chiffre le plus faible). Cet abaissement fut de 5,6 % chez les femmes et de 9 % chez les hommes.

Cette étude fut confirmée en décembre 1985 par une étude du docteur Cynthia D. Morris dans *Annals of International Medicine*.

Le magnésium

Le magnésium est recommandé chez les patients nerveux (dystoniques — *voir ce chapitre*) et/ou hypertendus. On préconise différents sels de magnésium (chlorure, sulfates, lactates, pydolates, aspartates,...) alternés ou mélangés, répartis au cours de la journée.

Le chrome

Selon R.A. Anderson, le chrome est un élément essentiel nécessaire au métabolisme des hydrates de carbone et des lipides. La carence alimentaire en chrome est associée à l'installation de diabètes de la maturité et des maladies cardiovasculaires.

L'apport alimentaire de chrome de la plupart des individus (inférieur en moyenne à 60 μg/jour) est en Europe comme aux USA inférieur à l'apport conseillé (selon la FDA de 50 à 200 μg/jour).

De plus la consommation d'aliments raffinés (pain, sucres et pâtes blanches...) aggrave le problème de la carence alimentaire en chrome.

Chez l'homme, des études épidémiologique révèlent que le taux sérique de chrome varie entre 4 et 8 μg. Il est nettement abaissé en cas d'athérosclérose prononcée, d'hypertension artérielle, d'infections aiguës ou chroniques, de stress, de gestation et d'une façon plus générale avec l'âge.

Une étude publiée dans *La Presse médicale* du 1er novembre 1986 par Conri, Simonoff, et coll. confirme cet abaissement significatif de la chromémie au cours des maladies des coronaires, l'abaissement étant proportionnel au degré de sténose coronaire.

Dès 1954, Curran puis, en 1968, Schroedder, ont démontré qu'un apport journalier de 2 mg d'acétate de chrome pendant six mois entraîne une diminution du cholestérol total de 14 %. Nash a observé en clinique, après deux mois de supplémentation, une réduction d'environ 10 % du cholestérol et une augmentation de 14 % des fractions HDL.

Mac Carthy (1981) pense que la stimulation de l'activité de l'insuline par l'administration de chrome biologiquement actif peut avoir un effet hypotenseur.

Les aliments les plus riches en chrome sont les épices telles que le thym et le poivre noir.

La levure de bière, les foies, les rognons, les champignons, les céréales complètes et les jaunes d'œufs en sont également très riches.

En dehors de ces conseils alimentaires, une supplémentation en chrome organique ou minéral peut être raisonnablement envisagée dans les situations à risque cardiovasculaire.

Le zinc

L'Organisation mondiale de la santé a étudié un projet de recherche sur les relations entre hypertensions, taux élevés de cadmium et déficiences en zinc. Il semble que beaucoup de patients hypertendus et/ou athéromateux présenteraient des taux élevés de cadmium et des déficiences ou subcarences en zinc.

Le zinc est naturellement présent dans les viandes, les foies et surtout les fruits de mer. Dans l'organisme, il est le cofacteur de plus de deux cents enzymes. Son rôle au niveau de l'immunité, du psychisme, de la régulation hormonale est immense.

Conclusion

Le 21 juillet 1990, la très sérieuse revue internationale *Lancet* publiait un article du docteur Ornish (Institut de médecine préventive, Sausalito, Californie) qui, à travers une étude prospective et randomisée chez 48 coronariens âgés de 35 à 77 ans, démontrait qu'une stricte hygiène de vie faisait régresser des lésions même sévères d'athérosclérose coronarienne.

Selon le docteur Denise Caro [1], le régime alimentaire excluait les produits d'origine animale, excepté une tasse de lait écrémé par jour ou un yaourt, la consommation de lipides était limitée à 10 % de l'apport calorique et celle du cholestérol était inférieure à 5 mg/jour. Une heure par jour était consacrée à des exercices de relaxation, de respiration, d'étirement, de méditation. Une activité physique modérée était pratiquée trois heures par semaine.

Au terme des douze mois d'étude, non seulement les paramètres biologiques s'étaient améliorés (baisse de 37 % du cholestérol-LDL) mais également la fréquence et la sévérité des crises d'angine de poitrine, ce qui fut également confirmé par l'étude coronarographique de ces sujets. Au total 82 % des sujets ayant suivi le programme furent améliorés significativement.

Les États-Unis ont donc pris conscience de l'importance d'une

1. *Le Quotidien du médecin* du 21 juillet 1990.

bonne hygiène de vie afin de lutter contre les maladies cardio-vasculaires. De plus ils se sont donné les moyens de le faire savoir au plus grand nombre par l'intermédiaire des médias. Cette politique s'est traduite par des résultats incontestables.

Hygiène alimentaire, hygiène de vie et supplémentation intelligente forment un triptyque dont l'efficacité ne fait plus de doutes.

La France et plus généralement l'Europe n'est pas, malgré une alimentation sensiblement différente de celle des USA, épargnée par ces maladies. L'*american way of life*, de plus en plus répandu, conduit à des rythmes de travail, à des stress, à une diminution des temps de récupération et... à une alimentation qui tendrait, encore aujourd'hui, à nous rapprocher des paramètres américains.

Trouverons-nous nos propres solutions de prévention, d'économies de soin et de prévention à travers une meilleure connaissance de la nutrition et de la supplémentation ?

C'est à nous-mêmes, maintenant et tout de suite, d'en décider.

Les maladies cancéreuses

La supplémentation nutritionnelle peut et se doit d'intervenir dans plusieurs situations différentes :

— dans la prévention des cancers ;
— en situation adjuvante des traitements conventionnels ;
— en prévention ou volonté d'atténuation des complications thérapeutiques.

La prévention des cancers

Hormis quelques cas particuliers de maladies cancéreuses marginales (leucémies à promyélocytes, par exemple) il n'est pas d'exemples d'affections cancéreuses guéries par des nutriments utilisés en monothérapie.

Par contre, la majorité des auteurs s'accordent pour donner au statut nutritionnel individuel un rôle déterminant en matière de prévention.

Selon les épidémiologistes Peto et Doll (1981), 30 à 40 % des cancers sont dus à l'alimentation. Ces données, qui maintenant sont admises par l'ensemble des épidémiologistes, ne sont bien connues que depuis une dizaine d'années. Les grandes études épidémiologiques mondiales, comme celle de Framingham ou plus récemment l'étude Monica sont :

— soit très récentes ;
— soit en cours ;
— soit en projet, comme par exemple l'étude SU.VI.MAX (sous la direction du professeur Serge Hercberg, directeur INSERM) qui dès maintenant étudie, en France, les relations entre certaines carences vitaminiques, leur supplémentation nutritionnelle contre placebo, et la santé.

Cela explique qu'aujourd'hui la majorité des nutritionnistes et médecins connaissent très mal les relations entre santé et alimentation. Et ce qui est mal connu est souvent raillé !

De plus les relations entre alimentation, nutrition et cancers ne peuvent qu'être très complexes et donc difficiles à cerner.

Les études prospectives (allant vers l'avenir) et rétrospectives (retournant sur le passé) doivent tenir compte de multiples paramètres intriqués notés et évalués avec la même constance sur de nombreuses années... Malgré cela ce type d'études a une valeur incomparable en matière de clinique humaine.

Parmi ces études, un des plus grands projets est coordonné par le Centre international de recherche sur le cancer. Il fait partie du programme «Europe contre le cancer» soutenu par la CEE, et inclura 400 000 sujets de sept pays européens. Il démarre actuellement à grande échelle en France, Italie, Espagne et Royaume Uni.

En dehors d'influences nutritionnelles fortement suspectes de favoriser la survenue de tel ou tel cancer (graisses animales, manques de fibres, alcool...) des carences ou subcarences nutritionnelles semblent capables d'augmenter le risque d'un certain nombre d'affections tumorales ou prétumorales mais beaucoup d'études restent à confirmer.

La nutrition et la supplémentation en situations adjuvantes

Dès 1985, le professeur Lucien Israël étudiait la vitamine A (rétinol) en tant qu'adjuvant dans le traitement de certains cancers du sein.

A la même époque d'autres équipes tentaient d'évaluer par des protocoles randomisés et en double aveugle l'action de dérivés de la vitamine A, les rétinoïdes, dans le cadre des cancers bronchiques et plus généralement des cancers épidermoïdes (bronches, ORL, vessies...).

A cette date l'interféron n'était pas encore utilisé en thérapeutique. Le professeur Israël qualifiait la vitamine A d'«interféron du pauvre» dans la mesure où son prix permettait de la tester à grande échelle, soit dans des études randomisées, soit dans de petites études cliniques, soit en situation de prescription individuelle. Il faisait également allusion à son mécanisme d'action c'est-à-dire à son effet de réversibilité du phénotype tumoral (tel qu'il est merveilleusement évident dans le cadre du traitement de la leucémie à promyélocyte). Outre cet exemple «de rêve», cet effet s'est particulièrement bien manifesté :

- — sur les dysplasies et métaplasies des épithéliums malpighiens ;
- — sur l'apparition des seconds cancers ORL après traitement du premier ;
- — sur les processus métastatiques.

Depuis cette époque, d'autres nutriments sont testés :

— la vitamine D3 (1-25 dihydroxyvitamine) qui bloque les récepteurs hormonaux de certaines lignées cellulaires (cancer du sein et œstrogènes) et qui, chez l'animal, permet d'inhiber la croissance des mélanomes, des cancers digestifs et de différencier les leucémies myéloïdes et lymphocytaires ;
— les huiles de poisson (oméga 3) qui bloquent également certains récepteurs à des facteurs de croissance tumoraux.

Bien avant, Pauling et Cameron ont tenté de démontrer l'action de la vitamine C en position adjuvante. Cette action (voir plus loin) n'a pas été confirmée par la communauté scientifique [1]. Mais à notre avis, il n'est pas impossible que certains résultats de Pauling et Cameron soient un jour confirmés par ceux (et surtout par les « vrais » cancérologues, c'est-à-dire ceux qui ont étudié et continuent d'étudier les mécanismes intimes de la cancérogenèse) qui ont compris depuis longtemps que l'on ne pouvait comparer l'activité et le rôle thérapeutique d'une chimiothérapie avec celles d'agents redifférenciants, immunomodulants, ou hormonomodulants...

La nutrition et la supplémentation dans le but d'atténuer les complications des autres traitements

Mythe ou réalité du « concept de protection immunitaire » par les vitamines A, B6, C..., des cellules de l'immunité (moelle, thymus) en cas de traitement radiochimiothérapique ?

Protection cardiaque en cas de chimiothérapie et surtout de radiothérapie thoracique par la vitamine E et certainement le sélénium ?

Traitement des intoxications et modulations des fortes doses de méthotrexate par l'acide folique (vitamine B9). Synergie de ce même agent avec un médicament fréquemment utilisé en chimiothérapie (le fluoroucracile ou 5 FU) ?

Il est difficile de conclure au plan strictement statistique. Par contre, à l'échelle de la consultation individuelle au cours de laquelle le thérapeute s'assure de la constance des équilibres nutritionnels, enzymatiques, hormonaux, immunitaires de son patient en attente ou en cours de thérapie oncologique, il nous paraît certain que les résultats sont objectivés et objectivables :

1. Guilland et Lequeu, EM Inter, 1992.

— sur la tolérance du traitement en cours et sur la récupération (moins de fatigue, de nausées, etc.) ;
— sur la rapidité et sur la qualité de la réponse aux traitements antitumoraux ;
— sur le résultat global, sur la durée de rémission et souvent sur la qualité de cette durée.

Ce sont d'ailleurs nos malades qui sont « demandeurs »... !

Modes d'action des nutriments en cancérologie

La vitamine A et ses dérivés servent de modèle aux autres nutriments et ses nombreuses « cibles » se répartissent tout au long de la cancérogenèse :

— action anti-initiation ;
— action antipromotion enzymatique (indirecte) ou directement sur les promoteurs ;
— action sur les membranes cellulaires par correction de la perte de l'inhibition de contact et de l'adhésivité cellulaire ;
— action sur le cycle cellulaire : blocage en phase G1 ;
— action de redifférenciation :
  • des cellules tumorales constituées ;
  • des cellules précancéreuses (dysplasies) ;
— action immunostimulante :
  • par activation des macrophages et des lymphocytes tueurs (cellules NK) ;
  • stimulation de la sécrétion des cytokines, dont l'interleukine II ;
— synergie avec les chimiothérapies par blocage ou retardement des phases de résistance à la chimiothérapie.

Anti-oxydants et cancérologie

Le sélénium

On sait aujourd'hui que le sélénium, qui fut longtemps considéré comme un élément toxique, est d'une importance capitale et essentielle dans la lutte antiradicalaire car il entre dans la composition de la sélénométhionine et de la sélénocystéine qui elles-mêmes composent en partie et gouvernent les activités enzymatiques de la glutathion péroxydase.

Relevées dans plusieurs régions de notre pays [1], plus fréquentes dans certains pays du Nord de l'Europe, les carences ou subcarences entraînent des maladies spécifiques et des dysrégulations immunitaires dont il est encore difficile d'évaluer les conséquences. Les risques de carence sont également plus importants au cours de certains âges et situations de la vie : croissance, puberté, entraînement sportif intensif, grossesse, situations postopératoires ou de convalescence, vieillissement... et au cours de situations pathologiques chroniques : maladies inflammatoires, dysrégulations immunitaires génétiques et auto-immunes, pathologies cardiovasculaires, surmenages, stress prolongés, cancers, maladies digestives chroniques, alcoolisme, maladies de l'œil, intoxications aux xénobiotiques...

Citer ici les différentes études épidémiologiques qui, de par le monde, objectivent ou tentent encore de confirmer ces faits noircirait des dizaines de pages. On peut cependant noter que la plupart des cancers sont correlés avec des taux bas de sélénium. Ce sont, aux USA, les docteurs Raymond Shamberger de la clinique de Cleveland et le docteur Doug Frost de Battleboro dans le Vermont qui, dès 1969, ont entrepris ce type d'étude.

En février 1978 une Conférence sur la prévention du cancer tenue dans le cadre du très officiel National Cancer institut de Bethesda, a officialisé et confirmé les recherches sur ce sujet de Shamberger, Schrauzer, Griffin et Anderson.

Plus récemment, en 1988, s'est tenu, à Avoriaz, un Symposium Sélénium organisé à l'initiative d'universitaires grenoblois et plus particulièrement du professeur Favier. Ce symposium qui rassemblait des chercheurs du monde entier a permis de faire le point sur toutes les conclusions et recherches en cours à propos :

— de l'importance, de la fréquence et des conséquences des carences en sélénium dans le monde ;
— des possibilités, des moyens pratiques des différents modes de supplémentation.

Le zinc

Le champ d'activité du zinc au sein de la lutte antiradicalaire est encore beaucoup plus vaste que celui du sélénium car le zinc entre directement ou indirectement dans la composition et le métabolisme

1. Simonoff et coll.

de plus de deux cents enzymes dont beaucoup ont un impact essentiel dans la lutte antiradicalaire.

C'est en 1969 que Mac Cord et Fridovitch ont découvert cette « enzyme à zinc » qu'est la superoxyde dismutase. En 1976, Chvapil et coll. ont objectivé l'effet stabilisant du zinc sur la membrane des érythrocytes (globules rouges) par défense contre l'oxydation des lipides de membrane (lipoperoxydation). Ces travaux ont été confirmés par Betiger et coll. en 1980 : ils ont découvert alors la complémentarité entre zinc et vitamine E dans le traitement des conséquences infectieuses des carences en zinc. En 1983, Duchateau et coll. ont observé chez le vieillard des carences en zinc fréquentes et isolées qui, lorsqu'elles étaient corrigées, permettaient d'améliorer les différents paramètres cliniques et biologiques de l'immunité.

La vitamine A et les caroténoïdes

L'action de la vitamine A de provenance animale (rétinol) sur les lésions de type kératosique de la peau est aujourd'hui bien connue.

Ce sont plus encore les pigments vitaminiques d'origine végétale (caroténoïdes) qui sont utilisés en supplémentation nutritionnelle à visée anti-oxydante, car leurs effets antiradicalaires sont beaucoup plus nets et de plus, contrairement à la vitamine A d'origine animale, ils sont sans danger en cas de surdosages.

Le plus connu et le plus utilisé de ces caroténoïdes est sans conteste le bêta-carotène. Il a une configuration spatiale qui lui permet de se refermer sur lui-même constituant ainsi un piège destructeur de radicaux libres. C'est le capteur d'oxygène singulet le plus efficace.

De par le monde, de multiples études cliniques et épidémiologiques confirment chaque jour la place essentielle du bêta-carotène au sein de la « guérilla antiradicalaire ».

C'est effectivement dans le domaine de la cancérologie que ces études multicentriques tentent de préciser le rôle des caroténoïdes :

- aux USA, une étude réalisée sur près de 2 000 sujets a montré que le risque relatif de cancer du poumon passait de 8,1 pour des apports quotidiens de 100 à 3 700 UI de carotène, à 1,0 pour des apports de 6 400 UI ;
- aux USA également, l'université de Chicago étudie les effets préventifs du bêta-carotène sur la dégénérescence des polypes du côlon. L'Institut américain du cancer a mis en route une étude en double aveugle sur 25 000 médecins qui tente de préciser les propriétés préventives du bêta-carotène en cancérologie. En 1981,

le docteur B. Modan et coll. ont publié dans le *International Journal of Cancer* une étude comparative sur 406 patients souffrant de cancers gastro-intestinaux comparés à 812 témoins, qui établit une corrélation entre alimentation riche en bêta-carotène et diminution du risque de ce type de cancers ;

— au Canada, le professeur Hans Stiel a démontré la capacité du bêta-carotène à réduire le nombre de cellules de la muqueuse buccale contenant des micro-noyaux chez les chiqueurs de tabac et les mâcheurs de bétel asiatique.

Ces études illustrent bien le rôle d'anti-oxydant majeur et de cytoprotecteur nucléaire qu'exerce le bêta-carotène.

Au niveau de la peau, ces effets sont étudiés par rapport à la prévention des cancers cutanés. Ils sont étudiés par E.R. Greenberg à San Francisco.

La vitamine E ou alphatocophérol

La vitamine E ou alphatocophérol est un anti-oxydant essentiel. Liposoluble elle combat la propagation des réactions en chaîne radicalaires. C'est donc un antilipopéroxydant. Son action est constamment associée et renforcée par celle du sélénium. De plus elle protège les autres anti-oxydants (vitamines A et C) de l'oxydation.

Dans une étude récente conduite chez la souris, le professeur Helen Gansler a démontré le rôle protecteur de la vitamine E vis-à-vis du mélanome. Cette étude a démontré également que la vitamine E protégeait de l'immunosuppression induite par les rayonnements solaires.

Plus généralement, en cancérologie, la vitamine E est utilisée pour protéger l'organisme et en particulier le tissu cardiaque (myocarde) de l'activité radicalaire induite soit par les irradiations, soit par certaines drogues comme l'adriamycine. Cette action néfaste (iatrogène) se manifeste particulièrement au niveau des tissus cardiaques. La vitamine E est donc prescrite pendant ou après l'exposition aux rayons ou à ces drogues dans un but de cardioprotection.

Enfin Jean-Marie Bourre [1] cite des actions prouvées expérimentalement de la vitamine E à l'égard du cancer du sein et du cancer colique.

1. Symposium Sélénium, Recherche fondamentale et pratique quotidienne, Paris, 1988.

La vitamine C

La vitamine C, contrairement à la vitamine E, est hydrosoluble. Elle agit donc dans la phase aqueuse de la cellule le plus souvent en synergie avec la vitamine E dont elle permet la régénération.

C'est le professeur Packer [1] qui a démontré l'existence d'un cycle de régénération de la vitamine E. La vitamine C (acide ascorbique), le glutathion et d'autres anti-oxydants agissent en synergie avec la vitamine E afin de stabiliser les membranes et d'empêcher la formation des LDL oxydées.

C'est son effet *anti-oxydant de contact*, en particulier au niveau des muqueuses digestives (côlon) qui est actuellement le plus étudié de par le monde et le moins controversé. Au niveau digestif nous sommes malheureusement envahis par une quantité toujours croissante de nitrates qui proviennent des engrais utilisés dans l'agriculture dite moderne. En soi ces nitrates ne sont pas dangereux, mais ils le sont par leur transformation en nitrites, puis en nitrosamine.

En cancérologie, il est impossible de parler de vitamine C sans citer Linus Pauling, double prix Nobel, et le chirurgien Ewan Cameron qui, depuis une vingtaine d'années, se battent contre l'« establishment médical » afin de susciter des études scientifiques plus complètes et surtout plus fines et objectives.

Non seulement ils ne réussirent pas à convaincre, mais la célèbre clinique Mayo monta un protocole d'expérimentation de la vitamine C sur ses patients atteints de cancers terminaux et conclut à l'inefficacité de l'apport en vitamine C. Le caractère officiel de cette vénérable institution ainsi que l'importance des moyens mis en œuvre, à l'époque, achevèrent de persuader la grande majorité des médecins et des chercheurs de la planète que ce cher Pauling ferait mieux de se consacrer à ses travaux de chimie et ses conférences sur la paix qu'à la médecine...

Cependant, Pauling critiqua et démonta un à un les éléments du protocole de la clinique Mayo. Il conclut que, dans les conditions imposées, il eût été facile de prédire que l'on n'obtiendrait pas de résultats probants. Mais apparemment ses moyens ne lui permirent pas de contrebalancer l'opinion négative et planétaire qui découla des publications de la clinique Mayo.

Il faut lire les ouvrages de Pauling (traduits en français) et celui qu'il écrivit avec Cameron même si leur ancienneté les affaiblit un peu (car ils ont été écrits à une époque où la théorie radicalaire était encore inconnue). Pour Pauling et Cameron, la vitamine C inhibe-

1. Symposium anti-oxydants, Paris, septembre 1991.

rait des enzymes tumorales (hyaluronidases et collagenases) qui contribueraient à placer ces tumeurs à l'abri de la reconnaissance immunutaire de l'hôte.

Il faut savoir également que, même à leur époque, Pauling et Cameron ne furent pas les seuls à s'intéresser aux possibilités éventuelles de la vitamine C en cancérologie :

— dès 1951, il était établi aux USA, que les patients cancéreux avaient, primitivement à leur traitement, des taux plus bas de vitamine C dans leur plasma et leurs cellules ;
— en 1948, des épidémiologistes, les docteurs A.C. Chope et Lester Breslow, interrogèrent 577 patients âgés du San Mateo County, en Californie. Lorsqu'ils reprirent les questionnaires, huit ans plus tard, ils découvrirent que la mortalité chez ceux qui avaient les plus gros apports en vitamine C était de 40 % inférieure à celle du groupe qui avait les apports les plus bas. Ces chiffres étaient donnés pour toutes les causes de mortalité, mais ils se vérifiaient également dans le cadre des décès par cancer ;
— en 1948, également, les docteurs Goth et Littman découvrirent que l'origine des cancers se situait plus souvent au niveau des organes dont les taux de vitamine C étaient inférieurs à 4,5 % et rarement au sein d'organes où l'on trouvait des taux supérieurs ;
— en 1954, le docteur W.J. Mac Cormick affirma que, dans les cancers, l'accroissement de la malignité était inversement proportionnelle à la « résistance du tissu conjonctif » qui était elle-même dépendante des statuts en vitamine C ;
— plus récemment, on s'est intéressé aux effets détoxicants et chélateurs de la vitamine C qui, dans l'organisme, permet ou facilite l'élimination de certains xénobiotiques ayant un rôle déclenchant ou aggravant dans l'évolution des maladies cancéreuses ou précancéreuses : plomb, mercure, arsenic, cadmium, dioxyde de soufre, chlore, benzène et ses dérivés aromatiques, pesticides... Toutes ces actions préventives et peut-être curatives sont très probablement la conséquence des effets de protection antiradicalaire au niveau des acides nucléiques cellulaires. C'est aux chercheurs de laboratoire de nous expliquer ces résultats cliniques et épidémiologiques ;
— par ailleurs, au dernier Symposium de l'Institut national contre le cancer, tenu à Washington en 1990, le docteur Gladys Bloche confirmait « qu'une consommation insuffisante de vitamine C double le risque de cancer » ;

— et plus généralement en cancérologie, la vitamine C, comme la vitamine E, réduit la toxicité des autres thérapeutiques : ainsi Kan Shimpo (université de Fujita, Japon) a montré que la vitamine C réduit la toxicité cardiaque de l'adriamycine ; Stuart Marcus (Montefiore medical Center, New York) a démontré que le traitement par interleukine II peut provoquer un état de prés-corbut pouvant contribuer à la toxicité de ce protocole.

Les autres anti-oxydants

Si le zinc, le sélénium, et les vitamines A, E et C représentent la part la plus importante des anti-oxydants naturellement présents et efficaces, il existe d'autres anti-oxydants, complémentaires ou synergiques des premiers :

— parmi les métaux, on pense bien entendu au cuivre et au manganèse qui rentrent dans la composition et le métabolisme des enzymes antiradicalaires, comme la superoxyde dismutase (SOD)... ;
— parmi les vitamines, il ne faut pas oublier les bioflavonoïdes (ou vitamine P, dont rutine, hespéridine...) qui ont des propriétés semblables à celles de l'acide ascorbique et qui, dans la nature, lui sont pratiquement toujours associés. Certains diraient qu'ils la protègent comme « l'écorce (vitamine P) du citron entoure et protège la pulpe (vitamine C) » ;
— il existe d'autres substances présentes naturellement dans l'organisme, comme le coenzyme Q10 ou ubiquinol 10 *(voir chapitre sur « Les maladies cardiovasculaires »)* ;
— le glutathion réduit, disponible en Allemagne, ne l'est pas encore en France ;
— à un moindre degré les vitamines B1, B5, B6 ainsi que le PABA (acide para-amino-benzoïque), les acides aminés soufrés (cystine, méthionine...), la superoxyde dismutase à cuivre-zinc ou à manganèse, et les conservateurs alimentaires : BHT (butylhydroxytoluène) et BHA (butylhydroxyanisol) peuvent être considérés comme des nutriments antioxydants ;
— Roy Walford, directeur de recherches au Centre médical de l'université de Californie à Los Angeles, dans ses deux ouvrages publiés aux éditions Laffont : *La Vie la plus longue* (1983) et *Un régime de longue vie* (1987), cite d'autres molécules qui font ou feront l'objet de recherches dans ce domaine. Nul ne doute qu'il en existe, potentiellement, beaucoup d'autres.

Quelles que soient les thérapeutiques médicamenteuses proposées et les espoirs de certaines recherches expérimentales et épidémiologiques, la nutrition et la supplémentation nutritionnelle peuvent, dès maintenant, aider chaque patient à bénéficier au maximum de ses traitements spécifiques « qui doivent ménager le potentiel immunitaire, faute de quoi, les patients décèdent de la même façon que les sidaïques, autrement dit de n'importe quelle infection intercurrente, dite opportuniste... » (professeur Tran-Ba-Loc, directeur du laboratoire de biologie cellulaire et de cancérologie expérimentale de la faculté de Besançon, au Colloque international sur l'environnement dans le cancer et le sida, 1989).

Où et comment trouver les nutriments ?

De plus en plus de pharmacies et de magasins de diététique sont en mesure de vous conseiller.

Tous ne le sont pas. Pourquoi ?

- parce que l'arrivée sur le marché français et européen de ces notions biochimiques, pharmacologiques et thérapeutiques est encore trop récente pour avoir touché l'ensemble du corps médical (diététiciens, nutritionnistes, médecins et pharmaciens...) ;
- parce que l'essor de cette supplémentation est lié également à la disponibilité sur ce même marché de produits, spécialités et associations particulières très spécifiques à ce concept. Certes certains nutriments et certaines vitamines sont disponibles sous forme de spécialités médicales bien connues, mais ce ne sont pas la majorité. D'autres sont importés des États-Unis ou d'Angleterre, d'autres encore sont fabriqués dans la Communauté européenne selon des formules ayant fait leurs preuves aux États-Unis.

Par ailleurs les réglementations indispensables à l'existence juridique et surtout au contrôle de qualité de ces préparations sont en cours d'élaboration. Elles devront respecter les lois de la Communauté européenne.

Quelles que soient ces lois et les contrôles qui en découleront, il faut encore qu'une part importante du corps médical français prenne conscience des enjeux et décide de s'informer et de se former.

Nous mettons à sa disposition ainsi qu'à celle d'un public curieux d'en savoir plus des stages, des conférences et informations dans le cadre d'une association qui regroupe actuellement un grand nombre (mais encore insuffisant) de professionnels de la santé ayant reçu une information ou une formation sur ces notions.

Dresser ici une liste forcément obsolète des marques de suppléments nutritionnels ne me semble pas possible. Ce ne serait pas correct vis-à-vis des marques que nous ne connaissons pas ou qui apparaîtront postérieurement à la parution de ce livre.

Aussi il nous paraît plus utile, pour l'instant, de vous orienter vers le professionnel capable de vous aider à utiliser ces produits. Sans prétendre, loin de là, les connaître tous, nous vous proposons, le cas échéant, de vous adresser à : ADMO, BP 140, 06220 Vallauris, tél. (33) 93 43 44 62.

Conclusion

L'usage des nutriments, la supplémentation nutritionnelle, qu'elle soit préventive ou thérapeutique, n'a pas pour mission de remplacer les médicaments, la médecine et les médecins.

Qu'on l'appelle nutrithérapie (en France), médecine nutritionnelle (en Angleterre) ou médecine orthomoléculaire (en France et aux États-Unis), elle ne constitue pas une médecine ou une spécialité de plus.

Même et surtout si cela arrangerait certains d'en faire une médecine douce ou alternative de plus.

Et pourquoi cela les arrangerait-il ?

Parce que ce serait là une excellente façon de ne pas remettre en question leurs propres conceptions ou pratiques de la diététique, de l'hygiène de vie, de la thérapeutique et plus généralement de la médecine.

Nous affirmons sans aucun doute qu'aujourd'hui les bases fondamentales de la biologie et de la biochimie qui permettent d'indiquer la nécessité d'une supplémentation et demain d'en mieux préciser les conditions et les dosages sont recevables par tout scientifique et tout médecin quelles que soient sa pratique ou sa spécialité.

Le reste n'est plus qu'une question de curiosité et de volonté personnelle de toujours perfectionner « son art de comprendre et de soigner ».

Mais les nutriments (et nous espérons que la lecture de ce livre vous en aura convaincu) ne doivent pas être utilisés n'importe comment par n'importe qui. Même s'ils sont sans danger pour une grande majorité d'entre eux, le grand nombre de déceptions qui en découleraient les ferait très vite passer de mode... Une « mode » qui ne cesse de croître dans les pays anglo-saxons plus exposés que nous à la mauvaise qualité alimentaire et nutritionnelle.

Ce livre, nous l'avons dit dans l'introduction, constitue une première approche « grand public » des possibilités offertes par la supplémentation nutritionnelle.

Tous les conseils qu'il vous donne devraient pouvoir être explicités par votre médecin ou votre pharmacien.

Je dis bien « devraient » car, en France, nous sommes des sous-développés et sous-informés en ce domaine où les publications sont encore bien souvent de langue anglaise.

Les choses évolueront si vous n'avez crainte, en dehors de ce livre, de vous référer à quelques ouvrages parfois plus difficiles dont nous dressons une liste en tête de bibliographie.

Les choses évolueront encore plus vite si un large public de «consommateurs de santé» contraint l'ensemble du corps médical et pharmaceutique français à s'informer afin de mieux répondre aux questions légitimes qu'il se pose.

Cette «bible» comme toutes les bibles devrait prendre place dans chaque famille où elle constituerait à la fois une source permanente de conseils et de référence en matière de santé et une motivation constante à se prendre en charge afin de réaliser des économies.... d'argent et de désagréments.

Bibliographie

• Certains des ouvrages cités dans cette bibliographie ne sont accessibles qu'aux professionnels et à un public averti. D'autres sont anciens et risquent d'être épuisés : nous n'avons pas voulu les retirer de la liste pour ceux qui désirent les consulter en bibliothèque, par exemple.

• Bibliographie générale

ATKINS Robert C., *Ma médecine de santé*, Paris, Calmann-Lévy, 1989.

AUBERT Claude, *Onze questions clés sur l'agriculture, l'alimentation, la santé, le tiers monde*, Paris, Terre Vivante, 1983.

AUBERT Claude, *Une autre assiette*, Paris, Debard, 1979.

AUBERT Claude, *L'Assiette aux céréales*, Paris, Terre Vivante, 1983.

BÉRIOT Louis, *Le Grand Défi*, Paris, Olivier Orban, 1991.

BONAN Kathy et COHEN Yves, Drs, *La Révolution de la médecine orthomoléculaire*, Paris, Retz, 1987.

BONAN Katy, Dr, *Maigrir sans contrainte, grâce aux nutriments essentiels*, Paris, Retz, 1989.

BOURRE Jean-Marie, Pr, *La Diététique du cerveau, de l'intelligence et du plaisir*, Paris, Odile Jacob, 1990.

BOURRE Jean-Marie, Pr, *Les Bonnes Graisses*, Paris, Odile Jacob, 1991.

CHAUCHARD Claude, Dr, *Vivez mieux plus longtemps*, Paris, Éd. Encre, 1982.

DAVIES Stephen et STEWART Alan, Drs, *Nutritional Medicine, The Drug-Free Guide to Better Family Health*, Londres, Pan Books, 1987.

DAVIS Adelle, *Les Vitamines ont leurs secrets*, Paris, Sand, 1984.

DUFTY William, *Sugar Blues*, Paris, Guy Trédaniel, 1985.

FAELTEN Sharon, et les rédacteurs du magazine *Prévention* (Canada), *Les Minéraux*, France, Gaetan Morin, 1988.

GONTHIER Pierre et PFEIFFER C. Carl, *Équilibre psychobiologique et oligo-aliments*, Éd. Équilibre.

GRAHAM Judith, *La Privemère du soir*, Paris, Épi, 1984.

GRAHAM Judith, *L'Huile d'onagre*, Paris, Épi, 1986.

HAAS Robert, *Manger pour gagner*, Paris, Laffont, 1986.

HAAS Robert, *Manger pour réussir*, Paris, Laffont, 1986.

HOWELL Edward, Dr, *La Diététique des enzymes*, Paris, Retz, 1986.

JACQUEMART Pierre et MUSARELLA Paul, Drs, *Rajeunir sainement*, Paris, Montorgueil, 1991.

JOYEUX Henri, Pr, SAINT-AUBERT B., Dr, *Changer d'alimentation, Comment prévenir les cancers*, Paris, Œil, 1989.

KOUSMINE Catherine, Dr, *Sauvez votre corps*, Paris, Laffont, 1987.

LABELLE Yvan, Dr, *L'Hypoglycémie, un dossier choc*, Québec, Fleurs sociales, 1989.

LABLANCHY Jean-Pierre, Dr, *Comment vaincre sa fatigue*, Paris, M.A. Éd., 1985.

LABLANCHY Jean-Pierre, Dr, *La Santé par les vitamines*, Paris, M.A. Éd., 1986.

LE BOZEC Ariane, Dr, *L'Onagre primevère du soir et fleur de jeunesse*, Paris, Collection Médecine Verte, 1986.

LECERF Jean-Michel, Dr, *Manger autrement*, éd. Institut Pasteur de Lille, 1, rue Professeur-Calmette, B.P. 245, 59019 Lille Cedex.

LESSER Michael, *La Thérapie des vitamines et de l'alimentation*, Paris, Terre Vivante, 1987.

LEVY Joseph, Dr, *La Révolution silencieuse de la médecine*, Paris, Le Rocher, 1988.

MUNNICH A., OGIER H., SAUDUBRAY J.-M., *Les Vitamines*, Paris, Masson, 1986.

NIEPER Hans, *Révélation en médecine et santé*, Office national de librairie (Belgique, 1988) Diffusion France par Lavoisier, TeDoc.

ODENT Michel, Dr, *Les Acides gras essentiels*, éd. Jacques Ligier, 1990.

PASTEUR Jean-Louis (pseudonyme), *100 traitements survitaminés pour se passer de médicaments*, First, 1991.

PASSWATER Richard, *Supernutrition*, Paris, Buchet/Chastel, 1978.

PAULING Linus, *Abusez des vitamines*, trad. de l'américain, Paris, Tchou, 1988.

PAULING L. et CAMERON E., *La Vitamine C contre le cancer*, L'Étincelle, 1982.

PEARSON Duke et SHAW Sandy, *Life Extension*, Guide scientifique et pratique pour vivre plus longtemps, Paris, Anne Carrière Éd., avril 1993.

QUILLIN Patrick, Dr, (en anglais), *Healing Nutrients*, New York, Vintage Books, 1989.

Rédacteurs du magazine *Prévention* (Québec), *Le Grand Livre des vitamines*, Agenda Québec, 1988.

RUEFF Dominique, *Choisir la vie*, Paris, Le Hameau, 1984 (disponible aux éd. S Nature, Le Mans, et Jacques Ligier).

RUEFF Dominique, *Forme et santé, la médecine orthomoléculaire*, Paris, Éd. du Rocher, novembre 1992.

RUFFIÉ Jacques, *Naissance de la médecine prédictive*, Paris, Éd. Odile Jacob, 1993.

SIMONOFF M. et G., *Le Sélénium et la Vie*, Paris, Masson, 1991.

STANWAY, *Pour bien manger le brut*, Paris, Tchou, 1977.

STARENKYJ Danièle, *Le Mal du sucre*, Québec, Éd. Orion, 1984.

TEXIER Jean, *Le Dopping naturel, les minéraux, les vitamines, les nutriments énergétiques*, Paris, Jibena, 1991.

THÉ Guy de et HUBERT Annie, *Modes de vie et cancer*, préface du Pr Jean Dausset, Paris, Laffont, 1988.

VAGO Karen, *Protégez votre corps, maîtrisez les pollutions*, éd. Jouvence, 1992.

WALFORD Roy, *La Vie la plus longue*, préface du Pr Jean Dausset, Paris, Laffont, 1984.

WALFORD Roy, *Un régime de longue vie*, Paris, Laffont, 1987.

• Bibliographie plus technique : ouvrages scientifiques, publications et revues, réunions et congrès médicaux

AMES S.R., « Factors affecting absorption, transport and storage of Vitamin A », *J. Clin. Nutr.*, 1969.

American Journal of Clinical Nutrition, 1978.

American Institute for Cancer Research Conference on Diet and Cancer, *Markers, Prevention and Treatment*, USA, Mc Lean, 29 et 30 octobre 1992.

33rd Annual Meeting of American College of Nutrition, USA, San Diego, 9 et 12 octobre 1992.

ASHMEAD, *Chelated mineral nutrition*, Institute, 1981.

Avoriaz, rapports de congrès, 15 au 18 mars 1988.

BARGHEON Jean (lauréat de l'Académie des Sciences), *Le Rôle du magnésium en pathologie humaine*, Paris, Éd. Boissière, 1973.

Cancer Research, avril 1980.

BLACKBURN, Dr, *Le Jeûne protéiné*, Éd. Protéines Vivance, 01990 Chaneins.

BELANGER, GIRARD et coll., *Pouvoir anti-oxydant d'une forme minérale de sélénium sur des fibroblastes cutanés humains en culture.*

BROSTOFF Jonathan, Dr, et GAMLIN Linda, *Food allergy and Intolerance, The Complete Guide*, London, Bloomsbury, 1989.

CHERASKIN E., MD, DMD, RINGSDORF W.M. Jr, DMD, MS, *New hope for incurable disease*, New York, Arco, 1974.

CHERASKIN E., MD, DMD, RINGSDORF W.M. Jr, DMD, MS, CLARK J.W., *Diet and Disease*, USA, Standard Bood Number, 1985.

Chromium, Trace Elements in Endocrinology, vol. 32, Complete, Jan-Mar, 3rd Congress on Trace Elements in Medicine and Biology ; co-éditeur : NEVE Jean, FAVIER Alain, FAURE Henri, Les Deux-Alpes, France ; Humana Press, Totowa, New Jersey.

CROOK William G., MD, « The Yeast Connection », *A medical Breakthrough*, Professional Books, Jackson, Tennessee, 18e édition, 1992.

CROOK William G., MD, *Chronic Fatigue Syndrome and the Yeast Connection*, Tennessee, Professional Books, 1992.

CROOK William G., MD, et JONES Marjorie Hurt, RN, *The Yeast Connection Cookbook, A Guide to Good Nutrition and Better Health*, Tennessee, Professional Books, 1989.

Current medical research opinion (1977) 4, suppl. 4, 29. Ganon, Review of medical physiology, Lange, 1981.

DEAN Ward, MD, *Biological Aging Measurrement*, The Center for bio-Gerontology, California, Los Angeles, 1989.

DUCROS V. et FAVIER A., *Étude de l'absorption du médicament : granions de sélénium des laboratoires des granions.*

DUPIN Henri, HERCBERG Serge, GALAN Pilar, PAPOZ Laure, *Nutrition et santé publique*, Paris, Lavoisier, 1985.

DURLACH Jean, *Le Magnésium en pratique clinique*, Paris, J.-M. Baillière Éd., 1985.

Encyclopédie des vitamines, traduit de l'américain par Jean-Robert Saucyer, Québec Agenda, 1988.

FASCIARA G., *Are your dental fillings hurting you ?* Massachusetts, Springfiels, Health Challenge Press, 1986.

GRANTS, E.C., « Foods allergies and migraine », *Lancet*, 5 mai 1979, pp. 966-969.

GREEDER Glen A., MILNER J.A., *Facteurs influençant l'effet inhibiteur du sélénium chez des souris ayant reçu un inoculat de cellules tumorales de liquide d'ascite d'Ehrlich.*

GUILHERME Paulo Deucher, MD, « La chélothérapie : une stratégie anti-oxydante », *J. Advanc. Med.*, 1988 ; dans *Flash sur la chélothérapie*, publié par l'Institut français de chélation, France, Rueil.

GUILLAND J.-C. et LEQUEU B., « Les vitamines », *Du nutriment au médicament*, Éditions médicales internationales, Paris, Tec & Doc, Lavoisier, 1992.

GUIZE Louis, Pr, « Déficit en sélénium, un facteur de risque de cardiopathie ischiémique », *Jama*, 30 avril 1989.

GUTHRIE, *Introductory Nutrition*, Mosby, 1975.

HAGEGE Alain, Dr, « Actualités des oméga 3 », *Synthèse congrès internationaux oméga-3, Hypertriglycéridémie et diabète*, Lab. Pierre Fabre.

HAIKEL Y. et ALLEMAN C., « L'amalgame d'argent et de mercure », *L'Information dentaire*, n° 36, 1992.

HARRISON, *Textbook of medicine*, 1977.

HATFIELD et ZUCKER Martin, California, *Mental Stress, Mental Concentration & nutrition.*

HAWKINS David et PAULING Linus, *Orthomolecula Psychiatry*, W.H. Freeman and Company, 1973.

HINKS L.J. et coll., « Trace Element Status in Eczema and Psoriasis », *Clinical and Experimental Dermatology*, 1987.

HOFFER A., *Niacin Therapy in Psychiatry*, Springfiels Charles C. Thomas, 1962.

HOFFER A. Osmond H., *The Chemical Basis of Clinical Psychiatry*, Springfiels Charles C. Thomas, 1960.

HOFFER A. et Osmond H., *How to Live with Schophrenia*, New York, University Books, New Hyde Park, 1966.

HOFFER A., « Ascorbic Acid and Toxicity », *New England Journal of Medicine*, 1971, pp. 285 : 635-636.

HOFFER A. et WALKER M., *Orthomolecular Nutrition : New Lifestyle for Super Good Health*, Keats Publishing, Conn., New Canaan, 1978.

Impact médecins, « La vitamine E préviendrait le mélanome », 23 avril 1991.

3rd International Conference on Nutrition and Cardiocerebrovascular Diseases International College of Nutrition, Japan, Aomori, 22-25 avril 1992.

7th International Conference on Prostaglandins and Related Compounds, Italie, Florence, 29 mai-1er juin.

7th International Symposium on Trace Elements in Man and Animals, Yougoslavie, Dubrovnick, 20-25 mai.

Journée de nutrition pratique, documentation Roche, *Tribune médicale*, avril 1989.

JUHLIN I. et coll., « Blood Glutathione Peroxydase Levels in Skin Diseases, Effects of Selenium and Vitamine E Treatment », *Acta Dermatovener*, Stockholm, 1982.

KUTSY, *Handbook of Vitamins, Minerals ans Hormones*, Van Nostrand Reinhold, 1981.

LAIR J.-M., COUDERT J.-L., BRUGIRARD J. (laboratoire des Surfaces et Interfaces, faculté d'odonto-stomatologie de Lyon), « Migrations d'ions métalliques relargués à partir d'alliages dentaires chez des lapins, communication n° 124 au deuxième Congrès mondial de biocompatibilité, Berlin, 25-28 avril 1992.

LECERF Jean-Michel, ZYLBERBERG Gecel, LEFEBVRE Brigitte, FRESSIN Claudie, *Éducation nutritionnelle. Méthode pratique avec diapositives*, Institut Pasteur de Lille, 1, rue du Professeur-Calmette, B.P. 245, 59019 Lille Cedex.

LEDERER Jean, *Alimentation et cancer*, Nauwelaerts, 1976.

LEDERER Jean, *Cuivre et chrome, deux oligo-éléments méconnus*, Paris, Maloine.

LEDERER Jean, *Sélénium et vitamine E*, Paris, Maloine, 1986.

Manuel Merck, 1re éd. française, 1988.

Mac Leod, *Davidson's Principles and Practice of Medicine*, 11e éd.

MACHLIN L., *Handbook of vitamins. Nutritional, biochemical, and clinical aspects*, New York et Bâle, Marcel Dekker, 1984.

MICHAELSSON Gers et coll., « Erytrhocyte Glutathione Peroxydase Activity in Acne Vulgaris and the Effect of Selenium and Vitamine E Treatment », *Acta Derm Venereol*, Stockholm, 1984.

MIYAMOTO Hiroshi et coll., « Serum Selenium and Vitamine E Concentrations in Families of Lung Cancer Patients », *Cancer Sept.*, 1987.

MUNNICH A., OGIER H., SAUDUBRAY J.-M., *Les Vitamines*, Paris, Masson, 1987.

New York Academy of Sciences, *Conference Carotenoids*, Arizona, Tempe, 6 et 9 février 1993.

Les Oligo-éléments en médecine et biologie, ouvrage collectif coordonné par Philippe Chapuis, Paris, Lavoisier, 1991.

OLSZEWER Effrain (clinical cardiologist, São Paulo, Brazil), CARTER James P. (chief of nutrition section, Tulane University, School of Public Health & Tropical Medicine, New Orleans, USA), « La Chélothérapie dans les maladies chroniques dégénératives », *Flash sur la chélothérapie*, Rueil, Institut français de Chélation.

PASSWATER Richard A., *Le Bêta-Carotène*, trad. de l'américain, Éditions générales de diététique.

PAULING Linus, « Preventive nutrition », *Medicine on the Midway*, 1972, 27 : 15-17.

PAULING Linus, « The Case for Vitamine C in Maintaining Health and Preventing Disease », *Modern Medicine*, juill. 1975, pp. 68-72.

PAULING Linus, Robert Fulton Cathcart, III, MD, *An Orhtomolecular Physician Newsletter* 1, n° 4, fall issue, Palo Alto, Cal., The Linus Pauling Institute of Science and Medicine.

PEARSON Durk et SHAW Sandy, *The Life Extension Companion* (Laboratory for the Adancement of Biomedical Research), Warner Books, 1984.

PFEIFFER Carl, *Mental and Elemental Nutrients : A Physician Guide to Nutrition and Health Care*, New Canaan, Conn., Keats Publishing, 1975.

PFEIFFER Carl, *Nutrition and Mental Health, An Orthomolecular Approach to Balancing Body Chemistry*, Londres, Thorsons, 1987-1991.

QUEEN H.L., *Chronic Mercury Toxicity, New Hope against and endemic diseases*, Queen Company, USA, 1988.

SALONEN T. Jukka et coll., « Blood Pressure, dietary fats, and antioxydants, *J. Clin. Nutr.*, 1988 : 48.

SIMONOFF M. et G., *Le Sélênium et la Vie*, Paris, Masson, 1991.

STONE I., *The Healing Factor : Vitamine C against desease*, New York, 1972.

Symposium international sélénium, Trêves (RFA), 1987.

Symposium vitamine C, Warwick, 1981 : 350 experts de plus de 17 pays.

Symposium de Washington, 1990, Institut national du cancer, publications du Dr Gladys Bloch.

Ten State Nutrition Survey, US Department of Health, Éducation & Welfare, 1970, publications, n° 72-8130 et 72-8134.

THORLING E.B. et coll., « Brief Report Oral Selenium Inhibits skin reactions to uv light in Hairless Mice », *Acta. Path. Immunol.*, scan. sect. 81-83, 1988.

University of Grenoble Summer School on Free Radicals in Biology, *Free Radicals in Human Diseases and Therapy*, Aussois (Savoie), 20 et 25 septembre 1992.

VILLEMAIN Françoise, *Stress et immunologie*, Paris, PUF, 1989.

WAHLQVIST et HUANG, *Use & Abuse of Vitamines*, Sun Book, 1983.

WERBACH Melvyn R., *Nutrition Influences on Illness*, New Canaan, Conn., Keats Publishing, 1987-1988.

WHITAKER Julian M., *M.D. Reversing Heart Disease, A Vital New Program to Prevent, Treat, and Eliminate Cardiax Problems without Surgery*, Warner Books, 1985.

WILLIAMS R.J., *Biochemical Individuality, The Basis of Genotrophic Concept*, Austin, Tex., University of Texas Press, 1956.

WILLIAMS R.J., *You are Extraordinary*, New York, Random House, 1967.

WILLIAMS R.J., *Physician's Handbook of Nutritional Science*, Springfiels, Charles C. Thomas, 1975.

WILLIAMS R.J., KALITA D.K. Eds, *A Physician Handbook on Orthomolecular Medicine*, New York, Pergamon Press, 1977.

WORTTHINGTON Roberts, *Contemporary developments in nutrition*, Mosby, 1981.

W.O.S. Redaktion und Verlag GmbH, *Le Moût et le grain fermenté, Une manière nouvelle de rester en bonne santé* (disponible en magasins de diététique).

ZAMARIA G., *Vitamine A, rétinoïdes et cancers*, Paris, 1990.

• Pour ceux qui cherchent les bases d'une cuisine «différente»

BOISTEL BOMBEKE Charlotte, *Le livre du végétarien gastronome*, Paris, Sand, 1984.

BONDIL Alain, Dr, et KAPLAN Marion, *Votre alimentation selon les recettes du Dr Kousmine, 90 recettes de santé*, Paris, Laffont, 1989.

BONDIL Alain, Dr, et KAPLAN Marion, *L'Alimentation de la femme enceinte et de l'enfant selon l'enseignement du Dr Kousmine*, Paris, Laffont, 1991.

GAUTHEY-URWYLER Jacqueline, *Manger sainement pour bien se porter*, Lausanne, Delachaux & Nestlé, 1984.

MARCADE Blandine, *La Cuisine vapeur*, Guide Marabout, 1986.

SESSA Federica, *60 menus gourmands*, Paris, Sand, 1983.

STANWAY Andrew, Dr, *Manger le brut pour bien manger*, Paris, Tchou, 1977.

• Pour ceux qui préfèrent « sortir »

MONTAGARD Jean, *Guide des restaurants verts*, Paris, Jean-Pierre Taillandier Éd., 1989.

• Et une revue qui traite régulièrement de nutrition orthomoléculaire, *Énergie et Santé*, revue trimestrielle, éd. Sully, 5, bd Morland, 75004 Paris.

Index des nutriments cités

Cet index ne relève pas toutes les indications, mais seulement les plus importantes, certains nutriments (vitamines A, C, E, zinc...) étant cités très fréquemment. Par ailleurs, les folios en gras renvoient aux développements ou aux utilisations majeurs.

Table

3. *Supplémentations et maladies*

4. L'influence des supplémentations sur les grandes maladies contemporaines

Du même auteur

Choisir la vie,
éditions du Hameau (1985).

Thérèse ou l'amour médecin
préface du Pr Lucien Israël,
éditions Jacques Ligier (1992).

Forme et santé, médecine orthomoléculaire,
éditions du Rocher (1992).

Suppléments nutritionnels (série de plaquettes),
éditions S-Nature,
17, rue de la Galère, 72000 Le Mans.

La composition de ce livre a été réalisée
par Charente Photogravure à l'Isle d'Espagnac,
l'impression et le brochage ont été effectués
sur presse Variquik
dans les ateliers de la SAGIM à Courtry
pour les Éditions Albin Michel.

Achevé d'imprimer en octobre 1993.
N° d'édition : 13236. N° d'impression : 530.
Dépôt légal : novembre 1993.